JURIJ CHVAN

SPAR DIR DEN ARZT

GOLDMANN
Lesen erleben

Buch

Der Grundsatz von Jurij Chvans Heillehre »Sam Chon Do« ist das Wissen um die Regenerationskräfte des Körpers: Ein in jedem Patienten tief verwurzelter urgenetischer Code, der im Laufe der Zivilisation jedoch zunehmend in Vergessenheit geraten ist. Krankheiten entstehen, wenn das Bewusstsein nicht mit dem Unterbewusstsein in Einklang steht. Um dieses Bewusstsein zu befreien und mit dem Unterbewusstsein auf eine Ebene zu bringen, bietet er zahlreiche hochwirksame Techniken an, praktische Übungen aus dem Mentaltraining, wie Fokussierung und Konzentration. Ganz im Gegensatz zur Schulmedizin, die nach Chvans Lehre reine Notfallmedizin ist, setzt der Genesungsprozess damit in einem viel früheren und ganzheitlichen Kontext ein.

Autor

Jurij Chvan, geboren in Usbekistan und Lehrer von Mirsakarim Norbekov, gilt als einer der bedeutendsten zeitgenössischen Komplementärmediziner Russlands. Die Methode »Sam Chon Do« (koreanisch für »Das Leben von tausend Menschen«), zur Aktivierung der Selbstheilungskräfte, ist das Resultat seiner dreißigjährigen Praxistätigkeit und findet Verbreitung in ganz Russland. Chvan lebt in St. Petersburg.

Jurij Chvan

SPAR DIR DEN ARZT

Wie man gesund wird,
ohne einen Finger zu rühren

Aus dem Russischen von Felix Eder

GOLDMANN

Die in diesem Buch vorgestellten Informationen und Empfehlungen sind nach bestem Wissen und Gewissen geprüft. Dennoch übernehmen der Autor und der Verlag keinerlei Haftung für Schäden irgendwelcher Art, die sich direkt oder indirekt aus dem Gebrauch der hier beschriebenen Übungen ergeben. Bitte nehmen Sie im Zweifelsfall beziehungsweise bei ernsthaften Beschwerden immer professionelle Diagnose und Therapie durch ärztliche oder naturheilkundliche Hilfe in Anspruch.

Die russische Originalausgabe erschien 2004 unter dem Titel »Wie man gesund wird, ohne einen Finger zu rühren. Ein Lehrbuch für Menschen, die keine Zeit haben« im Verlag Prajm-Evroznak, St. Petersburg, Russland.

1. Auflage
Deutsche Erstausgabe Juni 2017

Neumarkter Str. 28, 81673 München
Umschlaggestaltung: UNO Werbeagentur, München
Umschlagmotiv: FinePic®, München
Lektorat: Ingrid Lenz-Aktas, München
SSt . Herstellung: cb
Satz: Satzwerk Huber, Germering
Druck: GGP Media GmbH, Pößneck
Printed in Germany
ISBN 978-3-442-22141-7

www.goldmann-verlag.de

Inhalt

Vorwort

Dies ist ein Lehrbuch für Menschen, die beschlossen haben, ihren Körper zu beherrschen und alle Systeme ihres Organismus dabei zu unterstützen, in seinem Sinn zu funktionieren.

Ich wurde in Usbekistan geboren, wohin meine Eltern 1937 verschleppt worden waren. Schon früh hatte ich Interesse an den Kampfkünsten. Die erste Karatesektion eröffnete ich für meine Freunde im Jahr 1973. Dann interessierte ich mich für Taekwondo und Kung Fu, weil ich in beiden Richtungen Potenzial und Schönheit fand. Mich interessierten alle Stile, und so lernte ich die meisten mehr oder weniger gut kennen. Nach einigen Jahren tauchten Fragen auf: Warum gehe ich einen Weg, der sich auf niederwerfen und schlagen beschränkt und mit der Verteidigung des eigenen Körpers einen anderen schädigen kann? Und so begann ich, mich für den regenerativen Aspekt dieser Disziplinen zu interessieren. Ich fing an, aus den unterschiedlichsten Schulen mein eigenes ganzheitliches System Sam Chon Do zu entwickeln. Im Zuge der Herausarbeitung dieses Systems trainierte ich bis zu zwölf oder vierzehn Stunden täglich. Ich hatte keine Angst – vor nichts und niemand, trainierte bei Frost, Schnee und Regen, ohne einen freien Tag. Und das 15 Jahre lang. Einen Gegner hatte ich dabei eigentlich gar nicht im Blick – die Krankheit. Erst jetzt weiß ich, dass zum Sport häufig Menschen kommen, die schon lange an dem einen oder anderen Leiden laborieren. Sie kommen von selbst oder werden von den Eltern geschickt und probieren eine Sportart nach der anderen aus in der Hoffnung, der Sport würde sie von ihrem Leiden befreien. Auch ich bin zunächst diesen allgemein üblichen Weg gegangen. Erst später wurde mir klar, dass Eltern, die ihr Kind zum Kampfsport bringen, sich vor allem eine Stärkung deren Geistes erhoffen (bzw. sie ihnen Angst nehmen wollen), während Akrobatik, Gymnastik und klassischer Tanz vor allem von Menschen besucht wird, die Probleme mit dem Rücken haben.

Vor etwa sechs Jahren wurde ich in eine Ballettschule eingeladen, und die Direktorin beschwerte sich über die nachlässige medizinische Betreuung der Kinder. Eine Untersuchung an der Schule hatte ergeben, dass 70 Prozent der Kinder unter Skoliose litten. »Woher kommt diese Zahl in meinem Institut?«, fragte die Direktorin. Ich erklärte ihr, dass die Eltern ihre Kinder bewusst in eine solche Schule schicken, in der naiven Hoffnung, dort würden nebenbei auch krumme Wirbelsäulen gerade gemacht. Sie bedenken nicht, dass die Schule ganz andere Ziele verfolgt und für solche Fragen keine Kapazitäten hat. Eine gerade Haltung und ein aufrechter Gang sagen noch lange nichts über die Gesundheit aus. Ich kenne Menschen, die gehen schlampig, ihre Haltung lässt zu wünschen übrig und sie sitzen »falsch«, und dennoch sind sie nicht umzubringen – ein Infekt kann sie nur selten erschüttern. Andererseits weiß ich aus meiner beruflichen Praxis, dass ehemalige berühmte Sportler, wenn sie den Sport aufgeben, sich schnell in Invalide verwandeln – körperlich wie moralisch.

Ich suchte nach einem Heilungssystem, las mich durch Berge von Büchern, probierte alle verfügbaren Schulen aus und entwarf schließlich mein eigenes Atem- und Körpertrainingssystem. So entstand 1996 das ganzheitliche System Sam Chon Do, die »Erfahrung der 1000 Leben«. Ich hatte insgesamt 2000 Patienten in Usbekistan. Darunter waren Menschen von unterschiedlichem Ruf, Charakter und Neigungen. Ich erinnere mich an fast alle, wenn nicht dem Namen nach, dann zumindest nach dem Gesicht. Sie alle hatten keine Ähnlichkeit miteinander, manche Charaktere waren sogar geradezu gegensätzlich. Damit endet üblicherweise das Interesse des Lehrers. Und es ist wohl so, dass die meisten Lehrer unter ihren Schülern leiden, sogar unter ihren besten. Einmal überraschte mich ein kluger Mann mit einer Weisheit, deren einfache Logik mir die Sprache verschlug: »Weißt du, woran du leidest?«, fragte er. »Der ganze Grund liegt darin, dass du den Schwachen hilfst. Du hoffst, dass sie deine Sorge und Aufmerksamkeit wertschätzen. Das können sie aber nicht, weil sie schwach sind. Sie können nur Verrat üben, und mehr wirst du von ihnen nicht bekommen. Fordere von ihnen nichts, was sie überfordert. Das Leiden kommt nur aus deiner Utopie. Fördere nur die Starken. Der Starke wird immer die Hilfe schätzen, weil er stark ist.« Damals hat mich diese Wahrheit sehr getroffen, aber dennoch bewahrte ich in der Tiefe meines Herzens etwas anderes: Wir arbeiten, um die Schwachen stark zu machen. Der Starke kommt auch so zurecht, warum soll ich dem helfen, der ohne Hilfe schwimmt? Helfen muss man demjenigen, dem aus welchen Gründen auch immer die Kraft ausgeht. Spricht das etwa dafür, dass man nur dem Starken helfen soll? Wohl kaum. In der Welt der Menschen gibt es immer und überall Schwache: Kinder, Frauen, Alte und Kranke sowie solche, die einfach noch nicht so weit sind. Meinen finanziellen Möglichkeiten entsprechend unterstütze ich sie, wobei ich mir von ihnen jene heraussuche, die bereit sind zu lernen.

Dieses Buch ist die Summe derer, die meine Arbeit schon hinter sich haben. Zu behaupten, dass es mein Werk sei, wäre nicht richtig. Weil ich nicht allein arbeiten konnte. Allein arbeiten kann ich nur mit meinem Organismus. Ich habe meine Übungen nicht nur an mir selbst überprüft, sondern an vielen anderen, und deren Ergebnisse sprechen für sich selbst. Ich zolle die größte Anerkennung all jenen, die einmal an meinen Kursen teilgenommen haben, und denen, die jetzt dabei sind.

Ich hatte unter meinen Teilnehmern Menschen in niedriger und hoher Position, aber keinen von ihnen habe ich in Karate, Kung Fu oder Taekwondo unterrichtet. Man kann jedem Dummkopf beibringen, Kiefer und Ziegelsteine zu zertrümmern. Wenn sich jemand so einseitig ausrichtet, so ist das sein Problem. Denn die Auffassungsgabe ist bei jedem verschieden. Ich kann mit voller Überzeugung sagen, dass ein Meister, der meint, seiner Lehre könne nichts hinzugefügt werden, als Meister tot ist. Schade um seine Methode. Schwieriger ist es, unbetretene Pfade zu gehen, die Spur zu verlieren, zu stolpern und zu stürzen, aber zu wissen, dass einen jeder Schritt dem Ziel näher bringt. Es will nicht gelingen, aber du gibst nicht auf. Ich weiß, dass ein solcher Mensch praktisch immer erreicht, wonach er strebt. Wenn etwas schwerfällt, man aber nicht aufgibt, wird man sich nach jedem Körnchen Erkenntnis bücken, und im Ergebnis hat man einen riesigen Schatz an Wissen und Erfahrung.

Grundlage meines Systems ist die Annahme, dass jeder Mensch in der Lage ist, mit seinen Krankheiten klarzukommen, selbst mit solchen, die als unheilbar gelten, weil diese Fähigkeit seit der Geburt im Organismus angelegt ist. Das Wichtigste ist es, das anzuerkennen. Die 30-jährige Erfahrung mit dem System der körperlichen und geistigen Gesundung erlauben mir zu sagen, dass das wichtiger als ein oder gar mehr als ein Doktortitel ist. Damit will ich Sie aber nicht davon abhalten, einen Arzt aufzusuchen, wenn Sie ernsthaft erkrankt sind. Ganz im Gegenteil! Ich biete Ihnen aber mit meinem ganzheitlichen System zusätzlich an, Ihre Selbstheilungskräfte zu mobilisieren und optimal einzusetzen.

Zum Programm des Heilungssystems Sam Chon Do gehören u.a. Atemübungen, Übungen zur Regeneration des Stoffwechsels, zur Wiederherstellung der Immunkräfte, der Blutzusammensetzung, zum Training der Gelenke sowie meditative Übungen. Das Wesen dieser Übungen liegt in der Beseitigung von Störungen durch die Reservekräfte des Organismus. Und schließlich ist das fundamentale Paradigma meines Systems die Energetik des Organismus. Wenn nämlich Energie vorhanden ist, funktioniert der Organismus, wenn es an ihr mangelt, beginnt der Organismus zu erlöschen. Von welcher Energie spreche ich? Ich bin zutiefst davon überzeugt, dass man bei einer präzisen, konkreten Verwendung der Energie des Menschen garantiert das gewünschte Ergebnis erhalten kann. Auch wenn wir uns mit den kalorienreichsten Lebensmitteln versorgen und die besten Körperübungen machen, werden wir unser Ziel, die Gesundheit, nicht erreichen, wenn wir den Aspekt der Energie außer Acht lassen. Das beweist auch die in einer Sackgasse endende Geschichte der Medizin. Sie träumt wohl davon, in hundert Jahren eine Pille zu finden, die uns jung und unsterblich macht – schön wär's! Was wir säen, das ernten wir, und wer Bequemlichkeit sät, wird Krankheit ernten – so viel zur Pillenmedizin.

Wie lenkt man die Energiestrukturen im Organismus? Wie verstärkt man die Energiewellen, die uns vor Viren und anderen Bedrohungen schützen? Das herauszufinden ist die Aufgabe derer, die nach der goldenen Mitte für ihren Organismus suchen. Ein Symptom zu beseitigen, das heilt nicht die Krankheit, denn die sitzt tiefer und umfasst den ganzen Organismus. Wenn die Sehkraft nachlässt, so hängt das mit den Blutgefäßen zusammen, welche den ganzen Organismus betreffen. Richtige Ernährung, Übungen zur Förderung der Durchblutung (in dem Fall der Augenmuskeln) sowie energetische Praktiken, welche in der Regel meditativer Art sind, wirken dann. In alter Zeit, als der Begriff Energie noch nicht bekannt war, sprach man stattdessen von der Seele, vom Geist, wobei Erstere die Qualität der Energie (sanft, schön, gut, licht) bezeichnete und Letzterer ihre Menge (stark, mächtig, unzerstörbar ...) bedeutete. Ein besonderer Akzent liegt darauf, dass der Mensch sich im Zustand einer echten Trance unter einem besonderen Schutz befindet – nämlich seiner Energie. Ein augenfälliges Beispiel ist das Verliebtsein. Ein Verliebter ist in der Lage, große Temperaturunterschiede problemlos zu kompensieren – er ist gegen Hitze und Kälte gleichermaßen gefeit. In einem bestimmten Trancezustand sondert der Organismus ausreichende Mengen von Energie ab, wie er sie eben braucht, um sich gegen äußere Bedrohungen verschiedener Art erfolgreich zu wehren. Aus diesem Grund verwenden wir meditative Praktiken, um die Energieströme zu steuern. Und deshalb behaupte ich, dass wir, wenn wir nicht unsere Energie steuern können, nicht gesund werden!

Häufig versteht man unter Meditation nichts als ein Entspannungsprogramm mit Audio- und Video-CDs. Das Ziel beim Meditieren sollte freilich sein, sich gänzlich von musikalischer oder visueller Anleitung frei zu machen, um in die Tiefe zu gelangen. Ansonsten fühle ich mich an einen Fischer erinnert, der am Ufer sitzt mit Kopfhörern im Ohr und dabei einschläft und dann zu Hause erzählt, er sei beim Angeln gewesen, habe aber wegen des schlechten Wetters nichts gefangen. Meditation ist in erster Linie die Steuerung der Energieströme im Organismus. Wenn Sie zehn Jahre nur entspannen, so sind diese zehn Jahre in gewisser Hinsicht umsonst gewesen.

Das Wesen des angewandten Systems Sam Chon Do zur Heilung des Organismus ist die Beseitigung der Störungen seiner Energiereserven. Die Methoden umfassen:

1. Feststellen der Hauptursache der Erkrankung und ihre Beseitigung auf praktischem Weg.
2. Wiederherstellung der Funktionen der Wirbelsäule, darunter Schaffung der Voraussetzungen zur Beseitigung von Osteochondrose, Skoliose und anderen Bandscheibenleiden.
3. Verbesserung des Blutbildes, Einwirkung auf die Knochenstruktur, auf Osteoporose etc.
4. Regulierung des Blutdrucks, Verbesserung der Herzfunktion.
5. Spezialübungen zur Heilung des Sehorgans, zur Heilung von Glaukom, Katarakt, Astigmatismus, Kurzsichtigkeit und Weitsichtigkeit.
6. Stärkung des Immunsystems.
7. Einwirkung auf einzelne gestörte Bereiche.
8. Praktische Grundlagen der Meditation und entsprechende Übungen.
9. Beseitigung gynäkologischer und urologischer Leiden.
10. Beseitigung depressiver Zustände und vieler anderer Störungen.
11. Vollständige Reinigung des Organismus.
12. Regulierung des Stoffwechsels.

Kurz, es geht in diesem Buch um die Heilung des menschlichen Körpers, um die Wiederherstellung des Organismus in einem umfassenden, ganzheitlichen Sinn.

Seien Sie äußerst vorsichtig mit den Akupunkturpunkten, den biologisch aktiven Punkten (BAP). Es ist nicht empfehlenswert, selbstständig an ihnen zu manipulieren. Es kann nämlich jeder dieser Punkte auf unterschiedliche Weise auf den Organismus wirken. So können Sie zum einen eine starke regenerative Reaktion des Organismus erzielen, zum anderen eine präventive Wirkung und zum dritten das Gegenteil des Erwünschten. Alles hängt davon ab, wie Sie auf diese Punkte drücken, in welche Richtung, ob beim Einatmen oder beim Ausatmen, und schließlich, bei welchem Stand des Mondes etc. Damit sollten sich nur hochqualifizierte Spezialisten befassen. Denn wenn Sie an einen Dilettanten geraten und die Behandlung zu einem negativen Ergebnis gelangt, ist es danach sehr schwer zu untersuchen und nachzuweisen, aus welchem Grund die Krankheit voranschreitet. Wenn Sie trotzdem mit den Punkten arbeiten wollen, dann ohne Druck. Es reicht eine Berührung, um den Prozess in Gang zu setzen. Noch besser ist eine kontaktlose Massage der Punkte.

Und noch etwas: Der große Chirurg Nikolai Michailowitsch Amossow hat gesagt: »Hoffen Sie nicht auf die Medizin. Sie behandelt viele Krankheiten nicht schlecht, aber sie kann einen Menschen nicht gesund machen. Bis jetzt kann sie ihn nicht einmal lehren, wie er gesund wird. Mehr noch: Hüten Sie sich davor, in die Gefangenschaft der Ärzte zu gelangen! Manchmal sind sie geneigt, die Schwächen des Menschen und die Macht ihrer medizinischen Wissenschaft zu übertreiben, sie diagnostizieren scheinbare Krankheiten und stellen Wechsel aus, die sie nicht einlösen können. Um gesund zu werden, braucht es eigenes Bemühen …«

KAPITEL 1

AUF DEM WEG ZU GESUNDHEIT VON KÖRPER UND GEIST

Es ist besser, sich drei Jahre vor der Krankheit mit dem Körper zu befassen als drei Tage vor dem …

Fernöstliches Sprichwort

Die Gesundheit basiert auf drei Säulen: erstens der Ernährung, zweitens der Beseitigung von Bewegungsmangel und drittens der Energie des menschlichen Organismus. Die ersten beiden haben wir fast vollständig erforscht, aber wir berücksichtigen sie nur zu 10–20 Prozent. Die dritte ist überhaupt nicht erforscht vom Standpunkt der Wissenschaft aus betrachtet. Experten auf dem Gebiet der Energetik sind im Gesundheitssystem nicht zugelassen, sie sind immer noch geächtet und verfolgt von offizieller Seite. Die Ärzte der westlichen Medizin in jedem beliebigen Land halten sich für unantastbar und ihr System für richtig. Man kann die Ärzte nicht zur Verantwortung ziehen für ihr falsches Herangehen an die Krankheit (die Diagnose), auch nicht für eine falsche Behandlung, welche in Wirklichkeit nur eine Erste-Hilfe-Maßnahme ist, aber keine Heilung.

Ein Mensch, der den Weg zur Gesundheit eingeschlagen hat, soll Antworten auf alle seine Fragen erhalten, das ist meine Aufgabe. Und das Verstehen, das Lernen, das Anwenden ist die Aufgabe des Lesers.

Ich sage immer zu den Lehrern meines Systems, sie sollten den Schülern die Verwendung von Spickzetteln nicht verbieten, solange sie von eigener Hand geschrieben sind. Wer einen Spickzettel schreibt, merkt sich das Geschriebene nicht nur visuell, sondern auch durch die Muskelbewegung der Hände beim Aufschreiben. Wie auch immer, wenn etwas begriffen wurde, ist es gut. Sind etwa Bücher, Videos und DVDs nicht auch so etwas wie Spicker?

Man muss kein erfahrener Schüler der Sam-Chon-Do-Lehre sein, um von diesem Buch zu profitieren. Jeder Neuling findet darin viel Nützliches – ein ganzheitliches System aus Wissen und Fähigkeiten für den Start auf dem Weg zu einem glücklichen, gesunden Leben. Sie wollen gesund sein und sich eines jeden Tages erfreuen? Man wird Ihnen sagen: Wer will das nicht? Na ja, immerhin ist es gar nicht so selten, dass sich jemand das Leben selbst ruiniert, ohne es zu ahnen. Aber davon später. Hier geht es darum zu lernen, den eigenen Körper zu verstehen, Ängste und Zweifel zu überwinden, seine Krankheiten zu verstehen und von ihnen Abschied zu nehmen. Sie werden sagen: Auf Wiedersehen, danke für den Besuch, und danke, dass ihr mich Faulpelz gezwungen habt, vom Sofa aufzustehen. Ja, manchmal muss man der Krankheit dankbar sein, weil sie einem signalisiert: He, du Schlaumeier, bei dir ist was kaputt, es ist Zeit, über das Wichtigste nachzudenken – die Gesundheit – und den Schlüssel zur Gesundheit zu finden, den Schlüssel zum inneren Glück! Das ist eine schwere Arbeit, aber es gibt keinen anderen Weg. In Wahrheit hilft einem keiner, außer man sich selbst: weder Ärzte noch Freunde. Auch ich kann Ihnen nicht helfen – ich bin kein Arzt, ich bin Begleiter. Ich biete meinen Weg an. Wenn Sie wollen, gehen wir ihn zusammen. Wollen Sie nicht – Sie haben die volle Freiheit. Man wird Sie davon überzeugen wollen, dass Sie nicht wüssten, wie Sie sich heilen können. Das ist das Gleiche, wie einer Kuh zu sagen, sie wisse nicht, wie sie Milch geben kann. Gerade Sie und nur Sie können sich vor Krankheiten retten. Ärzte, Freunde, Zauberer und Heiler können unterstützen, aber retten – nein! Merken Sie sich das, und zählen Sie nur auf sich. Das ist sehr wichtig.

Unser Weg ist attraktiv nur für diejenigen, die auf der Suche sind, die nicht auf der Stelle stehen, die in Bewegung sind. Unter einem liegenden Stein fließt kein Wasser, zu diesem Thema gibt es viele lehrreiche Geschichten. In Jahrhunderten gesammelte Erfahrung lehrt uns, dass der Wille zum Sieg aus dem Schwächsten einen Helden machen kann. Wie in der Fabel von den zwei Fröschen: Sie sprangen und sprangen und gerieten in eine tiefe, schlammige Wagenspur. Alle kommen wir einmal in eine solche Lage. Der eine Frosch sagte: »Wir kommen da nicht raus. Die Spur ist so tief, und wir sind so klein und schwach. Außerdem hat es die ganze Woche geregnet, der Weg ist zu glitschig. So gesehen ist es am besten, wir bereiten uns auf den Tod vor.« Der andere Frosch wusste keine Antwort, aber sterben wollte er um nichts in der Welt, und er begann, aus Leibeskräften zu hüpfen. Da tauchte ein Wagen auf. Der erste Frosch lag am Boden in der Radspur und stöhnte, der zweite sprang mit letzter Kraft. So starb der erste unter dem Wagenrad, das er für sein Schicksalsrad hielt, und der zweite, ohne zu wissen wie, entsprang dem Unvermeidlichen im letzten Moment. Auch uns geschieht es manchmal so. Wir glauben an die Unumkehrbarkeit alles Schlechten, aber an uns selbst glauben wir nicht. Wir überlegen, wie wir uns vor dem Übel verstecken können, dabei muss man nur seine Haltung ihm gegenüber ändern.

Wir werden gemeinsam arbeiten, und das sehr hartnäckig. Der Plan sieht generell so aus: Erst erzähle ich von einigen wichtigen Prinzipien des Gesundheitssystems. Eigentlich habe ich damit schon begonnen. Es wäre unklug, diese Information gering zu achten, in dem Wunsch, so schnell wie möglich an den Punkt zu kommen, was man »tun kann«. Man gewinnt nichts, wenn man neue Informationen ignoriert. Das Verstehen des Ziels ist Voraussetzung des Erfolgs.

Der Entschluss, sich zu ändern, erfordert Willenskraft

»Du kannst keinen Ozean *überqueren,* indem du einfach nur aufs Wasser starrst«, meinte Rabindranath Tagore und drückte damit aus, dass man keine Zeit für vergebliche Wünsche verschwenden sollte. Das ist jedem längst bekannt. Aber diese Wahrheit ist seltsamerweise nicht mit der Zeit gealtert. Die Freiheit, sich zu verändern, ist eine unbezahlbare Gabe, mit der jeder ausgestattet ist. Aber nur wenige nützen sie. Liebt mich so, wie ich bin – das ist nicht unsere Devise. Wir sagen: Ich werde viel besser, schöner, jünger, klüger etc., dann werdet ihr mich lieben. Das ist das Ziel eines mutigen Menschen. Außerdem sollten Sie das Ziel, absolut gesund zu sein, bekräftigen.

Hauptsache ist, nicht in die Irre zu gehen: Ich fordere nichts Unmögliches. Aber vielleicht kennen Sie Ihre Möglichkeiten noch nicht. Meine Aufgabe ist es, diese aufzuzeigen, sie freizulegen. Das ist das Wesen dieses ganzheitlichen Systems. Die menschlichen Möglichkeiten sind riesig, ihr Maß übersteigt die Vorstellung. Sie glauben, ich rede von Sprinten, Gewichtheben und Kopfrechnen? Und wenn ich von der Heilung schwerster Erkrankungen ohne Medikamente spreche, vom Verschwinden gewohnheitsmäßiger körperlicher Leiden, von der Vorstellungskraft, die den Krebs besiegt, von der Freude, die der Fettleibigkeit den Garaus macht? Das ist kein Bluff, lieber Leser, überprüfen Sie es selbst. Haben Sie gewusst, dass der allseits bekannte Bruce Lee ein drei Zentimeter kürzeres Bein hatte? Er wurde aber nicht Pianist und nicht Agronom, sondern das, was er werden wollte. Der körperliche Mangel stählte nur seinen Willen zum Sieg. Und Beethoven wurde gegen Ende seines Lebens taub. Nun, hat er aufgehört zu komponieren? Offenkundig nicht. Er hörte die Musik in seinem Herzen und konnte sich ein Leben ohne sie nicht vorstellen! Man muss seine Möglichkeiten testen, und sehr schnell wird man sich überzeugen, dass ich recht habe.

Es gibt noch eine wichtige Sache – wie soll man den Weg beginnen, wie lässt man den toten Punkt hinter sich? Ich weiß nur zu gut, dass das nicht einfach ist. Weder für Jeanne d'Arc, die Heeresverbände führte, noch für Kolumbus, der sich ins Unbekannte aufmachte. Mut findet man im Glauben. Glauben an die Richtigkeit des Ziels. Behindern werden die eigene Bequemlichkeit, das Urteil der anderen, ihr Spott, das Urteil der Ärzte und sonstiger Besserwisser. Aber wenn man damit klargekommen ist, wird man es nicht bedauern und sein Amerika entdecken. Es wird erkämpft, erobert. Es wird herrlich sein.

Viele sind diesen Weg schon gegangen. Und anfangs haben so manche gezweifelt, es fiel ihnen schwer, niemand ist schmerzfrei durch diese Etappe gegangen. Sie sind gefallen und wieder aufgestanden, aber nicht stehen geblieben. Und auch Ihr Weg wartet schon auf Sie. Ich habe eine Parabel gehört: Ein Ritter ging durch die Wüste. Sein Weg war weit. Auf dem Weg verlor er sein Pferd, den Helm und die Rüstung. Er hatte Hunger, und der Durst quälte ihn. Da sah er einen See in der Ferne. Er sammelte all seine Kräfte und ging auf das Wasser zu. Aber am Wasser saß ein dreiköpfiger Drache. Der Ritter zog das Schwert, und mit letzter Kraft begann er, mit dem Ungeheuer zu kämpfen. Er kämpfte den ganzen Tag und auch den nächsten. Zwei Köpfe hatte er dem Drachen schon abgeschlagen. Am dritten Tag sank der Drache kraftlos nieder. Neben ihm stürzte der entkräftete Ritter zu Boden, nicht mehr in der Lage zu stehen und das Schwert zu halten. Da fragte der Drache mit letzter Kraft: »Was wolltest du eigentlich?« – »Wasser trinken.« – »Dann hättest du halt getrunken …«

Das Wichtigste ist, kein Besserwisser zu sein. Das Schwerste ist die Zeit der Zweifel. Ohne diese Phase kommt niemand voran. Es scheint, dass man sich vergeblich quält und schindet, aber in Wirklichkeit werfen einen schlechte Gewohnheiten und festgefahrene Gedanken zurück. Manch einer meint, er hätte keine Zeit für Übungen – die Familie, die Katze des Nachbarn, alle wollen etwas von einem. Ein anderer hat plötzlich die Idee, ein weicher Sessel vor dem Fernseher sei besser als die Freuden der Kreativität und eines gesunden Körpers. Denken Sie daran, dass hinter diesem Sessel dreiunddreißig Krankheiten stehen und sich schadenfroh die Hände reiben! Wenn man damit zurande kommt, das heißt mit sich selbst, dann läuft alles wie von selbst. Das Übrige ist dann gar nicht mehr so schwierig.

Wir müssen uns in Bereitschaft zur Veränderung bringen. Denn auch gesund werden muss man können: denn das heißt, nicht mehr zu nörgeln und herumzuhängen und nicht mehr all seine Sünden auf die Krankheit zu schieben. Dann muss man dem Organismus ein Ziel vorgeben. Dafür sind in unserem System verlässliche Methoden vorgesehen. Und schließlich muss man sich in Richtung Ziel bewegen und alle Ergebnisse sorgfältig notieren. Der Anschaulichkeit halber kann man die Gesundheit mit einem Garten vergleichen und sich selbst mit dem Gärtner. Es ist ein ganz junger Garten, noch nicht eingewachsen, der die Hand eines Pflegers braucht oder aber verwildert. Stellen Sie ihn sich vor, wie Sie ihn sehen wollen. Ihre Lieblingsbäume und -blumen, der grenzenlose Himmel darüber, alles richtig und schön. Und die Hauptsache – eine Menge Platz für Ihr schöpferisches Eingreifen. Ziehen Sie den »Gesundheits-Garten« geduldig heran, denken Sie sich in die Sache hinein, und es wird keinen Platz für Krankheit geben. Sie sollen also verstehen, dass nun Sie an der Reihe sind, denn viele sind den Weg schon gegangen.

Demonstration der Möglichkeiten unseres Organismus

Ein Mensch ist ein Mensch. Mit Worten alleine wird man kaum jemanden locken. Wir sind alle so. Es ist gut, wenn man bereit ist, mutig an sich zu arbeiten, aber man muss wissen zu welchem Zweck. Wer ein Neuling in unseren Dingen ist, braucht Beweise, Beispiele. Eine verständliche Forderung – und wir werden Beispiele liefern. Obwohl jeder auch selbst von den wunderbaren Möglichkeiten des Organismus erzählen könnte – jeder hat Hunderte Male davon aus verschiedenen Quellen gehört. Es gibt ein Phänomen, mit dem man konfrontiert wurde, über das man sich gewundert hat – und das man wieder vergessen hat. Wenn wir dieses Phänomen analysieren, kommen wir gleich zu verständlichen Schlüssen. Die Rede ist von der Hypnose. Sie ist übrigens bis heute nicht von der Wissenschaft erklärt. Aber wir brauchen jetzt keine Erklärungen, wir brauchen nur die offensichtlichen Ergebnisse der Hypnose. Sie haben hundertmal gehört, dass ein Mensch, dem ein Gefühl von Kälte oder aber ein Gefühl von Verbrennungen eingeflößt wird, Gänsehaut oder rote Flecken bekommt (wenn nicht gar Brandblasen). Was ist das? Ein Wunder oder ein Gesetz, das Sie nicht kennen? Sie wissen nicht um die Möglichkeiten Ihres Bewusstseins. Es befiehlt, und die Menschen spielen unter Hypnose auf nicht existierenden Musikinstrumenten mit dem ernstesten Gesichtsausdruck. Man sagt: Ihnen ist heiß, und der Mensch schwitzt, reißt die Kleidung von sich und bittet um etwas zu trinken.

Das, was wir von der Hypnose gehört haben, werden wir bei vollem Bewusstsein praktizieren. Wir nützen die Kraft des Gedankens und des Gefühls für die Gesundung. Im Organismus sind Kräfte vorhanden, die unseren physischen Zustand grundlegend verändern können. Das ist offensichtlich. Und wir gehen mit ungläubigem Staunen daran vorüber. Aber was wäre, wenn man versuchte, diese Kräfte zum eigenen Nutzen einzusetzen? Wenn man sich nur vorstellt, wie viele Möglichkeiten allein folgender Satz birgt: Auch ohne Veränderung der Umwelt kann man alle erforderlichen Reaktionen des Organismus auslösen. Dazu braucht man keine Umwelt. Man braucht Vorstellungskraft, Gedankenkraft und die Fähigkeit, mit ihnen zu arbeiten. Wenn wir eine Krankheit benötigen, suggerieren wir uns eine Krankheit (vielleicht machen Sie das auch so?), wenn es uns frieren soll, bitte sehr, wird geliefert, und wenn nötig schwimmen Sie auf Ihrem Parkettboden, als wäre er ein stürmisches Meer.

Fahren wir fort. Kann einem nur der Hypnotiseur alles Mögliche einflößen? Natürlich nicht. Man selber kann viel besser als jeder andere seinen Organismus steuern, auch wenn dieser noch so klug ist. Jeder nützt das sogar manchmal, ohne seiner Erfahrung die entsprechende Aufmerksamkeit zu schenken: Man will nicht in die Arbeit oder zu Kaffee und Kuchen bei der Schwiegermutter – und bildet sich einen

Schnupfen ein oder eine leichte Vergiftung, und alles ist in Ordnung. Freudig kuriert man sich zu Hause aus, fern von den genannten Quälprogrammen. Und Sie meinen, der Schnupfen und die Magenschmerzen kommen einfach so? Nein, Sie haben sie selbst gemacht, ohne Hypnotiseur. Uns interessiert nicht die Aufdrängung eines fremden Willens, denn Sie haben Ihren eigenen, und Sie haben die Freiheit, ihn zu steuern.

Die Menschen scheuen intuitiv die Hypnose – und zu Recht. Die Hypnose ist ein fremdes Eindringen in den Organismus des Menschen, das schwere Folgen haben kann. Eine lange Hypnose und die Verwandlung zu einem Zombie sind Früchte des gleichen Ackers. Deshalb interessiert uns die Hypnose nur als Beispiel der Mobilisierung der Fähigkeiten des Organismus. Was passiert bei der Hypnose? Ja, der Organismus kann schmerzstillende Substanzen erzeugen und alle möglichen Kommandos ausführen. Aber hält das lange an? Nein. Wenn die Hypnose endet, werden die entsprechenden Prozesse im Organismus abgebrochen. Heißt das, dass man ständig unter Hypnose stehen muss? Es ist etwa so wie mit den Tabletten: erst eine und dann hundertundeine. Und hier kommt das Selbstschutzsystem des Menschen zum Tragen – er ist skeptisch und meidet die Hypnose. Die beste Variante ist offensichtlich die Steuerung des eigenen Organismus, die Steuerung sämtlicher innerer Prozesse bei vollem Bewusstsein, mit Hilfe besonderer Techniken. Das lehren auch unsere Seminare. Was bringt das? Vollständige Genesung, Rückkehr der Freude ins Leben, Jugend für viele, viele Jahre. Denn sogar ein Mensch, der unserem System fern ist, kann durch die Vorstellungskraft Wunder wirken. Zur Illustration nenne ich ein Beispiel: Ein großer Radrennfahrer stürzte bei einer Weltmeisterschaft und brach sich beide Beine. Wie üblich legte man ihm einen Gips an. Einige Monate später, am Ende der Rehabilitationszeit, stellten die Ärzte beim Abnehmen des Gipses mit Staunen fest, dass keine Muskelathropie eingetreten war. Die Muskeln waren geblieben, wie sie waren. Auf die Frage, was für Übungen er gemacht habe, antwortete der Sportler: keine – aber sobald er die Augen schloss, sah er sich auf der Rennstrecke der Weltmeisterschaft. Er hatte selbst seine Gesundheit unterstützt, ohne sich an Tabletten oder einen Hypnotiseur zu binden.

Wie kann man einen solchen Einfluss auf sich gewinnen, auf sein Unterbewusstsein? Das Wichtigste (ich sage das immer wieder) ist die Freiheit im Denken, im Bewusstsein, in den Handlungen! Ein unfreier Mensch kann nicht gehen, nicht einmal den leichtesten Weg. Er kann nur angebunden stehen und warten, bis man ihn zum Ziel bringt (was übrigens niemals eintreten wird). Alle Übungen und Techniken meines Systems sind daher auf die Befreiung des Bewusstseins ausgerichtet.

Aber kehren wir zu den Möglichkeiten des Organismus zurück. Welchen Schluss ziehen wir aus dem Gesagten? Seien wir logisch: Wenn man sich eine Krankheit suggerieren kann bzw. bestimmte Symptome, so kann man diese Symptome bzw. die Krankheit auch beseitigen. Das ist wirklich so. Unser Organismus ist äußerst gehorsam. Man muss lernen, das zu nutzen und nicht unter seiner Beeinflussbarkeit leiden. Dies ist ein sehr wichtiger Schluss. Merken Sie ihn sich ein für alle Mal. Ihr Organismus ist zu Dingen fähig, von denen Sie nicht einmal geträumt haben.

Wie man seinen Organismus steuert

Reden Sie sich nicht voreilig ein, Sie seien absolut gesund. Es wird nichts dabei herauskommen. Ihr Organismus traut Ihnen vorläufig noch nicht. Man muss erst verstehen, wie man sich dieses Vertrauen verdient. Um eine Verbindung herzustellen, muss man wissen, wie man den Organismus steuert. Wo sind die Hebel, die sämtliche Systeme in Bewegung setzen? Wir führen eine derart unnatürliche Lebensweise, dass wir in zwei Teile zerfallen. Der Organismus misstraut vollständig dem Bewusstsein. Und das ist kein Wunder. Denn im besten Fall befiehlt man ihm »Geh los, ich weiß nicht wohin« und sagt dann »Nein, ich hab's mir anders überlegt«. So geht es das ganze Leben. Dauernd solche Befehle auszuführen, ergibt überhaupt keinen Sinn. Der Organismus gehorcht also nicht. Was tun?

Der Organismus gehorcht, wie die Psychologen sagen, dem »Unterbewusstsein« bzw. den Strukturen im Gehirn, die wesentlich älter sind als die Hirnrinde. Versuchen wir das zu nützen, aber zunächst korrigieren wir die Psychologen: In Bezug auf das Unterbewusstsein haben sie recht, aber Träger des Unterbewusstseins sind nicht nur die alten Hirnstrukturen, sondern auch das Rückenmark und die Energiefelder, die den Menschen umgeben. Man braucht sich nicht zu beunruhigen, wenn einem das Wort »Unterbewusstsein« (oder das »Unbewusste«, wie es auch genannt wird) nicht ganz verständlich ist. Ich habe den Verdacht, dass es kaum jemandem wirklich endgültig klar ist. Aber wenn es schon so genannt wurde, möge es so sein. Es ist einfach ein Teil von uns allen, der den Organismus steuert und mit diesem eine ständige Verbindung hält. Aber was tun? Man muss lernen, dieses steuernde System zu steuern. Das heißt, zum Hauptkommandierenden, zum Meister seines Organismus zu werden. Steuern muss man gekonnt, nicht irgendwie machen. Ich verrate es, dazu gibt es eine wirksame Methode. Sie wollen wissen, welche? Man muss sich ein klares Ziel setzen und aufmerksam seine Bewegung hin zu dem Ziel verfolgen. Das ist alles! Aber ... Das Ziel muss man auf besondere Weise setzen, in einem besonderen Zustand und aufmerksam verfolgen, wie man sich auf das Ziel zubewegt. Genau darüber will ich in diesem Buch erzählen.

Wie uns das Unterbewusstsein steuert

Nachdem es noch zu früh ist, darüber nachzudenken, wie das Unterbewusstsein zu steuern ist, schauen wir uns zunächst an, wie es uns steuert. Vielleicht lernen wir etwas vom eigenen Unterbewusstsein. Warum ist für unseren Organismus ein einfacher verbaler Befehl zu wenig? Weil das Unterbewusstsein häufig nicht in Freundschaft mit dem Bewusstsein lebt. Das heißt nicht, dass man ein Psychotiker ist. Das ist einfach ein Mechanismus des Selbstschutzes. Denn die Hauptaufgabe des Unterbewusstseins ist es, das Leben des Organismus zu erhalten. Um jeden Preis. Und man kann es mit seinen bewussten Eskapaden nicht daran hindern. Nehmen wir an, Sie sind sich ganz sicher, um sechs Uhr aufstehen zu müssen, um dies und das zu tun. Das Unterbewusstsein aber weiß, dass Sie heute krank werden, wenn Sie sich nicht ausschlafen. Und nun? Der Wecker läutet zur vorgegebenen Stunde, Sie aber schlafen den Schlaf der Gerechten. Ihre Lebensinteressen sind gewahrt. Das Unterbewusstsein hat triumphiert. Aber die Tragödie liegt darin, dass das Bewusstsein manchmal auch richtige Entscheidungen anbietet, welche allerdings vom Unterbewusstsein blockiert werden. Aus Gewohnheit – für alle Fälle. Zum Beispiel mussten Sie um sechs Uhr aufstehen, um in die Poliklinik zu fahren wegen einer Untersuchung, aber Sie haben verschlafen! Mit einem Wort, es wäre gut, wenn sich Bewusstsein und Unterbewusstsein einigen und gemeinsam handeln könnten, in unserem Interesse. Gut wäre es, die Bemühungen von Bewusstsein und Unterbewusstsein zu vereinigen: die Fähigkeit des Bewusstseins, alles zu berechnen, und die enorme Fähigkeit des Unterbewusstseins zu überleben. Das wollen wir lernen. Wichtig ist zu wissen, dass das Unterbewusstsein äußerst naiv ist, aber sehr erfinderisch. Wie ein Kind, vor dem man eine Nascherei versteckt hat. Egal wie, aber es findet sie und isst sie auf. Und wenn es danach geschimpft wird, ist es eh zu spät. Und noch etwas: Das Unterbewusstsein verfügt über ein absolutes Gedächtnis – es vergisst nichts. Eine einmal gemachte Erfahrung verändert alles. Eine für das Leben bedrohliche Situation wird gemerkt, und das kann unser Schicksal verändern. Das Unterbewusstsein tut alles, um die Möglichkeit einer Wiederholung dieser Situation auszuschließen. Und manchmal zerstört das dem Menschen das Leben. Daher kommen Ängste, Phobien und … Krankheiten.

Das Unterbewusstsein kann auch härter agieren. Angenommen, man befindet sich in einer unerträglichen psychischen Lage, aus der man keinen Ausweg sieht. Zum Beispiel ist man gezwungen, mit einem Menschen zu kommunizieren, den man buchstäblich hasst, der einen ständig peinigt, und man kann seine zerstörerischen Gefühle nicht mehr zurückhalten. Das Unterbewusstsein fixiert die kritische Situation und tut alles, damit man seine Nerven beruhigt. Da hat man plötzlich einen Hexenschuss oder gar einen Herzinfarkt. Es geht einem schlecht, man kommt ins Krankenhaus oder liegt zu Hause und quält sich. Die Ursache, seinen Quälgeist, hat man mittlerweile vergessen, Hauptsache, man wird schnell gesund. Das Ziel ist erreicht, aber um welchen Preis? Man weiß nicht, womit die »rettende« Krankheit endet. Oder man findet an der Krankheit mehr Gefallen als an der Kontrolle seiner Gefühle, und bleibt über Jahre Gefangener seines Leidens. Ein trauriges Bild, das ich Hunderte Male beobachtet habe. Das Unterbewusstsein sagt quasi: »Wenn etwas mit dir geschieht, tue ich alles, damit das nie wieder vorkommt.« Und es wird Sie retten – auch gegen Ihren Willen! Es gibt noch ein Minus: Wenn die »Flucht« in die Krankheit gelungen ist und Sie der unangenehmen Situation entkommen sind, merkt sich das Unterbewusstsein für immer, dass der eingetretene krankhafte Zustand für den Organismus von Vorteil war. Er hat ihn vor Schlimmerem bewahrt. So etwas geschieht sehr häufig. Der Organismus hört auf, mit der Krankheit zu kämpfen. Die mächtigen Schutzreserven werden nicht genützt, sind blockiert.

Menschen sind krank, weil sie sich Liebe und Aufmerksamkeit wünschen, weil sie nicht in die ungeliebte Arbeit gehen wollen, weil sie Angst haben, den Nachbarn zu treffen, dem sie Geld schulden usw. Und diese Krankheiten sind ernsthafte Leiden, die den Organismus zerstören, die schneller altern lassen ... Das heißt, man muss etwas dagegen tun. Wäre es nicht besser zu lernen, auf andere Weise mit Lebensproblemen umzugehen? Unsere Aufgabe ist ziemlich schwierig: Wir müssen den Standpunkt des Organismus verändern und erneut die Schutzmechanismen einschalten. Dafür müssen wir die Verbindung zwischen Bewusstsein und Unterbewusstsein in Ordnung bringen. Vermutlich haben Sie von wunderbaren Spontanheilungen gehört. Lahme gehen, Blinde sehen. All diese Fakten sind nicht ausgedacht, sondern ein direktes Ergebnis einer bewussten positiven Einwirkung auf das Unterbewusstsein. Es bekommt ein Kommando und setzt seinerseits mächtige regenerative Prozesse in Gang. Also müssen wir verstehen, wie wir auf das Unterbewusstsein einwirken können, wie wir es steuern können, indem wir es zwingen, sämtliche Ressourcen des Organismus zur Erreichung eines richtig gesetzten Ziels zu nützen.

Der Organismus kann alles

Man muss verstehen, dass alle Prozesse, die im Organismus stattfinden, steuerbar sind. Man kann sie lenken! Der Organismus kann sich heilen, und er kann sich auch töten. Alles hängt davon ab, wie man ihn richtig steuert. Hier ein paar Beispiele einer unbewussten, aber sehr effektiven Steuerung des Organismus: Die Fokins, eine russische Emigrantenfamilie in Frankreich, bekamen ein Kind. Bald darauf wurde die Mutter in ein Krankenhaus eingeliefert. Das Kind verweigerte die künstliche Nahrung und verlor täglich an Kraft. Der Vater wusste in seiner Verzweiflung nicht, was er tun sollte. Da spürte er plötzlich, als er das Kind auf dem Arm hielt, einen starken Schmerz in der Brust. Er schaute auf sein Hemd und bemerkte in der Nähe der Brustwarze einen nassen Fleck. Das Kind wandte sich zu dem Fleck und begann zu saugen. Als der Vater das Hemd öffnete, sah er mit Verwunderung, dass eine Laktation stattfand. So nährte er sein Kind einen Monat lang. Das Kind kam vollständig zu Kräften. Nach einem Monat wurde die Mutter aus dem Krankenhaus entlassen. Kaum hatte sie die Schwelle überschritten, versiegte der Milchfluss beim Vater.

Noch ein Beispiel: Während einer Operation bemerkte der Chirurg, dass beim Öffnen bestimmter Stellen am Körper des Patienten, wo es reichlich Blutfluss geben sollte, das Blut nur spärlich tropfte. Eine weitere Operation – dasselbe Ergebnis. Bei der dritten Operation ebenso. Der Chirurg begann nachzuforschen und stellte fest, dass die Krankenschwester dem Patienten, während sie ihn vorbereitete, etwas ins Ohr flüsterte. Er fragte, was sie ihm da sage. Die Schwester antwortete, dass sie dem Kranken rate, vor der Anästhesie mehrmals zu seinem Organismus zu sagen: »Du Lieber, ich bitte dich sehr, ich brauche mein Blut selber, bitte gib so wenig wie möglich.«

Nicht jeder kann sich derartiger Fähigkeiten rühmen, aber bald werden Sie zu ihnen gehören. Sehr bald werden Sie sich überzeugen, dass Sie viel verändern können, wenn Sie sich ein Ziel gesetzt haben und sich planmäßig darauf zubewegen. Das Unterbewusstsein wird Ihnen folgen, wenn Sie ihm die richtige Richtung vorschlagen. Aber wie bringt man es dazu, für sich zu arbeiten? Was glaubt das Unterbewusstsein?

Woran das Unterbewusstsein glaubt

Garantiert glaubt es nicht leeren Worten. Es ist skeptisch und misstrauisch. Wie ein wildes Tier. Das Unterbewusstsein vertraut nur der Erfahrung. Am leichtesten ist es, für die Zähmung eine Erfahrung zu nutzen, bei der Emotionen im makellosen Gedächtnis des Unterbewusstseins gespeichert sind. Betrügen kann man es nicht: Es erinnert sich nur an deutlich emotionale Worte und nimmt solche wahr. Selbst die vernünftigsten Worte, die nicht mit aufrichtigem Gefühl ausgesprochen werden, sind für das Unterbewusstsein nur leerer Klang. Man sagt: »Lang nicht hin – es bringt dich um«, denkt aber dabei an etwas anderes. In diesem Fall denkt das Unterbewusstsein gar nicht daran, das Kommando auszuführen. Es braucht ein starkes Gefühl, Unbeugsamkeit der Absicht, Aufrichtigkeit!

Der Hauptgrund für die Erkrankung des Organismus ist der Ausschluss des Unterbewusstseins und des Körpers aus unserer Interessenssphäre. Wir sind damit zufrieden, dass der Verstand funktioniert, die Logik und das analytische Denken. Der Körper existiert wie als Draufgabe. Das Unterbewusstsein (die Intuition) wird links liegen gelassen, weil es »unpraktisch« ist. Legen Sie eine Hand in Gips, was passiert mit der anderen Hand? Richtig, sie wird stärker, biegsamer, arbeitsfähiger, weil sie für zwei arbeitet. Das ist ja gut, sagen Sie. Aber was mit der anderen passiert, bemerken Sie nicht, bzw. Sie bemühen sich, es nicht zu merken. Das Ziel, das man sich gesteckt hat, hat alle anderen Prozesse im Körper verdunkelt. Das Ergebnis ist Disharmonie. Kann man den Fehler verbessern und die ganze Macht des Unterbewusstseins nützen? Man kann. Mit Hilfe meditativer Techniken, und nur mit ihnen, kann man die Intuition in Gang setzen, welche das Bewusstsein und das Unterbewusstsein verbindet. Mit anderen Worten, der Verstand ist der Ausführende und die Intuition der Schutz, sie müssen harmonisch zusammenarbeiten und nicht einander behindern.

Die Freiheit als wichtigstes Instrument zur Erlangung der Gesundheit

Das Hauptinstrument, um zur Harmonie zu gelangen, ist die FREIHEIT, die das Gefühl wahnsinniger Freude, verrückter Liebe, trunkenen Entzückens gibt, obwohl das alles oft als unwürdig und unernst gilt. Aber genau die Freiheit ist es, die uns wirklich anzieht. Wir können klug irgendwelche Gedanken würdigen, irgendwelche Bücher, aber wir verlieren den Verstand und heulen bei Büchern über eine wahnsinnige Liebe, über einen Kampf auf Leben und Tod, über flammende Freude und unendlichen Kummer. Warum? Weil das FREIHEIT ist. Es ist das, was man in Wirklichkeit braucht. Und nicht nur in Büchern! Warum sind heute Serien so beliebt? Sie geben uns, wenn auch in geringem Maß, das, was uns fehlt: Liebe bis zum Tod, Kampf, Kochen der Leidenschaften. Das will man in Wirklichkeit. Und das Unterbewusstsein tritt in Kontakt mit einem, wenn man es mit etwas wirklich Anziehendem lockt. Gerade die Freiheit menschlicher Ausdrucksformen kann zu so einem Köder werden.

Die schwerste Arbeit ist nicht beschwerlich, der größte Schmerz ist erträglich im Angesicht von Liebe, Freude und Entzücken. Deshalb produziert der Organismus Hormone für Freude, Vollkommenheit und Jugend. Keine Wissenschaft kann ein Elixier der Jugend herstellen. Aber der Organismus macht es. Sie stellen es selbst her! Und kippen es auf den Müll. Ein Mensch, der wirklich frei ist, der liebt und glücklich ist, ist ganz anders. Augen, Körper, Gang – alles ist bei ihm anders. Denn er leuchtet. Jede Zelle strahlt ein blendendes Licht aus, von dem die Menschen intuitiv angezogen werden. Mit der freien Äußerung von Liebe, Freude, Entzücken fängt auch alles an, beginnt der Prozess der Gesundung:

- Harmonisierung der Energetik des Organismus
- Regeneration des Stoffwechsels
- Ruhe, Ausgeglichenheit
- Geduld und Hartnäckigkeit
- Schaffensfreude
- große Ruhe
- Vollkommenheit, Jugend
- Liebe und Langlebigkeit

Einfach Liebe oder verrückte Liebe, einfach Freude oder irre Freude? Suchen Sie es sich aus. Im ersten Fall ist es Beschränkung, im zweiten Freiheit. Im ersten produziert der Körper nichts, im zweiten nimmt der Körper, nimmt jede Zelle aktiven Anteil an der Produktion des Elixiers von Gesundheit, Jugend und Langlebigkeit. Deshalb singen wir unbewusst Lieder, sprechen ein Gebet oder Verse, tanzen, schlafen, wenn uns schwer zumute ist. Man kann auch einfach aufschreien, und es wird besser. Man hat gemacht, wonach einem war und ist zufrieden. Man ist in einen anderen Zustand geraten, hat den Blick auf diese Welt gewechselt und auf sich selbst. Wenn man frei solche Übergänge vollziehen kann, greift man nach den Schlüsseln zu Gesundheit und Langlebigkeit.

In diesem Sinne sollte man auch das Tagebuch der Beobachtungen führen. Bemühen Sie sich nicht, Ihre Empfindungen auf dem Papier nachzubessern – lockern Sie sich, seien Sie frei! Nur dann können die Beobachtungen in schweren Stunden hilfreich sein. Nur nach so einem

Tagebuch kann man dem Menschen sagen, wo ein Fehler oder eine Unfertigkeit vorliegt. Der größte Fehler ist ein falsch gesetztes Ziel. An so ein Ziel glaubt das Unterbewusstsein nicht, und der Prozess der Harmonisierung kommt nicht voran. Das wäre das Gleiche, wie jemandem seine Liebe aufzudrängen, der einen nicht riechen kann. ZIEL und WEG müssen konkret festgelegt werden. Weiter sind Zwischenziele und Fristen festzulegen. Wenn man in der vorgegebenen Zeit mit der Aufgabe nicht klarkommt, heißt das, der Organismus ist nicht bereit zu dieser Geschwindigkeit. Hören Sie in sich hinein, tun Sie Ihrem Organismus keine Gewalt an.

Zwei Arten der Einwirkung auf das Unterbewusstsein

Man kann das Unterbewusstsein steuern, indem man bestimmte Techniken anwendet. Diese Techniken teilen sich in zwei Richtungen. Erstens: Man kann an das Unterbewusstsein mit Hartnäckigkeit und Nachdruck herangehen. Das heißt, es durch Zeit und Nachdruck von der Richtigkeit der eigenen Haltung zu überzeugen. Uns ist aus unserer Erfahrung bekannt, dass sich der Organismus nach 40 Tagen an eine neue Lebensweise gewöhnt. Man muss diese Frist auf jeden Fall einhalten. Anfangs wird der Organismus Widerstand leisten, dann wird er noch stärker widerstehen, dann drückt er auf die schmerzhaftesten Punkte, und dann … gibt er nach und nimmt unseren Willen an. Auf diesem Weg braucht man viel Mut und Geduld, was ich schon angesprochen habe. 40 Tage Übungen, das ist die erste Grenze, danach wird es leichter.

In der Zeit, in der man die »Festung« des Unterbewusstseins belagert, sollte der Gedanke reifen, dass man es auch auf andere Weise beeinflussen kann. Und zwar – zweitens – durch Überzeugung mittels lebendiger Erfahrung. Es gibt niemanden, in dessen Unterbewusstsein sich keine glücklichen Bilder finden, und sei es aus der allerfernsten Kindheit. Das nützen wir. Wir machen diese Bilder lebendig, geben ihnen einen neuen Sinn und machen aus ihnen Bilder des heutigen Tages. Dazu müssen wir sehr ernsthaft mit der Vorstellungskraft arbeiten. Die lebendige Erfahrung bewahrt sich in Form eines Bildes, und wir lernen, lebendige, emotionale Bilder zu reproduzieren, zu speichern und zu vermehren, indem wir aktiv mit der Vorstellung arbeiten. Wir stellen uns alle Situationen vor, die zu verändern sind, verändern sie in der Vorstellung und »ziehen« die Veränderungen in die Realität. Das ähnelt einem Spiel, das sich in Realität verwandelt. Sie haben keine Ahnung, wie viel man machen kann, wenn man in der Vorstellung lebendige Bilder malt!

KAPITEL 2

DIE VIER HAUPTPRINZIPIEN DES SYSTEMS

Das System Sam Chon Do gründet sich nicht einfach auf Übungen und Meditationstechniken, sondern in erster Linie auf ein richtig gesetztes Ziel. Man muss wissen, wohin man geht. Das System der Gesundung ist einfach, das werden Sie verstehen, während Sie es erlernen. Aber dazu muss das Ziel richtig gesetzt und die Bewegung auf das Ziel zu richtig begonnen werden. Wegen dieses Wegstücks, auf dem man sich selbst in Besitz nimmt, auf dem man Kontakt mit dem Organismus sucht, ist eine Anleitung wie dieses Buch erforderlich. Sobald Sie verstanden haben, wie einfach alles ist, sind Sie frei. Wenn Sie dazu mein Buch brauchen, bitte sehr, wenn nicht, dann gehen Sie dahin, wohin Sie der freie Verstand und das liebende Herz führen.

Wenn man

1. weiß, was man braucht,
2. Freiheit und Freude am Leben und an Veränderungen erlebt,
3. sich bei der Arbeit an sich selbst in Bewegung befindet,

dann setzen beim Organismus automatisch die Selbstheilungsprozesse ein, und er bezwingt die Krankheit. So ist er nämlich gebaut. Um aber alles richtig zu machen, muss man alles richtig verstehen. Deshalb erkläre ich Ziel und Grundlagen des Systems so ausführlich und wiederhole sie auch.

1. Die freudige Grundstimmung

Die Veränderungen müssen in der Zone der Freude stattfinden, die in eine freudige Grundstimmung übergehen soll. Sobald der Organismus den Verdacht schöpft, dass die Veränderungen keine Freude auslösen, blockiert er sämtliche Veränderungen mittels einer Depression und fängt an, alles rückgängig zu machen. Das Unterbewusstsein ist nämlich sehr misstrauisch! Das ist ein Gesetz, über das nicht wenige Schüler gestolpert sind. Dann heißt es, alles von vorn anfangen. Und das nur, weil sie nicht geglaubt haben, dass die Freude so eine enorme Bedeutung für den menschlichen Organismus hat. Freude ist das Fundament der Gesundheit, physiologisch wie psychologisch.

Also, an erster Stelle steht bei uns immer die Freude. Nicht die Kraft, nicht die Ausdauer, nicht die Arbeit, nicht der Verstand, sondern die einfache menschliche Freude. Man muss es dem Organismus beweisen: Die Veränderungen bringen Freude und Genuss. Dieses Gefühl muss alles überwiegen. Aber den meisten fällt es schwer, sie »einzuschalten«, sie in sich zu finden. Überhaupt gibt es bei uns seltsame Stereotypen: Die Menschen schätzen Tränen und Kummer mehr als Freude. Wenn jemand lacht, dreht man sich genervt um, wenn jemand weint, dann empfindet man Mitgefühl. Was hat uns die Freude getan? Oder spricht die Bitterkeit der Enttäuschungen aus uns oder der Neid? Beneiden wir keinen Glücklichen, freuen wir uns mit ihm, und wir werden beide gesünder sein. Es wird nötig sein, im Herzen Freude zu entzünden. Wenn es auf natürlichem Weg nicht gelingt, schalten wir sie künstlich ein, zwingen wir uns diesen Zustand auf. Ziehen wir uns sozusagen selbst an den Ohren und freuen uns aus Leibeskräften. Ich scherze nicht: Das ist die wichtigste Bedingung für den Erfolg, und es ist eine sehr ernsthafte Arbeit. Des Weiteren, wenn wir die Freude in uns großgezogen haben, entwickeln wir daraus eine heilende Grundstimmung. Das ist echte Arbeit, das ist ein harter Kampf um Unerschütterlichkeit und Beharrlichkeit. Aber die Hauptsache bleibt die Freude, sie lenkt alles, auf ihr kann alles stehen. Die Freude ist in unseren Seminaren nicht anrüchig. Sie werden über Ihre Gedanken mitten in der Übung lachen – und niemand ist Ihnen böse. Und morgen sehen Sie sich um: Das Stechen im Rücken hat aufgehört, oder die Schramme ist verheilt. Die Menschen müssen sich freuen, um zu leben. Möge die Freude in Entzücken übergehen, erlauben Sie sich, sorglos zu sein und sogar ein bisschen unbesonnen. Vielleicht kommen Ihnen meine Worte noch naiv vor. Und wirklich, es ist schwer, dem Gefühl der Freude eine derartige Bedeutung zu geben, wenn rundherum so viele Probleme und echtes Leid herrschen. Aber ich werde beweisen, dass das alles wahr ist. Ich beweise es an Ihrem eigenen Beispiel.

2. Das klare Ziel

Veränderungen, einschließlich der Heilung, erfordern das Setzen eines klaren Ziels. Es ist sehr einfach gesagt: sich ein Ziel setzen; aber wenn es erforderlich ist, das zu tun, stellt sich heraus, dass alles gar nicht so einfach ist. Versuchen Sie, sich einmal mir nichts, dir nichts ein Ziel zu setzen. Dabei ist die Setzung des richtigen Ziels das zweite Prinzip des Systems. Das Ziel ist die Kraft, die einen in die richtige Richtung organisiert. Man kann meditieren, Übungen ausführen, Diät halten, aber wenn man kein klares Ziel verfolgt oder ein falsches Ziel gewählt hat, kommt nichts dabei heraus. Und was ist mit der Freiheit, von der ich gesprochen habe? Wird die vielleicht zurückgenommen? O nein, auf keinen Fall! Ein präzises Ziel und schöpferische Freiheit sind zwei Seiten einer Medaille. Denn Freiheit ist nicht Schrankenlosigkeit, ist nicht: »Da lass ich mir nicht dreinreden.« Sie ist die individuelle, bewusste Bewegung zum Ziel hin. Freiheit ist Wahl und Verantwortung, die nur wenige auf sich nehmen. Man muss wählen: frei zu sein, für sich Verantwortung zu tragen oder wie alle zu sein – krank und unfähig, das zu verändern. Das Ziel hilft einem, in jeder Phase des Weges richtig zu wählen. Gerade das Ziel macht frei. Das Ziel ist klar, und der Organismus arbeitet ganz anders. Das Ziel bringt Gedanken und Gefühle in Ordnung, zwingt, richtig zu handeln und bringt Bewusstsein und Unterbewusstsein in Einklang. Das Ziel ist wie ein Leuchtturm im stürmischen Meer. Aus diesem Grund soll man sich sehr ernsthaft mit der Wahl des Ziels beschäftigen. Es reicht nicht, sich zu sagen: »Ich will gesund sein«, obwohl man gerade das wünscht. Auf so eine Aussage reagiert der Organismus nicht. Um den Organismus zum Arbeiten zu bringen, ist ein konkretes, deutliches Bild erforderlich.

Ein gedankliches Bild organisiert die Prozesse der Selbstheilung

Wie kann man ein Ziel konkret, deutlich, attraktiv für das sture Unterbewusstsein machen? Die Praxis zeigt, dass die beste Methode ist, ein Bild zu formen. Ein lebendiges Bild der Vollkommenheit, das mit sämtlichen anziehenden Zügen (Gesundheit, Jugend, Schönheit) ausgestattet ist, wirkt viel stärker auf uns als alles andere. Dieses Prinzip des Systems hängt unmittelbar mit dem vorhergehenden zusammen. Das »Zielbild« sollte die Quintessenz der Freude sein, die Konzentration von allem Besten, was man sich vorstellen kann. Man muss sich selbst als gesund und jung sehen und dieses Bild durch Töne und Gerüche ergänzen – mit allen Details, die uns »packen« können und zum Handeln nötigen.

Wir werden permanent an dem Bild der Vollkommenheit arbeiten. Es wird wachsen, zum Leben erwachen und einen immer größeren Raum im Leben einnehmen. Im Bereich des Bildes der Vollkommenheit verwandeln sich alle Organe und Systeme und streben danach, es zum Leuchten zu bringen. Das ist einfach, wenn man es gelernt hat, aber anfangs quälen sich viele damit, wenn sie in ihrem Inneren nach Resten von Freude suchen und ihre Vorstellungskraft entwickeln.

Man muss Fristen setzen zum Erreichen des Ziels

Machen Sie nicht diesen Fehler, der viele hat aufgeben lassen: Verschieben Sie Ihr Ziel nicht auf eine unbestimmte Zeit. Man muss von Anfang an einen präzisen Rahmen zur Erreichung des Ziels abstecken. Haben Sie keine Angst, zu kühn und zu selbstsicher zu sein; viel schlimmer ist es, ein Waschlappen zu sein, der sich jahrelang dem Ziel entgegenschleppt und es im Ergebnis nicht erreicht. Die erste Hürde sollte deshalb etwa um den 40. Tag nach dem Beginn der Übungen stehen. Denn genau so lange braucht der Organismus, um sich auf einen neuen Rhythmus einzustimmen. In dieser Zeit kann man sehr viel erreichen. Außerdem zwingt eine solch kurze Frist dazu, richtig zu arbeiten und das Training nicht auf morgen zu verschieben. Morgen kommt niemals. Oder können Sie vielleicht morgen früh aufwachen und sagen »Jetzt ist es endlich morgen«?

Das Festhalten von Zwischenergebnissen ist sehr wichtig

Jeder Tag der Annäherung an das Ziel ist wichtig. Sie sollten deshalb jegliche Veränderung, jeden noch so kleinen Erfolg festhalten. Der Freude, welche das Bild der Vollkommenheit in sich trägt, sollten Sie jeden Tag die Freude der Annäherung an das Ziel hinzufügen. Wenn Sie nicht mit Liebe und aufrichtiger Freude die eigenen Siege bewerten, hört der Organismus auf, sich zu verändern.

Am besten kann man sich mit Hilfe eines Tagebuchs beobachten. Diese Anforderung hat den direktesten Bezug zum Erreichen des Ziels. Stellen Sie sich vor, dass Ihre Bewegung zum Ziel der Bewegung eines Uhrzeigers entspricht. Wenn Sie ohne Pause und ohne wegzuschauen auf ihn starren, scheint er auf der Stelle zu stehen. Aber Sie wissen sehr gut, dass dem nicht so ist. Er bewegt sich unaufhaltsam, und seine Konsequenz ist beneidenswert. So ist es auch mit den Veränderungen in

Ihrem Organismus. Es kann sein, dass Sie sie einfach nicht bemerken, verzweifeln und alles für vergeblich halten. Seien Sie achtsam Ihrem Organismus gegenüber – registrieren Sie seine geringsten Erfolge, notieren Sie Ihre Eindrücke, drücken Sie Ihre helle Freude auf den Seiten des Tagebuchs aus, dann werden Sie nicht vergessen, was Sie gestern erreicht haben, und der eine Woche alte Erfolg wird nicht wie eine Kleinigkeit aussehen. Sie blättern die Seiten durch und erinnern sich, wie schwer es war, wie Sie mit sich gekämpft und gesiegt haben. Freude und Stolz erfüllen Sie, und der nächste Schritt wird leichter sein als der vorhergehende. Man darf seine Siege nicht vergessen – das wäre schlecht für die Gesundheit. Der Organismus ist sehr feinfühlig für Ihre Bewertung, und er zahlt hundertfach für jede Minute Aufmerksamkeit und Lob.

Ein Ziel erfordert den Wunsch, dass man es erreicht

Irgendein schmächtiges, armseliges, unpräzises und nicht stark genug gewünschtes Ziel hilft nicht dabei, gesünder zu werden. So etwas ist auch gar kein Ziel, sondern eine von niemandem gebrauchte Ansammlung von Wörtern. Man muss leidenschaftlich wünschen, das Ziel zu erreichen, um jeden Preis. Aber wie verhält man sich in Zeiten des Zweifels, der Müdigkeit, des schlechten Wohlbefindens? Denn all das verschwindet nicht auf einmal, aber das Ziel verträgt keinen Verrat. Man muss ständig sein Bemühen um das Ziel mit positiven Emotionen füttern. Sie erinnern sich, dass der Organismus am besten die Sprache der Emotionen versteht. Nützen Sie das! Zweifellos hilft hier auch das Tagebuch, aber es gibt noch weitere Methoden. Sie werden selbst verstehen, welche Ihnen am besten liegen. Aber welche Methode auch immer Sie wählen, Sie müssen ständig, jeden Tag, daran arbeiten. Jeden Tag muss das Bild eine neue Portion positiver Emotionen bekommen. Denken Sie sich Geschichten aus, ändern Sie Ihr Erscheinungsbild, gehen Sie meinetwegen auf dem Kopf, aber Sie müssen jeden Tag Ihr Ziel erleben. Es muss mit Ihnen leben nicht wie eine Zeichnung auf dem Papier, sondern wie ein lebendes Bild, beweglich, sprechend, sich selbst mit allen Schattierungen von Freude überschüttend. Sie fahren in die Arbeit – Ihr Ziel leuchtet durch den Regen und über die mürrischen Passanten hinweg, Sie freuen sich über einen Erfolg, und er wird von Ihrer Freude getränkt. Sie erwachen am nächsten Tag – Sie blicken sich um, und Ihr Bild ist gewachsen und deutlicher geworden. Und nachts träumen Sie, dass Sie schon so sind, wie Sie es sich vorgestellt haben, und wieder erwachen Sie glücklich und… ein wenig anders.

Im Prozess der lebendigen Unterhaltung mit dem Ziel nähert es sich viel schneller. Stellen Sie sich jeden Tag die Frage: »Wie sieht heute mein Bild der Vollkommenheit aus, was hat sich daran geändert?« Erlauben Sie ihm nicht zu verblassen. Dabei helfen x-fach wiederholte Affirmationen und Verhaltensregeln, von denen ich noch sprechen werde. Alle Techniken des Systems werden das Ziel nähren, und Sie werden selbst nicht merken, wie das vorgestellte Bild mit dem realen zusammenfließt.

Man hat keine Zeit zu verlieren

Ein Reiter war auf seinem Pferd unterwegs. Er sah einen schlafenden Menschen unter einem Baum und eine Schlange, die ihm in den Mund kroch. Er griff nach der Peitsche und schlug damit auf den Mann ein. Der Schlafende erwachte und schrie: »Was willst du von mir? Warum schlägst du mich?« Der Reiter befahl ihm, zum See zu laufen. Der Mann lief zum See. Der Reiter hinter ihm her. Der Reiter peitschte weiter auf ihn ein und verlangte, dass er Wasser trinke. Der Mann weigerte sich und versicherte, dass er eben erst gegessen und getrunken habe, außerdem sei das Wasser schmutzig und stinke. Der Reiter peitschte weiter und forderte, dass der Mann trinken solle, bis er ihn stoppe. So trank der Mann endlich von der Brühe, bis er sich erbrach. Da kam die Schlange zum Vorschein. »Warum hast du mir nicht gesagt, dass eine

Schlange in mir ist? Hättest du mir das gesagt, hätte ich selbst so viel getrunken wie nötig.« – »Hätte ich es dir gesagt, so hättest du es niemals geglaubt. Und während meiner Erklärungen wäre vielleicht ein Unglück geschehen. Ich hatte keine Zeit, ebenso wenig wie du.«

Aus diesem Grund sind unsere Kurse so intensiv und dynamisch. Wir haben auch keine Zeit, genau wie Sie. Jeder Tag eines gesunden Lebens ist teuer. Es ist wichtig, dass Sie morgen gesund sind – oder besser noch heute. Selten achtet der Mensch auf seine Krankheiten, in der Annahme, das hätte bis morgen Zeit. An erster Stelle stehen die Geschäfte. Aber die Geschäfte misslingen, wenn man im entscheidenden Moment nicht gesund ist. Daher muss man das Ziel richtig setzen. An erster Stelle die Gesundheit, alles andere danach. Ist doch interessant: Warum ist der Mensch so träge? Warum begnügt er sich mit wenigem und sagt sich, dass es für ihn genug sei? Warum wartet er geduldig in einer langen Schlange, statt in ein anderes Geschäft zu gehen und teurer einzukaufen, aber ohne Gedränge und Geschimpfe? Der Grund liegt in einem: in der allgegenwärtigen Bequemlichkeit. Man sagt sich: »Alle sind krank. Bin ich vielleicht besser als andere? Irgendetwas muss ja doch wehtun. Bei mir ist es eine Sache. Aber bei den anderen …! Ich gehe noch gut, ich falle nicht wie die andern ständig hin, ich liege nicht im Krankenhaus. Ich halte mich irgendwie« usw. Wenn der Bart grau ist, ist es doch normal, dass die Zahnprothese im Trinkglas landet. All das ist normal geworden? Die Wirbelsäule ist krumm – passt schon. Die Sehkraft lässt nach – ganz normal. Kaufen wir eine Brille. Die Beine wollen nicht mehr – ich mach noch schnell die Dissertation fertig, dann schau ich mir die Sache an. Die Frauen ziehen mich nicht an – was soll's, die wollen eh nur meine Zeit und mein Geld. In die Sauna geh' ich nicht. In die Frauensauna lassen sie mich nicht, und in der Männerabteilung ist es nicht interessant … Die Menschen leben, bis sie sich in einem Zustand befinden, wo man ihnen zurufen möchte: »Mach dich frei!« Aber man fragt sich, wem man das sagen soll? Ist das nicht bedauernswert? Ja, und wie! So einem Menschen zuzuhören oder gar ihn anzusehen ist traurig und tut weh.

So viel zum Thema, dass der Mensch ohne richtiges und klares Ziel aufhört, ein Mensch zu sein. Er hört auf, sich zu kontrollieren, für seine Handlungen und Gedanken verantwortlich zu sein. Das ist nicht unser Weg – wir wählen die Bewegung zum Ziel. Vorwärts, und wenn es mit Fehlern und Rückschlägen ist – aber mit Würde und Freude!

3. Die Bewegung

Die Veränderungen kommen, wenn der Organismus in Bewegung ist. Wir werden aus mehreren Richtungen die Krankheiten angreifen. Außer der emotionalen und psychischen Einflussnahme müssen wir auch auf körperlicher Ebene einwirken. Ja, die Vorstellungskraft kann Wunder wirken, aber das hebt den Nutzen von Körpertraining nicht auf. Der Spaß und der Nutzen, den man daraus zieht, das sind ganz besondere Dinge. Das weiß jeder, der die Freude an der Bewegung im vollen Maß ausgekostet hat. Man belebt seine Gelenke und Sehnen, erfüllt die Muskeln mit Energie, macht den Körper geschmeidig und streckt seine Wirbelsäule. Man wird ein anderer Mensch, und der physische Teil des Systems beschleunigt das Erreichen des Ziels um ein Hundertfaches.

Worauf werden unsere Übungen gerichtet sein? Ich fasse zusammen:

1. Man muss die Dynamik der Zellen des Organismus mit speziellen Übungen wieder in Gang bringen, weil Hypodynamie zur Verringerung des Stoffwechsels führt, was seinerseits zur Zerstörung der Ganzheit der Kapillaren führt, zu Rückenleiden, Darmproblemen etc.
2. Die Dynamik der Atemwege ist wiederherzustellen – ohne gesunde Atemwege ist es unmöglich, den Stoffwechsel zu steuern, das heißt, es ist unmöglich, die Erkrankungen zu beseitigen.
3. Wir müssen lernen, im natürlichen Zustand der FREIHEIT zu leben, das führt am schnellsten zur Verbesserung des Stoffwechsels. Und ein gesunder und geschmeidiger Körper ruft von selbst im Menschen dieses Gefühl hervor.

Je schneller wir den Stoffwechsel regenerieren, desto schneller ziehen sich die Krankheiten zurück. In einem langsamen Fluss oder einem stehenden Teich fault das Wasser. In einem Bergfluss, der über die Steine springt, ohne einen Augenblick anzuhalten, gibt es weder Schmutz noch Fäulnis – alles wird von den Strömen sauberen Wassers weggespült. So ist auch der Körper: In Bewegung reinigt er sich und gesundet. Das weiß jeder, doch kaum jemand macht davon Gebrauch. Die Menschen ziehen es vor, krank zu sein, um sich ja nicht von der Stelle zu rühren. Soll es mir schlechter gehen, aber ich stehe nicht von der Couch auf. Und dann – im Jenseits – greift man sich an den Kopf.

4. Der psychische Raum

Wir müssen unseren psychischen Raum aufräumen. Dieser Punkt ergibt sich aus allen vorhergehenden. Man muss sich jeden Tag ein Gefühl der Freude schenken, auf dem man die Heilung des Organismus aufbaut. Aber wohin mit dem Ärger, den Kränkungen, dem Hass, dem Neid und all den anderen negativen Gefühlen, die jahrelang in der Seele gelebt haben? Wenn man alles lässt, wie es war, werden sie die Entwicklung des Bildes der Vollkommenheit nicht zulassen. Kein Bild, kein Ziel – kein Erfolg, keine Veränderungen. Das heißt, wir müssen den psychischen Raum von seiner ganzen Last befreien, die ihn zu Krankheiten und zum Niedergang führt.

Wir führen die Reinigung der Psyche mit Hilfe spezieller Techniken durch, wir verzeihen den Beleidigern, wir bitten die von uns Gekränkten um Verzeihung und bringen uns selbst in einen harmonischen Zustand. Der neue Zustand des Geistes ist Ruhe, Streben nach Schöpfertum und Freude. Große Gefühle erfüllen ein gereinigtes Bewusstsein. Wenn wir uns von dem psychischen Müll befreit haben, beschleunigen wir die Selbstheilungsprozesse um ein Vielfaches. Ohne diese dumpfen Begleiter – den Neid, die Kränkung, die Wut – kommen wir viel schneller zum Ziel. Außerdem werden außerhalb des gereinigten psychischen Raumes keinerlei Ergebnisse von Dauer sein. Alles Erreichte zerfällt an negativen Erlebnissen. Die psychische Reinigung sichert gerade die Stabilität des Ergebnisses.

Fehler, auf die besonders zu achten ist

Der größte Fehler ist das Fehlen des Gefühls der Freiheit. Halten Sie sich nicht zurück, geben Sie sich Freiheit. Das ganze Leben haben Sie sich in einen Rahmen gepresst, aber jetzt ist Schluss damit. In unserer Geschichte brauchen Sie sich als freier Mensch, ansonsten erreichen Sie Ihr Ziel nicht. Gesetzmäßig folgt darauf die Frage: Wie soll man auf das Ziel zugehen? Ich wiederhole mich, das wichtigste Instrument, das man nützen muss, ist – die FREIHEIT, im Denken, im Bewusstsein, in den Handlungen!

Und so machen unsere Schüler meist folgende Fehler:

- den Fehler mangelnder Freiheit
- das Fehlen eines Belohnungssystems (man muss sich lieben)
- das Einnehmen einer Erwartungshaltung (wir haben keine Zeit zu warten – es gilt zu handeln)
- verfrühte Analyse und Bilanz

Einige Autoren von Gesundungsmethoden führen ihre Schüler bewusst in die Irre, indem sie behaupten, der Hauptfehler sei das Fehlen eines Ziels. Ein Ziel haben alle. Essen, liegen, sich ausruhen und nichts tun, gesund werden. Meines Erachtens ist der Hauptfehler das Fehlen der Freiheit. Man kann sich ohne sie nicht zum Ziel hinbewegen, weil das Objekt gebunden ist – durch die öffentliche Meinung, durch Ethik, Stolz, Dummheit, Gewohnheit. Nur ein freier Mensch kann sich ein richtiges Ziel setzen und sich unbeirrt darauf zubewegen.

Die offizielle Medizin kann nicht heilen, weil das ganze System – die Krankenhäuser, die Polikliniken, Sanatorien und Behörden nur auf den Umgang mit Notfällen ausgerichtet sind. Sie sieht nicht das kreative Prinzip in jedem von uns, sie regt uns nicht an, selber tätig zu werden. Ein großer Fehler! Aber alle sagen: »Geh zur Behandlung, wir werden dich heilen.« Sie stellen ganze Komplexe fragwürdiger »Heilgymnastik« zusammen, mit Skoliose und Osteochondrose schicken sie einen zum Schwimmen etc. Unseren Beobachtungen zufolge können solche Heilprogramme nur jenen helfen, die an chronischer Untätigkeit leiden. Alle, die Präparate einnehmen, und die, die sie verschreiben, wissen oder ahnen, dass das nicht hilft, aber dennoch nehmen sie sie ein und verschreiben sie, weil es keine Alternative gibt. Aber der Freie hat eine Alternative. Es mag scheinen, dass ich die offizielle Medizin nicht anerkenne. Nein! Tausendmal nein! Wäre das so, würden keine Ärzte mit mir arbeiten. Aber einige ihrer Grundsätze über die Heilung von Menschen, erst recht über die Gesundung des Menschen, rufen nicht nur bei mir Zweifel hervor.

Hier einige Tipps, wie man das Gefühl der Freiheit nicht verliert:

1. Nicht grübeln, denn das führt dazu, dass sich der Körper verspannt, hölzern wird und darauf wartet, dass man aufhört zu grübeln. Das stört sofort den Stoffwechsel mit allen sich daraus ergebenden Folgen. Behindern wir uns nicht selbst bei der Heilung – ungebetene Störer gibt es ohnehin genug.
2. Nicht ziellos handeln. Freiheit und ein Ziel, so seltsam das klingen mag, passen sehr gut zusammen. Das Fehlen eines Ziels ist einfach Schludrigkeit.
3. Keine voreiligen Schlüsse ziehen: Verfrühte Analyse führt zu falschen Handlungen. Kritisieren Sie sich nicht für Missgeschicke. Tränen helfen dem Kummer nicht – man muss die Lage verbessern, statt sich in Selbstzerfleischung zu üben. Der Schritt in die Depression hat die Zerstörung des Organismus zur Folge und zieht Krankheiten an. Erinnern Sie sich daran, dass alle Veränderungen in der Zone der Freude stattfinden müssen!

KAPITEL 3

BEVOR DIE ARBEIT BEGINNT

Die Einheit von Körper und Geist – Hauptbedingung für den Erfolg

Wir werden mit den mächtigsten Instrumenten der Gesundung arbeiten, die aus dem Geist geboren werden: dem Gedanken, dem Gefühl, der Vorstellungskraft. Mit ihrer Hilfe werden wir uns von allen (!) Leiden befreien. Alle Krankheiten beginnen mit einer mangelnden Balance in der Energetik des Menschen, und das Ungleichgewicht beginnt mit der Zerstörung der geistigen Komponente. Können Sie Ihre Gedanken und Emotionen steuern, nützen Sie die Kraft der Vorstellung? Kaum jemand kann sich mit diesen Fähigkeiten brüsten, außer er hat sich schon mit unserem System bekannt gemacht. Wer diese Fähigkeiten besitzt, hat schon sehr vieles erreicht, er versteht sich als einheitliches physisch-energetisches Wesen, aber auch er findet Nützliches in diesem Buch.

Ich trete nicht auf der Stelle, unterbreche nicht meine Entwicklung, ich lerne vom Leben und von meinen Schülern. Sie lernen von mir, und zusammen erfahren wir die Geheimnisse des menschlichen Körpers und Geistes, gehen den Weg zu Gesundheit und Jugend. Allen, die sich zum ersten Mal mit meinem ganzheitlichen System beschäftigen, erkläre ich nachdrücklich: Ich bin kein Arzt, kein Hexer, ich bin ein Begleiter, der das Wissen der östlichen Weisen nützt und die eigene Erfahrung. Diese Erfahrung hilft, den Mechanismus der Selbstregulation und Selbstheilung in Gang zu setzen, die Zeit zurückzudrehen zu einem Leben ohne Medikamente und Operationen.

Ich wiederhole: Jedes Leiden ist die Folge einer kranken Energetik, eines erkrankten Geistes, das heißt, wenn wir die Energetik korrigieren und den Geist heilen, können wir jede Krankheit besiegen und sogar das Alter. Was verwende ich anstelle von Spritzen und Tabletten? Die große Kraft der Gefühle, die mächtige Energetik der Gedanken, die heilsamen Eigenschaften der Vorstellungskraft. Eine krumme Wirbelsäule kann das Leben viel schneller zerstören als alle Probleme in der Arbeit und zu Hause. Sie werden sehen, wie viele Probleme aus dem Leben verschwinden, wenn Sie nur Geschmeidigkeit und physische Kraft wiedergewinnen. Deshalb ist das dritte Prinzip des Systems – die Notwendigkeit der Bewegung – so wichtig. Die Einheit von Körper und Geist ist das Unterpfand des Erfolgs.

Was dieses Buch bringt

Wir haben folgende drei Aufgaben:

1. Wiederherstellung des Körpers;
2. Wiederherstellung der Harmonie des Geistes, das heißt der richtigen energetischen Balance;
3. Tanken einer ausreichenden Menge von Energie, um sich von allen Krankheiten und vom Alter zu verabschieden.

Jedes Instrument und jede Methode, die wir nützen werden, verfolgt alle drei Ziele auf einmal, auch wenn man das anfangs nicht sieht. Die Energetik des Gedankens regeneriert, wenn sie den Geist kuriert, gleichzeitig auch den physischen Körper. Das gilt auch umgekehrt. Meine schon früher entwickelten Methoden werden beibehalten, aber in diesem Buch erweitere ich jeden Punkt des Systems.

Fragen Sie sich: Agiere ich in der Zone der Freude? Was ist mein Ziel? Beachte ich die Forderung nach Bewegung? Und zuletzt: Ist mein psychischer Raum gereinigt für neue Emotionen und Gedanken? Je häufiger Sie diese Kontrollfragen stellen, desto produktiver wird

Ihre Arbeit sein. Sie gehen nicht ein auf aufkommende Kränkungen, sondern sind fröhlich und vertreiben sie mit zwei, drei Übungen.

Das Lesen ist natürlich nicht wie eine persönliche Kommunikation, bei der man Zwischenfragen stellen kann. Das Leben kann man nicht anhand seiner Intonation verstehen oder durch seinen Gesichtsausdruck, wie wir das bei einem Lehrer können. Deshalb entstand dieses Buch – ein Buch, das auf die häufigsten Fragen eingeht. Ich bemühe mich, auf die verbreitetsten Fragen der Leser meiner früheren Bücher zu antworten. Manchmal werden wir ein paar wichtige Dinge »wiederkäuen«, wenn ich der Ansicht bin, dass sie vielfach Zweifel oder Fragen hervorrufen. In einer wiedergekäuten Form ist die Information tatsächlich wesentlich besser verdaulich. Wir haben nichts davon, wenn wir uns klüger machen, als wir sind. Merken Sie sich: Fragen zu stellen ist keine Schande – auch wenn sie noch so dumm klingen. Der Dümmste im Märchen hat meistens die schönste Frau bekommen sowie soziales Prestige und materiellen Reichtum, während seine gerissenen Brüder das Nachsehen hatten.

Wie die Arbeit und dieses Buch aufgebaut sind

Die Struktur der Arbeit ist sehr einfach. Und diese hat schon begonnen. Wer schon weiß, was eine heilsame Einstellung ist und ein Bild der Vollkommenheit, den bitte ich, sie von den ersten Seiten des Buches an zu seinen ständigen Begleitern zu machen.

Im ersten Teil des Buches beschäftigen wir uns mit Folgendem:

1. Am Anfang bestimmen wir den Bewegungsvektor auf dem Weg zur Gesundheit. Die Richtung ist sehr wichtig, denn in die falsche Richtung zu gehen ist nur Zeitverlust.
2. Dann geht es darum, warum dennoch Zwischenfälle vorkommen in einer vollkommenen Struktur wie dem menschlichen Organismus.
3. Weiter ist es nötig, die Hauptsache zu verstehen: wie man eine Um-

stimmung in Richtung Gesundheit vollzieht – d.h. was wir tun müssen.

4. Schließlich richten wir die Aufmerksamkeit auf die drei wichtigsten Instrumente der Gesundung:
   - Gefühle (Emotionen, Stimmung)
   - die Vorstellungskraft als Instrument des Denkens
   - Übungen, die für die körperliche Heilung sorgen
5. Zu guter Letzt geht es darum, ob die Arbeit mit unserem System mit der Einnahme von Medikamenten zu vereinbaren ist. Außerdem erinnern wir uns an Gebote und Verbote.

Der zweite Teil ist eine unmittelbare Beschreibung der praktischen Arbeit, die Vermittlung neuen Wissens, er gibt Antworten auf Fragen und festigt bereits Gelerntes. Die Kapitel dieses Teils sind den einzelnen Techniken zur Ingangsetzung des Mechanismus der Selbstheilung gewidmet:

1. Gefühle (Steuerung der Emotionen, heilsame Stimmung etc.)
2. Atmung als Instrument der Gesundung und Akkumulation von Energie
3. Massage
4. Gedanken
5. Körperübungen

Alle fünf Komponenten sind mit dem System verbunden, alle ergänzen und entwickeln einander.

Wie dieses Buch zu lesen ist

Mit welchem Teil man auch anfängt – mit den Körperübungen oder der Meditation – man kommt auf alle Fälle zu einem ganzheitlichen Verständnis des Systems. Vergessen Sie aber nicht die Gebote und Verbote und die Prinzipien, die ganz am Anfang dargelegt wurden. Es ist mir sehr ernst damit – verstoßen Sie nicht dagegen, um sich selbst nicht zu schaden. Wenn Sie schon lange eine konkrete Frage quält, strapazieren Sie nicht Ihre Geduld. Sie können sogleich eine Antwort darauf im entsprechenden Abschnitt finden und sich dann ganz entspannt allen anderen Fragen nähern. Und sollte dieses Buch zehn Jahre im Regal verstauben, so werde ich Ihnen auch dann noch gerne helfen. Man kann es lesen, wo immer man will – das hat keine Bedeutung. Und da es ein Lehrbuch ist, kann man es auch lesen, wie man will – hineinschreiben inklusive!

Notieren Sie in Ihrem Tagebuch die kleinste Reaktion des Organismus

Da gibt es noch eine Sache, über die rechtzeitig zu sprechen ist: Auch wenn ich sage, dass jeder Leser selbst die Reihenfolge beim Lesen bestimmt und an einer beliebigen Stelle beginnen kann, so empfehle ich doch das Führen eines Tagebuchs als organisierendes Moment sehr nachdrücklich. Das Tagebuch erfährt die geringste Reaktion unseres Organismus.

Wenn wir Emotionen und Vorstellungskraft in die Arbeit einbeziehen, schalten wir das System der Rückkoppelung ein. Man muss auch sehen, dass die Bemühungen Früchte tragen. Die Erinnerung kann einen täuschen, Papier speichert Informationen viel verlässlicher. Außerdem können Tagebucheintragungen die richtige Ausrichtung der Handlungen sozusagen einflüstern. Wenn man die Reaktionen des Organismus verfolgt und sorgfältig alles ins Tagebuch schreibt, bekommt man eine Beratung durch den eigenen Organismus – er sagt uns, was wir anpacken sollen und was für später aufgehoben werden kann. Also zeigt das Tagebuch die Früchte der Arbeit zur Selbstheilung. Das hilft, die 40 Tage der Umstimmung des Organismus durchzuhalten und gibt uns Sicherheit, das heißt zusätzliche Kraft.

Wie man das Tagebuch führt

Die Rede ist nicht von einem Tagebuch, in dem alles nach Stunden notiert ist. In erster Linie ist es ein Dokument, das man nur bei guter Stimmung führt. Keine Freude im Herzen – solange man keine Freude empfindet, fängt man nicht an, seine Wahrnehmungen zu notieren! Das Tagebuch ist eine Meditation in grafischer Form – Empfindungen des Körpers, Beschreibung der Beziehungen zur Familie, Veränderungen in der Weltanschauung – alles, was für Sie wichtig ist. Am Anfang der Arbeit schreiben Sie die Ausgangsdaten auf, dann beobachten Sie und registrieren die Veränderungen. Nicht Temperatur und Blutdruck, sondern Ihre Gefühle und Gedanken. Wenn Sie die Schönheit eines Baumes vor dem Fenster beeindruckt hat, schreiben Sie es auf, denn früher ist das nicht vorgekommen. Wenn Sie einen schönen Traum hatten – rein damit ins Tagebuch, denn das ist Teil Ihrer Veränderungen.

Beim Führen eines Tagebuchs muss man äußerst frei sein. Als Rahmen dient nur das Ziel, welches wir nie vergessen. Das Ziel und den Weg, wie man es erreicht, sollten wir immer vor Augen haben. Ein richtig gesetztes Ziel organisiert den freien Prozess der Gesundung, sonst kann man unbemerkt zurückfallen und anfangen, alte Gewohnheiten wieder aufzunehmen. Man kann seine phantasierten Gespräche mit dem Körper, mit seinen Organen, Zellen, Gefäßen und Knochen aufschreiben. Lachen Sie ruhig, aber das ist keine Schizophrenie, sondern Arbeit mit der Vorstellungskraft, die die Menschen vor Krankheiten schützt. Mit einigen Organen muss man deutlich sprechen, fordernd, mit anderen zärtlich und sanft … Es sollen nicht nur Wörter sein, sondern die aufrichtigsten, heiligsten Worte. Einfach hingesagt »Liebe«, »Freude«, »Zärtlichkeit« – das ist ein Frevel. Leere Worte verpflichten zu nichts, wühlen die Seele nicht auf, den Körper erst recht nicht. Wenn Sie Ihr Tagebuch schreiben, dann beachten Sie all diese Hinweise, es wird Ihnen in schwerer Stunde eine große Hilfe sein. Eine wahrhaftige, freie und positive Beschreibung seines Weges ist dasselbe wie ein guter Gesprächspartner. Wenn ich die Tagebücher meiner Seminarteilnehmer überprüfe, kann ich mit Überzeugung sagen, bei wem es Ergebnisse gibt und bei wem nicht. Wo zu lesen ist »Bin aufgestanden, aber habe keine Kraft, so früh am Morgen mich zu regen«, da sind die Ergebnisse entsprechend traurig. Wenn jemand Oden auf seinen Organismus verfasst, hat er vermutlich die besten Ergebnisse. Somit ist das Tagebuch nicht nur ein Dokument der Selbstbeobachtung, sondern auch der Analyse bereits erzielter Ergebnisse.

Die Reaktion des Organismus

Eine Reaktion des Organismus gibt es immer: auf jede Handlung, auf jedes Erleben, auf jede Übung. Wir bemerken und berücksichtigen sie nur nicht immer. Das muss man lernen. Jetzt müssen Sie lernen zu sehen, dass Ihr Organismus auf jede gut gemeinte Einwirkung positiv reagiert – und das gilt umgekehrt auch. Vielleicht spürt man diese Reaktion nicht sofort, so wie wir den Sinn der Morgengymnastik nicht sofort verstehen. Man hat keine Lust, will schlafen, am zweiten Tag tut sowieso alles weh. Aber sobald man ein paar Übungen ausgeführt hat, beginnt man zu fühlen, dass die Reaktion eingesetzt hat und der Organismus antwortet. Man fühlt sich munterer, schöner und sogar klüger als gewöhnlich. Die Reaktion ist wichtig als Stimulus für die Übungen, versuchen Sie deshalb immer, sie zu hören und im Tagebuch festzuhalten.

Soll man die Behandlung nach meinem System mit der Einnahme von Medikamenten kombinieren?

Das ist eine sehr ernsthafte Frage. Wenn Sie selbstständig nach diesem Buch arbeiten, sollten Sie sich nicht zu viel vornehmen. Beginnen Sie die Behandlung nach diesem System nicht ohne Rücksprache mit dem

Arzt. Wenn der Arzt, dem Sie vertrauen, Ihnen rät, bestimmte Medikamente zu nehmen, so machen Sie das. Aber übertreiben Sie nicht damit, um den Organismus nicht bei der Stimulierung der Verteidigungskräfte zu stören. Wenn Sie bloß Kopfschmerzen haben ohne besondere Diagnose, halten Sie sie aus, der Organismus kommt damit allein zurecht. Entscheiden Sie zusammen mit dem Arzt, welche Medikamente tatsächlich im Augenblick erforderlich sind und welche nur die Symptome unterdrücken, ohne eine Verbesserung zu bringen. Seien Sie vorsichtig und halten Sie Maß sowohl in die eine wie in die andere Richtung.

Noch einmal zu Geboten und Verboten

Dieses Thema ist so wichtig, dass ich es nicht oft genug wiederholen kann. Für alle Fälle führe ich auch hier eine vollständige Liste von Verboten und Geboten an, die für jeden Schüler verbindlich sind. Sie können alles tun, was erlaubt ist, aber gegen Verbote verstoßen – das geht nicht.

Verbote

1. Lenken Sie sich nicht ab während der Übungen.
2. Verwandeln Sie sich nicht in einen Automaten.
3. Überanstrengen Sie sich nicht. Arbeiten Sie bis zum Auftreten einer leichten Müdigkeit.
4. Fangen Sie nicht zu üben an, wenn Sie sehr müde sind.
5. Fangen Sie nicht zu üben an, wenn Sie hungrig sind.
6. Seien Sie nicht bequem: Nichts kann menschliche Bequemlichkeit rechtfertigen.
7. Ziehen Sie den Heilungsprozess nicht unnötig hinaus.
8. Das Wichtigste: Hören Sie nicht auf »Ärzte«, die nicht einmal einen Tag lang ein medizinisches Praktikum absolviert haben.

Gebote

1. Bemühen Sie sich, den ganzen Tag in einer Stimmung von Freude, Glück und Euphorie zu verbringen.
2. Während der Übungen machen Sie Ihren Geist frei von fremden Gedanken.
3. Stellen Sie sich auf die vollständige Genesung des Organismus ein.
4. Wiederholen Sie so oft wie möglich (in Gedanken wie auch laut): Ich bin gesund! Ich bin unermüdlich! Ich bin jung! Ich bin glücklich! Ich kann alles!
5. Stellen Sie sich immer so vor, wie Sie gerne sein möchten, innerlich wie äußerlich.
6. Denken Sie immer daran, dass ein Weg von 1000 Schritten wirklich aus 1000 Schritten besteht.
7. Erniedrigen Sie sich niemals vor sich selbst, nicht einmal in Gedanken.
8. Denken Sie beim Üben an Sinn und Ziel, denn je nach der Art, wie Sie üben, können Sie
   a) einen Nutzen davontragen,
   b) nichts bekommen,
   c) sich selbst Schaden zufügen.

Wie man sich in der Zeit der Selbstheilung ernährt

Noch ein paar Worte zur Ernährung, bevor wir anfangen, unser Wissen und unsere Kenntnisse zu vervielfachen. Für die Zeit der Umstimmung des Organismus (40 Tage) schlage ich eine rationale Diät vor, die den Prozess der Selbstheilung und Gesundung unterstützt.

1. Rationale Diät

Steigen Sie für zehn bis fünfzehn Tage auf salzlose Kost um.

2. Maximale Entschlackung des Organismus

Den Organismus muss man in maximalem Umfang entlasten, deshalb schlage ich eine äußerst ungewohnte Kost vor: Fleisch, Milch, Joghurt und Brot entfallen komplett. Erlaubt sind alle Gemüse- und Obstsorten (frisch oder in der Schale gekocht), Honig, Nüsse und Körner. Schauen wir uns an, worin der Vorzug dieser Diät besteht: Der Organismus bekommt kein Salz von außen. Er sucht panisch nach Salz in seinen eigenen Reserven. Und der Organismus beginnt verstärkt, das erforderliche Produkt aus den Salzlagerstätten des Organismus abzubauen. Was auch nötig ist. Warum empfehlen wir, auf Tee, Kaffee und harte Getränke zu verzichten? Fragen Sie sich doch: Warum fühlen Sie diese bestimmte Belebung, wenn Sie diese Getränke zu sich nehmen? Meine Erklärung wird Sie überraschen: Ihr Organismus schaltet Schutzmechanismen ein, wenn toxische Elemente ihn heimsuchen, vergleichbar damit, dass bei Frost sich das Vibrationssystem zur Beschleunigung des Stoffwechsels einschaltet. Die Belebung, die man erfährt, kommt nicht von dem Getränk, sondern ist eine natürliche Reaktion des Organismus auf die Aggression der aufgenommenen Toxine. Fleisch, Kaffee, Tee, Zucker und Sauermilchprodukte verwendeten die antiken Ärzte lediglich zur Behandlung von Notfällen. Wenn kein Notfall vorliegt, dann brauchen wir diese Produkte auch nicht.

Muss man denn überhaupt Fleisch essen und belebende Getränke zu sich nehmen? Ja, aber nur im Fall einer konkreten Erfordernis – als Heilpräparate und zur Stimulierung des Selbstschutzsystems des Organismus. Wenn wir überhaupt nicht »sündigen«, gar nichts »Verbotenes« zu uns nehmen, werden wir schutzlos gegenüber solchen Einwirkungen, weil unsere Abwehr nicht trainiert ist. Das geschieht häufig Menschen, die sich ausschließlich pflanzlich ernähren. Aber keine Sorge – unsere Diät dauert nur 40 Tage. Das ist weit weniger gefährlich, als es scheint. Der Organismus kann viele Entbehrungen aushalten, zum Beispiel problemlos 30 bis 40 Tage ohne Nahrung auskommen. Und ich bin mir sicher: Nach unseren 40 Tagen des Verzichts wollen Sie wahrscheinlich selbst gar nicht mehr zurück zu der vorherigen Schlemmerei. Und noch etwas: Keine Trennkost, kein Sortieren der Nahrung nach Blutgruppen etc. Man muss sich nicht selbst in eine Herde treiben. Bevor man zur Tafel schreitet, wird der Organismus gefragt: Was willst du? Und nach einer Sekunde fühlt man, zu welchem Lebensmittel es einen hinzieht. Hauptsächlich werden das Obst und Gemüse sein.

Wir lehnen außerdem praktisch alle Nahrungsergänzungsmittel ab, außer denen, die bei Zwangsernährung mit Heilpräparaten erforderlich sind. Wir sind nur (!!!) für natürliche lebendige pflanzliche Kost. In jedem beliebigen Obst oder Gemüse findet sich die gesamte Tabelle Mendelejews, auf die ein gesunder Organismus angewiesen ist. Man muss nur für Abwechslung sorgen.

Auch sollte man sich von künstlichen Fettverbrennern verabschieden. Führen wir ein einfaches Experiment durch: Erwärmen Sie ein Stück weißen Speck auf kleiner Flamme auf dem Herd bis zum vollständigen Auslaufen. Dann versuchen Sie das Gleiche bei großer Hitze. Vergleichen Sie, was nach der ersten und der zweiten Variante in der Pfanne bleibt. Nach der ersten Variante sind es im besten Fall weiche Fäden und im zweiten harte Klumpen, Grieben genannt. Wir plädieren dafür, dass der Organismus selbst das Fett ohne Hilfe von außen nach seinen eigenen Gesetzen beseitigt und bei dieser Arbeit keinerlei »Grieben« hinterlässt.

Was außer dem Essen noch zu verändern ist

Wir lehnen jedes weiche und mehr noch jedes zu warme Bett ab, aufblasbare und Wassermatratzen und -kissen, die angeblich für die Wirbelsäule gut sein sollen. All das ist schädlich. Die Wirbelsäule erkrankt nicht daran, dass sie in der Ruhephase gekrümmt ist, sondern daran, dass das Blutkreislaufsystem im Bereich der Wirbelsäule bzw. der Stoffwechsel gestört ist. Wenn die Muskeln und die Wirbelsäule acht bis zehn Stunden im warmen Bett verbringen, so hat man sie quasi in einen Inkubator gesteckt. Etwa bei dieser Temperatur werden Eier ausgebrütet. Kapillaren, die sich lange Zeit in Wärme befinden, werden lebensuntüchtig. Wenn man sich ständig zu warm anzieht, wird man auf alle Fälle krank werden – das ist bekannt. Mit einem Wort, das Bett muss hart sein und nicht allzu warm. Das ist sehr wichtig. Auf einer harten Liegestatt kann man nicht lange in einer Position schlafen – es ist unangenehm. Man wird ständig die Position wechseln, das heißt, man macht Universalgymnastik für Muskeln und Kapillaren. Noch niemand hat etwas Besseres erdacht.

Ich möchte auf noch eine wichtige Tatsache hinweisen: Bei ernsten Erkrankungen muss man unverzüglich alle Wasserprozeduren einstellen, einschließlich Kaltwasserbehandlungen. Haben Sie nie darüber nachgedacht, warum Sie während einer Krankheit nicht baden wollen? Warum der Arzt keine Wasseranwendungen gestattet? Man darf sich solchen Einwirkungen nicht aussetzen, weil der Organismus die Energie für den Kampf mit der Erkrankung braucht. Steigen Sie auch nicht für mehr als fünf Minuten in eine heiße Badewanne, ein Schwimmbad oder einen See – aus demselben Grund. Es ist nämlich so, dass Wasser ein starker Energieleiter ist. Wenn es den Körper berührt, entzieht es jene Energie, die für das Leben erforderlich ist. Deshalb will man sich nach Wasserprozeduren ausruhen, schlafen oder etwas Süßes zu sich nehmen und so die Energie halten bzw. akkumulieren. Wasseranwendungen, die länger als 15 Minuten dauern, dienen nur einem gesunden Organismus, vor allem zur Entladung des energetischen Systems. Wer überschüssige Energie hat – der bade!

KAPITEL 4

DIE BEWEGUNGSRICHTUNG AUF DEM WEG ZUR GESUNDHEIT

Die fünf Komponenten des Systems

Aus welchen Komponenten das System besteht

1. Die erste Komponente ist die HEILSAME STIMMUNG. Ohne sie ist es wie ohne Hände. Die ganze Arbeit wird auf ihre Vervollkommnung ausgerichtet. Jeden Tag fügt man neue leuchtende Teilchen hinzu. Die Steuerung der Emotionen erlaubt es, flexibel und mobil zu sein und sich nicht im Negativen festzufahren. Die heilsame Stimmung vervollkommnet sich zusammen mit der eigenen Person. Gleichzeitig, während wir am Bewusstsein der heilsamen Stimmung arbeiten, erfüllen wir das erste Prinzip des Systems – wir lernen, in der Zone der Freude zu handeln. Deshalb kann man die heilsame Stimmung auch freudige Stimmung nennen.
2. Und die zweite Komponente? Ich bin sicher, dass als Antwort Atmung kommt. Das stimmt natürlich. Die richtige Atmung, die ATMUNG NACH der SAM-CHON-DO-Methode, ist eine Wunder wirkende meditative Atmung – ohne sie kommen wir nicht in die entlegensten Winkel des Organismus. Die Atmung ist das, was uns mit den energetischen Feldern des Universums verbindet. Die Atmung versorgt unseren Organismus nicht nur mit Sauerstoff, sie ist auch ein Träger von Energie. Je richtiger die Atmung, desto gesün-

der ist man. Sie lernen, unmittelbar Energie in jeden Körperteil, in jedes Organ zu pumpen. Merken Sie sich: Richtige Atmung und die Beachtung einer gesunden energetischen Balance sind im Körper unmittelbar miteinander verbunden. Dieses Instrument der Gesundung wirkt entsprechend aller vier Prinzipien: Es wird in einer freudigen Stimmung genützt und unterstützt diese; es erlaubt, auf dem kürzesten Weg das Ziel anzusteuern; das meditative Atmen zwingt den Organismus von innen, richtig zu funktionieren und ist praktisch ein inneres Training. Ganz zu schweigen davon, dass eine richtige und meditative Atmung eine starke reinigende Wirkung auf die Psyche hat, welche sie von allem Negativen reinigt – Wut, Neid, Kränkung etc.

3. Die Arbeit mit der GEDANKENENERGIE ist die dritte Komponente. Sie erinnern sich an das Bild der Vollkommenheit. Im Lehrprozess muss man das Programm in Komponenten und Teile zerlegen, deshalb kommen Gedanke und Bild der Vollkommenheit an dritter Stelle. In Wahrheit sind diese Aspekte ein untrennbarer Bestandteil der heilsamen Stimmung. Die Zerlegung von Gedanken und Gefühlen in zwei Komponenten braucht man so lange, bis man sich das System angeeignet hat. Die große Kraft der Gedanken kann Unmögliches schaffen, und das ist offensichtlich für jeden, der das zumindest einmal genützt hat. Das Bild der Vollkommenheit ist der Code der Gesundheit, eine Kombination aus Erinnerungen, Gedanken, Gefühlen, Gerüchen und Nuancen wovon auch immer. Dieser Code eröffnet den Zugang zu den Reserven der Selbstheilung und Selbstregeneration.
4. Die MASSAGE schließlich ist die vierte Komponente. Eine Wundermedizin unseres Systems, die nicht ihresgleichen kennt. Die innere kontaktlose Massage kann nur lernen, wer die Technik des meditativen Atmens beherrscht. Wer sie beherrscht, hat zu jedem Organ Zugang. Hier arbeiten wir mit den Schlüsselempfindungen des Körpers, nämlich Wärme, Kribbeln und Kälte. Mit ihrer Hilfe reinigen und heilen wir den Organismus, zwingen ihn, von innen in

die richtige Richtung zu gehen. Beachten Sie aber die Verbote und die notwendige Vorsicht bei der Arbeit mit einem kranken Organ, denn das ist eine sehr starke Medizin.

5. Bleiben die KÖRPERÜBUNGEN als fünfte Komponente des Systems. Sie könnten glauben, dass dieser Punkt nur das dritte Prinzip betrifft – die Notwendigkeit der Bewegung, aber dem ist nicht so. Ich wiederhole nochmals: Wer seinen Körper entwickelt, ihn stärker und geschmeidiger macht, gesundet aktiv in jeder Hinsicht. Je mehr man trainiert, desto größer ist die Freude in einem, umso klarer zeichnen sich die Ziele ab und desto weniger emotionale Schlacke ist im Körper.

Mit letzterem Element des Systems beginnen viele. Alles andere ist ihnen zu unverständlich und fremd. Aber es erweist sich, dass das, was anfangs am leichtesten aussieht, dann das Allerschwierigste ist. Ich mahne: In keinem Stadium der Aneignung des Systems darf man die Körperübungen vernachlässigen. Sie sind nicht weniger erforderlich für die Effektivität der Arbeit als alle anderen Komponenten.

Worin das Wesen der Heilmethode besteht

Das Wesen der Heilmethode besteht darin, dass man seinen Organismus auf die Selbstheilung einstimmt. Wenn das eintritt, heilt er sich selbst: Er synthetisiert die erforderlichen Medikamente und führt eine Genesungskur durch. Der Organismus des Menschen ist ein mächtiges, sich selbst regenerierendes System. Das sollte jeder wissen, der sich zumindest auf Schulniveau mit Anatomie beschäftigt hat. Für die Unterstützung der Gesundheit arbeiten ausnahmslos alle Systeme des Organismus: Das Verdauungssystem sorgt für Energie und die notwendigen Nährstoffe. Das Ausscheidungssystem schützt vor krankheitserregenden Substanzen. Das endokrine System, das Blutgefäßsystem, das Atmungssystem – alle arbeiten so, dass man gesund bleibt, unabhängig von allen negativen äußeren Umständen. Der Organismus ist ein großartiges System, das von der Zeit selbst perfektioniert wurde, überprüft in der langen und schweren Zeitspanne der Menschheitsgeschichte.

Sobald es zu einem Zwischenfall kommt und eine Krankheit den Organismus befällt, schalten sich alle Mechanismen der Selbstheilung ein. Einen derartig vollkommenen Mechanismus findet man nicht unter den menschlichen Erfindungen. Warum aber kommt es nicht immer zur automatischen Heilung? Erstens findet diese in den meisten Fällen doch statt, man bemerkt es aber nicht. Wenn man wüsste, wie oft man schon einer »tödlichen« Erkrankung begegnet ist und sie besiegt hat, würde man wesentlich optimistischer in die Welt blicken! Ein einfaches Beispiel – eine Erkältung. Wenn man den Organismus nicht stört, indem man die Symptome unterdrückt, vergeht sie innerhalb weniger Tage. Wohin ist sie geraten? Sie wurde besiegt. Aber es kommt vor, dass die Krankheit den Organismus nicht verlassen will und sich darin festsetzt, unabhängig von allen Schutzmechanismen. Das hat meine Leser auch zu meinem System und zu diesem Buch geführt.

Die bekannten Krankheiten sind ein Ergebnis eines Schaltfehlers in der Feinabstimmung des Organismus

Die heilsame Stimmung brauchen wir viel nötiger als das tägliche Waschen und Zähneputzen, aber wer weiß das schon? Die energetische Balance des Organismus ist oftmals gestört. Freudlosigkeit, Kummer, Krankheiten fliegen einem zu wie die Motten. Wenn man das alles so lässt, helfen auch keine Schutzmechanismen. Unsere Aufgabe ist es, den Mangel zu beheben, die Energie richtig umzuverteilen. Sobald wir das tun, beginnen alle Mechanismen der Selbstheilung ideal zu arbeiten. Niemand und nichts zwingt uns dazu, krank zu sein!

Bei der Schaffung des Gesundungssystems stand genau diese Aufgabe vor mir – Umstimmung des Organismus und Beseitigung des eingetretenen Schaltfehlers. Ich habe die Aufgabe für mich gelöst, und Sie können dasselbe tun. Das System sagt uns, dass die optimale Umstimmung des Organismus 40 Tage lang dauert. Gerade einmal 40 Tage – das ist die Zeitspanne, in der sich der Organismus umstimmt, sich neue Ziele steckt, um sich dann an die Umsetzung zu machen.

Warum es zu Schaltfehlern im Organismus kommt

Wie schon gesagt, kommt das von der elementaren Unfähigkeit, sich in Ordnung zu halten. Aber nicht jedem ist klar, was das bedeutet. Wenn der Arzt sagt: »Wenn du dir deine Füße nicht wäschst, wächst darauf allerlei«, so ist das verständlich. In unserem Fall ist es ein wenig komplizierter. Die Gründe für Schaltfehler können vielfältig sein. Ein Grund kann in einer Depression liegen, in negativen Gedanken, schlechten Absichten – von der eigenen Seite ausgehend oder von der Seite eines anderen. Davon wird in dem Buch die Rede sein. Ein vielleicht sehr einfacher Grund – für Sie (oder für jemand anders) ist es vorteilhaft, krank zu sein. Nein, wundern Sie sich nicht, Krankheit kann eine Verlockung sein. Ich arbeitete mit einer Frau, die keinen anderen Sinn im Leben fand außer ihren Wehwehchen. Sie sprach darüber, sie behandelte sie (ohne den aufrichtigen Wunsch, sie wirklich zu heilen), sie lebte für sie. Zu mir kam sie in der Hoffnung, eine weitere Methode zu finden, um ihre Krankheit zu pflegen. Aber da hatte sie sich geirrt. Als sie einmal in eine heilsame Stimmung verfiel und nur am Bild der Vollkommenheit schnupperte, verlor sie jeden Appetit auf die Krankheit. Anfangs warf sie das richtiggehend aus der Spur, doch bald fanden sich andere Freuden im Leben, außer Rheumatismus, Tinnitus und Verstopfung. Und wenn jemand nicht arbeiten will, dann wird er eben krank. Unglaublich, was für Wünsche einen Menschen ins Krankenhaus bringen! Man braucht nur wütend zu werden oder sich kränken, und Wut und Kränkung fressen wie Rost die Energie von Liebe und Güte.

Gerade deshalb ist die Reinigung des psychischen Raumes erforderlich, das vierte Prinzip des Systems, falls Sie sich erinnern. Diese Reinigung sollte zur Gewohnheit werden, wie das Zähneputzen und das Essen. Nur auf diese Weise gelingt es uns, alle Herde zu beseitigen, die in der Seele faulen.

Die Umstimmung des Organismus in eine gesunde Richtung

Die Rede wird sein von drei Betätigungsfeldern, von drei Handlungsvektoren, welche die Mechanismen der Selbstheilung in Gang setzen. Zunächst vom Vektor der Emotionen (Gefühle können heilen oder töten), dann vom Vektor der Vorstellungskraft (ohne ihn ist keine einzige Handlung im Rahmen des Systems möglich) und schließlich vom Vektor der Übungen.

Der erste Handlungsvektor der heilsamen Arbeit: die Freude

Wir starten nun den ersten Vektor der heilsamen Arbeit: Wir schalten die Freude ein. Es gibt auch andere positive Emotionen, aber sie alle sind auf die eine oder andere Weise mit der Freude verbunden. Freude ist der Schlüssel zu grenzenlosen Möglichkeiten. Wenn man sich so richtig freut, besiegt man die Krankheit in jedem Fall; man bringt sein Privatleben in Ordnung, zieht die Menschen an wie das Licht. Sie können auch das Unwahrscheinliche Wirklichkeit werden lassen, nicht nur aktuelle Probleme beseitigen. Wobei die ersten Ergebnisse sofort kommen, man muss nicht jahrelang warten. Je mehr Freude um einen herum und in einem ist, desto mehr Möglichkeiten hat man in jeder Angelegenheit. Wenn wir ein Gefühl von Freude erleben, können wir Berge versetzen. Aber unser Unglück besteht darin, dass wir uns sehr selten freuen, wir haben nicht gelernt, einen Anlass dafür zu finden. Man kann die Freude nicht einfach so aus sich herauslassen, man muss wissen, wie man sie beibehält, wie man sie sich sichert. Man muss lernen, wie man sich nicht nur spontan freuen kann. Man muss lernen, sich auf die Freude zu konzentrieren und in freudiger Stimmung zu leben. Dann verändert sich das Leben radikal: Das, was gestern noch töten konnte, ruft heute ein mitleidiges Lächeln hervor und die Hoffnung auf etwas Besseres.

Eine Emotion ist mehr, als wir denken. Es ist nicht einfach das Erleben von Freude oder Kummer, Verwunderung oder Entzücken etc. Das, was wir gewöhnlich Emotionen nennen oder emotionale Äußerungen, Gefühle, ist nur ein Zeugnis des Zustandes unserer Energetik. Wenn wir mit Emotionen arbeiten, arbeiten wir mit sämtlichen Systemen des Organismus. In unserem System wird dem Training von Emotionen und Gefühlen eine zentrale Rolle zugewiesen. Warum? Die Antwort auf diese Frage werden Sie in Kürze bekommen. Die Antwort bekommen Sie als Ergebnis, das heißt in Form einer Verbesserung Ihrer Gesundheit. Auf die gleiche Weise antworten wir auf die Frage, wie man die heilenden Möglichkeiten nützen kann, die sich in Emotionen und Gefühlen verbergen.

In der Zone der Freude sterben 90 Prozent aller Krankheiten ab. Die Freude funktioniert wie eine Quarzlampe, die Krankheitserreger tötet, welche aus Depression, schlechter Laune, Verzagtheit entspringen. Dieses Gefühl ist die absolute Basis des Gesundheitssystems. Wenn negative und zerstörerische Gefühle uns niederhalten, zahlen wir es ihnen mit Freude zurück. Aber woher soll man so viel davon nehmen, wo doch das Leben wahrhaft kein Honiglecken ist?

Wie man Freude findet und bewahrt

Um Quellen der Freude zu finden und sie zu bewahren, gibt es eine Reihe von Methoden. Jeder kennt sie. Die erste und einfachste ist das Lächeln. Versuchen Sie, das Lächeln nach innen zu übertragen und mit dem ganzen Körper zu lächeln. Was das bedeutet, muss man selber fühlen. Haben Sie keine Eile. Wenn es nicht geklappt hat, probieren Sie es noch einmal. Sobald es gelingt, teilen Sie Ihr Lächeln mit Ihrer Umgebung – mögen Ihre Nächsten sich in den Strahlen Ihrer Freude wärmen. Das ist ein Prozess von gegenseitigem Nutzen, man sieht sich um, und beim nächsten Mal holt einen ein Geistesverwandter mit seinem Lächeln aus bitteren Gedanken.

Wenn es nicht so gut gelingt, schalten Sie die Vorstellungskraft ein. Stellen Sie sich vor, dass Ihr Körper, dass Ihre Muskeln (welche ja sehr dehnbar sind) sich ausdehnen und in ein großes Lächeln verwandeln. Sie kennen sicher die Computereffekte in modernen Filmen, in denen sich ein Wesen fließend in ein anderes verwandelt. Verwandeln Sie sich in ein Lächeln! Stellen Sie sich vor, wie die anderen reagieren, wie Sie mit ihnen zusammen lachen. Wenn Sie alles gemacht haben wie geheißen, ist zumindest eine leichte Freude bei Ihnen aufgekommen als Folge des künstlich hervorgerufenen Lächelns. Das ist eine der Möglichkeiten der Herstellung einer heilsamen Stimmung. Man kann nicht nur sich freuen und lächeln, sondern auch umgekehrt: erst lächeln und dann sich freuen. Es gibt so eine Methode: Wenn man wissen will, wie ein Mensch im Herzen tickt, muss man bis ins kleinste Detail seine Mimik kopieren, dann hat man ihn mit hoher Wahrscheinlichkeit »gesehen«. Wer die Gesichtsmuskeln benützt, verändert seine Stimmung, nimmt Einfluss auf die Psyche und auf die Energetik. Aber seien Sie vorsichtig – missbrauchen Sie nicht fremde Masken.

Diese Beschäftigung mit der freudigen Stimmung muss man ständig üben. Die Arbeit mit dem Lächeln. Lächeln mit den Lippen, mit den Augen, mit dem ganzen Körper. Mit der Zeit zieht das Lächeln in den Körper ein und schenkt Wärme und Freude. Und merken Sie sich: Man muss Freude suchen, Freude schenken, sich an der Freude erfreuen, die Freude unendlich vermehren – eine bessere Medizin werden die Ärzte niemals erfinden.

Wenn wir gelernt haben, uns zu freuen und zu lächeln, müssen wir eine Reinigung der Psyche vornehmen

Außer der Ansammlung positiver Emotionen ist eine Reinigung des psychischen Raumes von negativen Emotionen erforderlich. Glauben Sie mir, es haben sich nicht wenige davon in Ihnen angesammelt, sie quälen Sie Tag und Nacht. Sie ergeben sich ihnen und sind krank – das können Sie sich nicht leisten. Um den Organismus in eine positive Richtung umzustimmen, muss man lernen, die Emotionen zu steuern. Sobald man das beherrscht, muss man konsequent alle zerstörerischen Emotionen loswerden, die sich in einem festgesetzt haben. Und nach der Reinigung den frei gewordenen Raum auf Freude und Gesundheit umstimmen. Um es anschaulicher zu machen, kann man sich vorstellen, ein Topf mit sauer gewordener Suppe zu sein. Wir schütten diese Brühe weg, waschen den Topf aus und kochen darin eine schmackhafte frische Suppe. Aber jetzt sehen wir uns den zweiten Vektor unserer Arbeit näher an.

Der zweite Handlungsvektor der heilsamen Arbeit: die Vorstellungskraft

Es ist nachgewiesen: Entspannung plus Vorstellungskraft sind Komponenten einer mächtigen Medizin

Wissen Sie, dass Menschen mit Hilfe der Vorstellungskraft ihren Zustand stabilisieren und verbessern und sich sogar vollständig heilen können? Und nicht nur von Schnupfen befreien. Eine Menge solcher Beispiele wurde von dem Ehepaar O. Carl Simonton und Stephanie Matthews Simonton in ihrem Buch »Wieder gesund werden« beschrieben, das der Psychotherapie von Krebspatienten gewidmet ist. Patienten, die nach Genesung und einer Verlängerung eines vollwertigen Lebens strebten, benützten Übungen zur Entspannung und Entwicklung der Vorstellungskraft. Die Ergebnisse übertrafen sämtliche Erwartungen. Menschen mit den hoffnungslosesten Diagnosen und Prognosen verbesserten ihren Zustand bis hin zur vollständigen Genesung. Als Beispiel sei die Geschichte eines einundsechzigjährigen Patienten mit äußerst schlechter Prognose angeführt, der an einer Geschwulst am Kehlkopf litt. Man stelle sich für einen Augenblick seinen Zustand vor. Und er überwand ihn – mit über sechzig Jahren! Während seiner Psychotherapie bei den Simontons praktizierte der Patient regelmäßig Entspannungsübungen – vollständige Entspannung sämtlicher Muskelgruppen. Und in diesem Zustand stellte er sich in allen Details vor, wie sein Organismus die Geschwulst besiegt, wie die Leukozyten um sein Leben und seine Gesundheit kämpfen. Jeden Tag zeichnete er vor seinem geistigen Auge derartige Bilder, und die Vorstellungskraft rettete ihm das Leben – und nicht nur dies. Die Geschwulst verschwand, und ihn inspirierte das Ergebnis der Psychotherapie dermaßen, dass er später nach derselben Methode seine Arthritis heilte und anschließend auch seine Potenzprobleme überwand.

Dies ist ein ausgezeichnetes Beispiel für biologische Rückkoppelung, welcher die Schulmedizin in der Regel skeptisch gegenübersteht. Was ist Rückkoppelung? Fast alle glauben wir, dass Stress und negative Erlebnisse unsere Gesundheit beeinflussen und die Entstehung ernsthafter Erkrankungen begünstigen. Alle Krankheiten kommen von den Nerven – das wissen sogar kleine Kinder. Aber aus irgendeinem Grund glauben wir nicht, dass die Beseitigung von Stress, die Anhäufung positiver Emotionen die Krankheit stoppen und die Schutzmechanismen des Organismus in Gang setzen kann. Warum haben zum Beispiel Sie Ihr ganzes Leben lang nicht an die Kraft der Freude und Vorstellungskraft geglaubt? Dabei können sie Sie vor dem Tod retten. Tausende Beispiele belegen das. Wir können auf den Verlauf der Krankheit einwirken: sowohl im positiven wie auch im negativen Sinn. Wenn wir an den baldigen Tod glauben, werden wir uns schlechter fühlen, wenn wir aber in der Vorstellung Bilder des Kampfes des Organismus und der Genesung visualisieren, beobachten wir eine Verbesserung. So eine Möglichkeit nicht zu nutzen, ist einfach dumm.

Die Vorstellungskraft hilft, Krankheiten aufzuspüren

Ich werde jetzt nicht die Arbeitstechnik mit der Vorstellungskraft beschreiben: Vorläufig reicht es, das Schema zu kennen, nach dem wir handeln werden. In dieser Arbeit ist eine freudige Stimmung sehr wichtig – von ihr hängt unmittelbar das Ergebnis ab – und ein klares Ziel, das man immer vor sich hat. Man muss erreichen, was lebensnotwendig ist!

Eine Störung im Körper, und sei sie auch (vorläufig) noch so gering, kann in Form besonderer Bilder auf den gedanklichen Monitor gebracht werden. Jeder hat seine eigenen, einzigartigen Bilder. Es gibt keinen allgemeinen Schlüssel zu ihrer Dechiffrierung. Das, was man auf dem gedanklichen Monitor erblickt (und es ist wirklich nicht schwer, das zu sehen), kann nur ein Symbol für die reale Lage der Dinge sein. Man muss das Symbol verstehen, sich zu seinem Sinn durcharbeiten und es dechiffrieren. Das, was man sieht, ist kein reales Bild, aber auch kein Unsinn, egal, wonach das Bild aussieht. Es ist ein Zeichen, das einen »doppelten Boden« hat, und vielleicht auch einen dritten und einen fünfundzwanzigsten. Darin wird man sich zurechtfinden müssen. Das Bild ist das Symbol der Krankheit. Mit der Zeit eignet man sich die symbolische Sprache seines Körpers an und wird sich einfach über die Vorstellungskraft mit ihm unmittelbar verständigen.

Die Vorstellungskraft kann helfen, die Krankheit loszuwerden

Außer Diagnostik kann die Vorstellungskraft noch vieles mehr. Wenn wir die Krankheit »gesehen« haben, bekommen wir die Möglichkeit, mit Hilfe der Vorstellung auf sie Einfluss zu nehmen. Kaum zu glauben? Überzeugen wir uns an einem konkreten Beispiel. Aber erinnern Sie sich daran, dass dieser Einfluss nur in der Zone der Freude stattfinden kann, unter der Bedingung der Unterstützung durch Körpertraining und der parallelen Reinigung des psychischen Raumes (das sind die vier Prinzipien des Systems, von denen weiter oben die Rede war).

Jetzt schaffen wir die Bedingungen, dass im Organismus – auf Zellebene – ein deutlich spürbarer dynamischer biochemischer Prozess beginnt. Und zwar mit Hilfe der Vorstellungskraft. Sie denken, dass das sehr schwer ist? Nichts dergleichen. Jetzt werden Sie gleich fühlen und verstehen, wie gehorsam Ihr Körper ist:

Übung »Zitrone«

Schließen Sie die Augen. Stellen Sie sich vor, zu Hause in der Küche zu sein. Erinnern Sie sich an die Vorhänge. Rufen Sie sich den Kühlschrank ins Gedächtnis. Stellen Sie sich vor, dass auf dem Tisch eine Zitrone liegt. Sie nehmen die Zitrone und reiben sie ab. Sie beißen ein Stück ab und beginnen zu kauen. Öffnen Sie nun die Augen. Was haben Sie empfunden? Speichelfluss. Die Säure! Sogar den Geruch haben Sie registriert, von irgendwoher. Glauben Sie es jetzt? Alle Zellen im Bereich des Magen-Darm-Trakts haben sich auf die Zitrone eingestellt. Der ganze Organismus hat sich auf die Verarbeitung der Zitrone eingestellt. Wie viele Sekunden sind vergangen von dem Moment an, als die Aufgabe gestellt wurde, sich den Geschmack der Zitrone vorzustellen, bis zum Beginn der Speichelabsonderung? Wann haben Sie den Speichel gespürt? Vielleicht augenblicklich, aber auf alle Fälle sehr schnell.

Das ist ein Beispiel, erstens dafür, über welch einzigartigen Möglichkeiten der Organismus verfügt. Zweitens haben Sie sich davon überzeugt, dass mit Hilfe der Vorstellungskraft physiologische Prozesse steuerbar sind. So ist es – der Organismus reagiert auf ein Bild wie auf eine richtige Zitrone! Neben der Vorstellung und unter ihrem Einfluss arbeiten Emotionen und Muskelkorsett. Der Organismus arbeitet nicht in Segmenten. Jede unserer Handlungen (sogar wenn sie nur vorgestellt sind) reagiert als Echo in allen seinen Systemen.

Fahren wir fort, die Kraft der Vorstellung kennenzulernen

Die Abhängigkeit unserer Gesundheit von emotionalen Gegebenheiten haben wir schon besprochen. Hier ein weiteres Beispiel. Es ist sehr leicht, den Organismus mit Hilfe von Vorstellungskraft und Muskelsystem zu steuern. Was immer wir tun, in welchem Zustand wir uns auch befinden, lösen wir Reflexe aus. Wir stecken etwas Essbares in den Mund – wir können dabei voller Hass sein, wir können schimpfen, die Kiefer werden auf alle Fälle ihre Arbeit tun. Wenn man etwas schreibt oder zeichnet, wird die Hand unabhängig vom emotionalen Zustand ihre Arbeit tun. Im Kopf, in den Gedanken ist alles durcheinander. Aber die Hände, die Muskeln verrichten ihre Arbeit. Den Körper kann man also einfach steuern durch das Muskelkorsett. Und man muss nicht unbedingt wirklich etwas machen, man kann eine Handlung auch phantasieren.

Warum die Vorstellungskraft Reaktionen des Organismus auslöst, das erklärte der große russische Gelehrte Iwan Pawlow. Der Mensch wird geboren, ausgestattet mit unbedingten Reflexen (zum Beispiel dem Atem-, dem Saug- und dem Greifreflex), und danach erwirbt er bedingte Reflexe, das heißt stabile Reaktionen auf bestimmte Reizquellen. Die Speichelabsonderung beim Biss in eine saure Zitrone ist ein unbedingter Reflex. Er ist so stabil, dass es reicht, ein Gedankensignal über eine Zitrone zu senden, also eine Zitrone zu phantasieren, und der Speichel beginnt zu fließen. Nicht wegen der Zitrone, sondern wegen ihres Bildes. Dieses Bild identifiziert sich mit der Zitrone selbst und ruft die Speichelabsonderung hervor – hier sprechen wir von bedingtem Reflex.

Übung »Herz«

Jetzt überzeugen wir uns nochmals von der Kraft der Vorstellung: Stellen Sie sich vor, dass auf Ihrer Handfläche Ihr Herz liegt. Schauen Sie es sich an. Konzentrieren Sie sich, schalten die Vorstellung dazu und sehen auf die Mitte der Handfläche. Das Herz ist heiß, stark, mächtig. Sie können die Wärme, das Pulsieren, das Prickeln fühlen. Das heißt, die Zellen bekommen augenblicklich Informationen vom Eigentümer, von Ihnen also, und reagieren darauf. Sie stellen sich vor, dass das Herz auf der Hand liegt, und die Zellen der Hand beginnen augenblicklich, die Arbeit des Herzens zu kopieren. Sie fangen an, stärker zu pulsieren, sodass das Pulsieren zu spüren ist. Und jetzt machen Sie aus dem großen Herzen ein kleines. Und legen es auf den Zeigefinger. Was fühlen Sie? Genau das Gleiche. Pulsieren, Wärme, »Arbeit«. Die Zellen im Bereich des Zeigefingers fangen an, diese Funktionen auszuführen.

Die ausgeführten Übungen erlauben uns, den Schluss zu ziehen, dass man an den Organismus, an jeden seiner Teile, ohne operativen Eingriff herankommen kann – nämlich mit Hilfe der Vorstellungskraft. Und wir erhalten davon ein reales, nicht ein phantasiertes Ergebnis, genauso real wie der Speichel im Beispiel mit der Zitrone.

Die Vorstellungskraft ermöglicht es, das meditative Atmen zu erlernen

Diese Art zu atmen ist in der Lage, jeden Winkel des Organismus mit Energie zu versorgen. Davon war schon öfters die Rede. Wir werden ausführlich zum Atmen zurückkehren, auch zum meditativen, und seine Qualität wird immer von der Kraft der Vorstellung abhängen. Das meditative Atmen ist seinerseits eine Stufe bei der Aneignung der Technik der inneren kontaktlosen Massage – einer einzigartigen Gesundungsmethode. Die Vorstellungskraft liegt beiden Komponenten des Systems zugrunde. Mancher Leser mag schon im meditativen Atmen geübt sein, für die anderen gibt es ein kleines vorbereitendes Training.

Die erste Stufe der Aneignung des meditativen Atmens: Atmen durch den Finger (Taoistische Technik)

Konzentrieren wir uns auf unseren Zeigefinger. Folgen wir unserem Atem. Weder beschleunigen wir ihn, noch halten wir ihn zurück, noch verlangsamen wir ihn. Wir folgen ihm einfach. Einatmen – ausatmen, einatmen – ausatmen ... Mit jedem Einatmen verlängern wir in Gedanken das Ausatmen etwas. Jetzt schließen wir unsere Lider und entspannen die Augen.

Stellen wir uns gedanklich die auszuatmende Luft vor. Färben wir sie mit einer Farbe, die uns gerade einfällt. Dabei bemerken wir am Rand des Bewusstseins, dass uns das Einatmen Kühle bringt und das Ausatmen Wärme mitnimmt. Wir fahren fort, in Gedanken mit unserem Blick dem Prozess des Atmens zu folgen. Wir erhöhen den Kontrast und die Fülle der Farbe des Luftstroms ein wenig. Die farbliche Darstellung des Prozesses ist nicht so wichtig, aber sie hilft, das Wesen der Methode zu erfassen. Sobald Sie sie verinnerlicht haben, entfällt die Notwendigkeit des Einfärbens.

Und jetzt richten wir das Ein- und Ausatmen auf den Finger. Wir stellen uns vor, dass die Luft durch den Finger einströmt und ebenso durch den Finger ausströmt – und nicht durch Nase oder Mund. Das Einatmen kühlt den Finger und erfüllt ihn mit frischer Energie. Das Ausatmen zieht mit seiner Wärme die verarbeitete energetische Schlacke aus dem Finger heraus. Bei der Technik des meditativen Atmens gibt es nichts Kompliziertes. Wir werden uns so schnell daran gewöhnen, dass es uns gar nicht mehr auffallen wird, genauso wie wir auch den normalen physischen Atemvorgang nicht registrieren.

In der Hand werden völlig real Veränderungen registriert, es kommt zu verschiedenen Empfindungen und Reaktionen. Man muss lernen, mit allen Teilen des Körpers zu atmen und die Schlüsselempfindungen in alle Gebiete des Organismus zu schicken. Das führt zur Beherrschung der inneren Massage. Mit den Schlüsselempfindungen Wärme,

Kälte und Kribbeln können wir alle Ergebnisse einer gewöhnlichen Massage, oder vielleicht sogar mehr, erreichen. Wärme erweitert die Gefäße und verbessert den Blutfluss, Kälte engt sie ein, und Kribbeln ruft starke biochemische Reaktionen hervor (man denke an die Akupunktur und ihre vielfältigen Möglichkeiten).

Wir werden die Massage später noch erlernen, wobei wir die Empfindungen entsprechend der energetischen Bahnen lenken, die von altersher bekannt sind. Schon jetzt kann man aber den sehr einfachen Schluss ziehen: Alle Schlüsselkomponenten des Systems der Gesundheit (heilsame Stimmung, Atmung, Massage, Bild der Vollkommenheit) sind zur Entwicklung der Vorstellungskraft »gemixt«.

Der dritte Handlungsvektor der heilsamen Arbeit: die Entwicklung des Muskelkorsetts

Es gibt eine enge Verbindung zwischen Muskelkorsett und den psychischen Prozessen im Organismus. Das Muskelkorsett aktiviert Emotionen und Vorstellungskraft. Aber es gibt auch eine ganz andere Verbindung: Ein hervorragend entwickeltes Muskelkorsett lässt dem Psychomüll keinen Platz zum Ausbreiten, es wirkt sowohl auf die Gedanken als auch auf die Emotionen ein. Das dritte Prinzip des Systems lautet: Ohne Bewegung kein Mensch, Bewegung ist Leben. Das ist die Rettung vor Krankheit und Alter. Man muss nur lernen, die Möglichkeiten seines Körpers richtig zu nutzen. Ein weiteres Beispiel sind die Ergebnisse von Untersuchungen der oben bereits erwähnten Simontons, welche zeigten, dass ein Mensch, der sich mit irgendeiner Art von Körperübungen beschäftigt, erfolgreicher gegen seine Krankheit kämpft; seine Vorstellungskraft arbeitet viel besser in Richtung Genesung als bei Faulpelzen.

Sie besitzen ein Muskelkorsett? Wenn Sie noch stehen, sitzen, liegen und atmen, so haben Sie eines. Stellen Sie sich gedanklich dieses Korsett an Ihrem Körper vor, fühlen Sie es körperlich, strecken Sie Ihre Wirbelsäule. Mit Hilfe eines gut entwickelten Muskelkorsetts ist es ganz einfach, nicht nur den Körper zu steuern, sondern auch den psychischen Zustand. Das habe nicht ich mir ausgedacht, darüber gibt es inzwischen sehr viele gute Arbeiten. Und jetzt wiederhole ich zum x-ten Mal, dass Körperübungen, die das Muskelkorsett stärken und entwickeln (und gleichzeitig die Wirbelsäule und die Gelenke stärken, welche allesamt an Muskeln hängen), obligatorisch sind in unserem Gesundheitssystem. Wenn Sie zu bequem sind, diese Übungen auszuführen, dann auf Wiedersehen! Kommen Sie wieder, wenn Sie es sich überlegt haben. Besser ist es, beim Anziehen eine Socke zu vergessen, als die Übungen nicht zu machen. Denn unser Körper wurde erfunden, damit wir uns bewegen. Und in seinem Inneren bewegt sich alles: Das Blut fließt, alle Moleküle und Atome sausen herum. Wussten Sie, dass Bewegung die Existenzform der »Eiweißkörper« ist? Genauso muss sich auch Ihr Eiweißkörper bewegen, um zu leben. Und um ein gesundes Leben zu leben, muss man sich richtig bewegen und darauf achten, dass man sich nicht verkrümmt und nichts kaputtgeht.

Nur in Bewegung kommt man ans Ziel. Und die Vorstellungskraft und richtige Stimmung erhöhen den Effekt der Übungen um ein Zehnfaches. Bewegung ist Glück. Spüren Sie es. Der Anschaulichkeit halber können Sie sich als Baum oder als Stein fühlen – zum Vergleich. Im Rahmen des Systems schlage ich einen einzigartigen Komplex von Übungen für das Training der Gelenke und zur Gesundung der Wirbelsäule vor. Diese Übungen haben schon Tausende Menschen gerettet, die als unheilbar krank gegolten haben. Und auch Ihnen werden sie helfen – in Kombination mit der Vorstellungskraft und positiven Emotionen.

Die Schwerpunkte des Systems im Detail betrachtet

Wenn die Notwendigkeit der Taubheit entfällt

Was haben wir am Anfang des Weges? Einen Organismus, der negativen Emotionen unterworfen ist und negativen Gedanken, untrainiert und voller realer und potenzieller Krankheiten. Was machen wir damit? Die Krankheit hat einen heimgesucht aufgrund negativer Erlebnisse und Gedanken, wegen eines Defizits an Bewegung und dem Fehlen von Zielen. Wir werden sie verjagen, indem wir den umgekehrten Mechanismus in Gang setzen. Während wir in der Zone der Freude arbeiten, setzen wir uns ein endgültiges Ziel, zeichnen ein Bild der Vollkommenheit und stellen zahlreiche Zwischenziele auf. Nachdem negative Gedanken und fehlendes Training die Krankheit ausgelöst haben, heißt das, dass wir sie mit Hilfe einer positiven heilsamen Einstellung und entsprechender Übungen vertreiben können. Die Rückkoppelung funktioniert – das ist eine unbestrittene Tatsache.

Erinnern Sie sich selbst, wie der Zahn- oder Kopfschmerz aufgehört hat, sobald eine gute Nachricht eintraf oder Sie sich einfach in ein spannendes Buch vergraben haben oder einen tollen Film ansahen. Wenn Sie wissen, dass Kranksein nicht angebracht ist, werden Sie in der Regel auch nicht krank. Wir nutzen das Prinzip der Rückkoppelung und lernen, diese Verbindung zu kontrollieren und heilsame Emotionen und Gedanken in die erforderlichen Bahnen zu lenken. Einer meiner Schüler klagte über Schwerhörigkeit und zeitweiliges »Knallen« in den Ohren. Die Ärzte sahen keine objektiven Gründe für eine Krankheit. Der Grund lag darin, dass dieser gebeutelte und gemobbte Mensch einfach nicht hören wollte, wie ihn der Chef kritisierte, wie ihn die Frau bekrittelte und die Kinder ärgerten. Nach einem Monat Training hatte er sich ein neues Ziel gesteckt, hatte neu gelernt, sich am Leben zu freuen und es in die Hand zu nehmen. Er hatte gelernt, auf die richtige Weise mit Kritik und Flegeleien umzugehen. Der Chef stellte seine Angriffe ein,

Frau und Kinder entspannten sich. Die Notwendigkeit der Taubheit war entfallen, weil andere Lösungen zur Problembewältigung sich eingestellt hatten. Und? Keine Schwerhörigkeit, keine Schmerzen und der Allgemeinzustand war aufgrund der Rückkoppelung verbessert. Es kann ein einziger freudiger Gedanke genügen, um den gegenläufigen Prozess anzustoßen und die negativen Gedanken zu beseitigen, welche eine Krankheit verursacht haben.

Und nun eignen wir uns das System an

Die folgenden Kapitel entsprechen den Komponenten des Systems. Jede Medizin hat ihren Teil. Alles ist sehr einfach und verständlich. Nur sollten diese Teile nicht als isolierte Einheiten betrachtet werden, denn wir sprechen ja von einem System. Darin sind alle Komponenten miteinander verbunden, alle ergänzen einander und sind Glieder einer Kette. Sie verbinden die vier Prinzipien des Systems, von denen wir am Anfang des Buches gesprochen haben. Ich werde immer wieder daran erinnern, damit sich beim Leser ein ganzheitliches Bild ergibt und nicht einzelne Konzepte zur Gesundung.

In unseren Seminaren wenden wir immer nur einen Teil des hier im Buch Beschriebenen an. Das hat verschiedene Gründe: Zeitmangel, den Umstand, dass nicht jede Methode für jeden die beste ist. Wenn ein Seminarteilnehmer mehr wissen will, liest er dieses Buch, das aus Fragen und Wünschen von Lesern und Teilnehmern entstanden ist. Es geht immer um diese Aufgabe: Umstimmung des Organismus in eine gesunde Richtung – und die dazugehörigen Techniken und Methoden sind teils bekannt, teils neu.

Denken Sie daran, dass Sie neben dem Studium des Buches ein Tagebuch führen müssen. Denken Sie an die Gebote und Verbote. Und jetzt vorwärts. Alle Instruktionen sind gegeben, und alles liegt in Ihrer Hand. Ich bin überzeugt: Wenn Sie das Buch gelesen haben, sind Sie schon viel gesünder als heute.

KAPITEL 5

EMOTIONEN, STIMMUNG UND INNEREN ZUSTAND VERWANDELN WIR ZU EINER MEDIZIN

Warum und wie eine Emotion heilen kann

Emotionen und Muskeln hängen eng zusammen

Ich habe nicht Amerika entdeckt mit der Aussage, dass man Emotionen als Medikament verwenden kann. In Wirklichkeit weiß das jeder Mensch mit gesundem Menschenverstand, und auch die Wissenschaft lehnt das nicht ab. Die Volksmedizin, die offizielle Medizin, die Psychologie – sie alle erzählen uns von den heilsamen Möglichkeiten der Emotionen. Warum nutzen wir das bisher nicht? Höchste Zeit, diese Lücke zu füllen! Wie sehr Sie auch zweifeln, ich bekräftige meine Worte. Viele Gelehrte und Heiler beschäftigten sich mit der Thematik der Emotionen. Es lohnt sich etwa, an die Forschungen des Psychologen Wilhelm Reich zu erinnern. Er stellte das Vorhandensein stabiler Verbindungen zwischen bestimmten Emotionen und Muskelreaktionen fest. Auf Grundlage dieser Verbindungen praktizierte er ein System der Behandlung der Psyche, indem er bestimmte Muskelverfestigungen beseitigte. Der Einfachheit halber erkläre ich es an einem Beispiel: Zu dem Psychologen kommt ein Patient mit psychischen Problemen. Der Forscher weiß, dass derartige Leiden Muskelverspannungen hervorrufen, und zwar Verspannungen und Muskelkrämpfe in bestimmten Körperregionen. Wenn man z.B. an Schüchternheit leidet, dann sind die Unterarme auffällig – man weiß nicht, was man mit ihnen anfangen soll, sie hängen herab wie Holzstangen. Wie gesagt, das ist nur ein Beispiel. Daraufhin werden Prozeduren verschrieben. Der Patient merkt mit Verwunderung, dass der Arzt, statt seine Seele zu heilen, ihn gnadenlos zu kneten und zu massieren beginnt. Er arbeitet mit den verkrampften Muskeln, entspannt sie Schritt für Schritt, und, wie schon vermutet, verschwindet mit der Muskelverspannung auch das psychische Problem. Kurz gesagt, es ist dieselbe Methode wie die mit dem Lächeln. Es geht um das Prinzip der Rückkoppelung. Der Psychologe führt die Krankheit hinters Licht, indem er sie »am Kragen packt«, von den Folgen her betrachtet.

Wir freuen uns, weil wir lächeln

Es gibt eine psychologische Theorie der Emotionen von James und Lange (1884/1885). Das waren zwei Psychologen, die sich unabhängig voneinander die Frage stellten: Was ist vorher da – das Lächeln oder die Freude? Die Tränen oder die Traurigkeit? Was ist primär: die sogenannte Reaktion oder die Emotion? Sie kamen zu dem Schluss, dass die Wahrnehmung eines Reizgeschehens (zum Beispiel eine freudige oder traurige Nachricht) unmittelbar, reflexartig körperliche Veränderungen hervorruft (Kreislauf, Atmung, Mimik), und dass das, was wir bei diesen Symptomen empfinden, die Emotionen sind. Entgegen der üblichen Logik: Ursache (freudige Nachricht) – Gefühl (Freude) – äußerer Ausdruck (Lächeln) spricht diese Theorie von einer anderen Abfolgelogik: Ursache (freudiges Ereignis) – körperliche Veränderung (Lächeln) – Gefühl (Freude). Das heißt, wir freuen uns, weil wir lächeln.

Wir sehen das genauso und sind also nicht die Einzigen, die aus dieser Perspektive an die Frage der Krankheit herangehen und die Rückkoppelung zwischen Körper und Psyche als gegeben nehmen und bei der Behandlung berücksichtigen. Seien Sie also kein Sklave der Gewohnheit – lernen Sie, die Dinge von verschiedenen Seiten zu betrachten. Selbst wer glaubt, sich aufhängen zu müssen, kann davon ausgehen, dass es auch attraktivere Varianten gibt, auf die Umstände zu reagieren. Erinnern Sie sich an die uralte Übung »Lächeln« aus dem Taoismus, die im legendären Kanon der Inneren Medizin beschrieben wurde. Wie haben wir agiert? Wissend um die Verbindung zwischen Muskelkorsett und Psyche »erzeugten« wir erst ein Lächeln, sind dann selbst zum Lächeln geworden, und dann folgte die Freude. Das ist ein sehr wichtiger Mechanismus. Es erweist sich, dass man sich erst körperlich auf eine Emotion einstellen kann, um sie dann zu erleben – als Folge der körperlichen Veränderungen. Das muss man unbedingt nützen im Prozess der Umstimmung des Organismus hin zur Freude, zur Gesundheit. Und das erlaubt uns, auch in schwerer Stunde das erste Prinzip des Systems zu beachten – nur in der Zone der Freude zu handeln.

Wenn wir lächeln, werden wir geheilt!

Wann heilt sich der Organismus selbst, wann schalten sich in ihm die Selbstheilungsprozesse ein? Dann, wenn er »lächelt«. Das Lächeln stimmt ihn auf das Leben ein, auf Freude und Gesundheit. Ich habe schon Beispiele für Situationen genannt, in denen es für jemanden vorteilhaft ist, krank zu sein, in denen er das unbewusst wünscht. Es nützt ihm, damit er zum Beispiel nicht zur Arbeit muss oder im Zentrum der Aufmerksamkeit steht. Jeder von uns kann Dutzende Beispiele dafür aufzählen. Schauen Sie auch selbst in den Spiegel.

Wenn der Organismus »lächelt«, so heißt das, er will sich freuen, er will handeln. Ein lächelnder Organismus kann sich nicht auf Krankheit einstimmen. Er schaut nicht in jede Richtung. An seinem Horizont sind Sonne und Freude. Aus ebendiesem Grund müssen wir uns von negativen, zerstörerischen Emotionen frei machen. Erinnern Sie sich an die Reinigung des psychischen Raumes? Wir machen das mit Hilfe von Übungen und Meditationen, zum Beispiel der Meditation der Vergebung, die von der Knute der Kränkungen befreit, egal ob man gekränkt worden ist oder selbst jemanden gekränkt hat. Natürlich ist das wichtigste und mächtigste Mittel im Kampf um ein gereinigtes Bewusstsein die heilsame Stimmung, diese Hymne der Freude, Jugend und Kreativität. Eigentlich hat alles, was wir über das Lächeln und über das Muskelkorsett gesagt haben, dazu eine unmittelbare Beziehung. Die heilsame Stimmung wird Schritt für Schritt die Genesungserfahrung aufnehmen, und je größer die Erfahrung, desto besser. Desto besser die Stimmung! Machen wir uns also auf in den Kampf mit den zerstörerischen Emotionen, auf dass ein gereinigter psychischer Raum und eine gesunde Zukunft die Folge sind! Das ist keine Utopie, sondern das reale Ziel.

Woraus der besondere heilsame Zustand besteht

Er beginnt mit der Freude, mit dem Lächeln und verwandelt sich schrittweise in eine freudige, heilsame Stimmung. Man braucht für sein Leben den »Zustand des Lächelns«, welcher die heilsame Stimmung und das Bild der Vollkommenheit ergänzt. In diesem Kapitel finden Sie neue Methoden der Steuerung der Emotionen, der Nutzung ihrer Heilkraft und der Unterstützung des Organismus im Zustand der heilkräftigen Stimmung. Dabei helfen spezielle Meditationen, die von zerstörerischen Emotionen befreien und die Flexibilität der Psyche entwickeln.

Emotionen können sogar einen Neuling heilen

Auch wer überhaupt nichts weiß von der heilenden Kraft der Emotionen, kann sie nützen. Einfach deshalb, weil jeder von Natur aus mit dieser Fähigkeit ausgestattet ist. Ich kenne einen Fall (und er ist nicht der einzige), in dem eine schwer kranke Frau gesund werden »musste«, denn sie wusste, im Falle ihres Todes müsste ihr Sohn ins Heim. Also wurde sie gesund. Solche Fälle sind sehr häufig. Während des Kampfes mit der Krankheit erlebte diese Frau ihrem Bericht zufolge einen besonderen Zustand. Sie blickte auf alles von der Seite, und gleichzeitig waren all ihre Gefühle extrem mobilisiert: »Unabhängig von der Schwere der Situation fühlte ich das Leben in all seinen Farben! Ich freute mich über jede Minute meines Lebens! Gerade diese Einstellung und dieser emotionale Zustand halfen mir durchzuhalten, halfen mir zu überleben.«

Von der wunderbaren Einstellung sprachen und sprechen viele meiner Hörer, die ihre Krankheit besiegt haben. Was ist das für eine Einstellung? Was für Gefühle liegen ihr zugrunde?

Allgemeine Grundsätze der Beherrschung der Werkzeuge zur Gesundung

Jetzt erkläre ich wichtige Lernprinzipien unseres Systems. Wir sprechen insgesamt von vier Prinzipien (Postulaten):

1. der Aneignung der freudigen Einstellung,
2. dem Ziel,
3. der Bewegung,
4. der Reinigung des psychischen Raumes.

Die Kenntnis dieser Prinzipien erlaubt es, ein Programm zur Heilung zu entwerfen. Jeder Mensch ist einzigartig, deshalb ist auch das Programm für jeden individuell. Aber die erwähnten Grundsätze müssen beachtet werden! Was nun die Umsetzung betrifft, liegt eine große Verantwortung bei Ihnen. Stellen Sie sich vor, Sie lernen, mit einem dieser Werkzeuge umzugehen. Es hilft. Phantastisch! Viel Erfolg weiterhin! Was macht man aber, wenn es nicht so stark wirkt wie erwartet? Dann wendet man sich dem nächsten Werkzeug zu. Je mehr Sie wissen, desto effektiver Ihr Übungsweg. Wer sagt, dass es eine Tablette für jeden gibt? So etwas gibt es nicht. Jeder Mensch ist einzigartig. Und nur Sie selbst können die für Sie effektivste Medizin herausfinden. Umso mehr, als die Medizin, die ich anbiete, eine besondere ist. Nämlich Emotionen, Atmung, Massage, Gedanken. Wählen Sie das Ihre! Aber bevor Sie wählen, studieren Sie sie, bedenken, probieren Sie sie!

Wir erforschen in diesem Abschnitt also ein starkes Werkzeug der Gesundheit – unsere Emotionen. Aber bevor Sie es studieren, wiederholen Sie die Grundsätze, von denen ich gesprochen habe. Schauen wir uns zusammen an, wie dieses Werkzeug mit den Prinzipien des Systems zusammenpasst.

1. Das erste Prinzip des Systems lautet: Wir müssen in der Zone der Freude agieren, die Veränderungen sollen uns Freude bringen. Anderenfalls weigert sich der Organismus, unsere Kommandos auszuführen. Mit den Emotionen muss man so arbeiten, dass man jederzeit leicht in die Zone der Freude wechseln kann! Sogar wenn man negative Emotionen empfindet, muss man überzeugt sein, leicht Freude erzeugen zu können. Mehr noch, man sollte am Ende jeder Übung aktiv ein Gefühl von Freude hervorrufen. Das erhöht den Effekt um ein Vielfaches.
2. Was das zweite Prinzip angeht, das richtig gesetzte Ziel, kann man ohne dieses überhaupt keine Werkzeuge beherrschen lernen. Um die heilsame Kraft der Emotionen zu beherrschen, braucht man ein Ziel. Dieses Ziel muss unbedingt mit einer Tätigkeit verbunden sein, welche die Kreativität stimuliert. Sie zeichnen gerne, aber haben es lange nicht getan? Setzen Sie sich das Ziel, sich zwei Mal wöchentlich ans Zeichnen zu machen, aber dabei nicht liegen gebliebenen Arbeiten nachzutrauern, sondern das kreative Schaffen in der Gegenwart zu genießen.
3. Es scheint, dass beim dritten Prinzip, der Bewegung, alles klar ist. Aber das ist nur auf den ersten Blick so. Was denken Sie, wem gelingt es schneller, sich die Heilkraft der Gefühle anzueignen? Dem Faulen und Unbeweglichen oder dem Gewandten und Schnellen? Ein Körper in guter Form ruft schon an und für sich im Menschen eine freudige Stimmung hervor. Und umgekehrt will sich in einem kranken und schlappen Körper keine Freude ansiedeln. Merken Sie sich: Der physische Körper muss in entsprechender Form gehalten

werden, koste es, was es wolle. Auch die positiven Emotionen wirken hier zusammen mit den Körperübungen.

4. Das vierte Prinzip handelt von der Notwendigkeit der Reinigung des psychischen Raumes, von dessen Befreiung für neue, heilsame Gefühle und Gedanken. Mit Hilfe eines speziellen Trainings werden wir vieles von dem loswerden, was unsere Seele verunreinigt.

Emotionen und physischer Körper sind aufs Engste miteinander verbunden, weshalb es wichtig ist, den Fluss der Emotionen in die richtigen Bahnen lenken zu können

Ursprünglich brauchte der Mensch die Emotionen, um zu überleben. Sie warnen vor Gefahren und stimmen auf das nötige Verhalten ein. Lauf oder schlage dich! Aber was gestern aus der Not geboren wurde, muss im modernen Leben verwandelt werden, um produktiv zu bleiben. Wenn also die Emotion sagt: Prügle dich, so antworten Sie: »Danke, ich komme ein anderes Mal wieder.« Derart zurückgehaltene Emotionen häufen sich an und zerstören einen von innen. Gibt es denn wirklich keine Methode, in der modernen Welt zu leben, ohne die natürlichen Regungen in sich zu unterdrücken? Doch, es gibt sie, und bald wird es darum gehen. Man muss die Flexibilität der Emotionen erfahren und ihre Tiefe, man muss sein Leben den großen Gefühlen unterwerfen, und nicht den Empfindungen des Augenblicks.

Heute halten bereits zahlreiche Mediziner die Emotionen für den Hauptfaktor der Gesundung

Wie schon gesagt, ist die Heilkraft der Emotionen kein Geheimnis für die Medizin. Für viele Ärzte des Altertums war die Heilung des Menschen unmittelbar abhängig von den einen oder anderen Emotionen.

Der eine schlug vor, jegliche Emotionen während der Krankheit gänzlich auszuschließen, sich also nicht aufzuregen. Der andere plädierte dafür, öfters zu lächeln (die Emotion der Freude einzuschalten) und gesund zu werden, und wieder ein anderer empfahl, auf seine Krankheit böse zu sein und sie mit seinem Zorn zu besiegen.

Ein guter Arzt weiß, dass eine richtig gewählte emotionale Einstellung Wunder wirken kann. Wenn der Kranke gesund werden will, wenn er die Absicht hat, die Krankheit zu besiegen, ist schon die halbe Arbeit getan! Aber wenn der Kranke ganz in der Krankheit aufgeht, sich völlig in ihr verliert, dann ist es sehr schwer, manchmal unmöglich, einem solchen Kranken zu helfen. Man muss gesund werden wollen! Ich kannte einen noch nicht besonders alten Menschen, dem die Diagnose Krebs gestellt worden war. Für jeden von uns ist das ein Schock, aber bei ihm war die Krankheit nicht außer Kontrolle, es bestand eine reale Chance, geheilt zu werden. Aber ihn fesselte die Angst, er wusste, sein Vater war in einem ähnlichen Alter an Krebs gestorben. Der Mann beschloss – ja, Sie lesen richtig – er beschloss zu sterben. Er saß vor dem Fernseher und wartete auf das Ende. Nach zwei Monaten war er tot, obwohl die Ärzte ihm zwei Jahre gegeben hatten. Gegenbeispiel: Eine schon ältere Dame, die an Brustkrebs litt, hielt das Wachstum der Geschwulst durch ihren Willen und Lebensdurst auf. Sie konnte es nicht erwarten, ihre Enkel zu hüten. Bei einer Prognose von einem Jahr lebte sie noch fünf.

Warum kann welche Emotion heilsam sein? Wie kann man lernen, die heilsamen Möglichkeiten der Emotionen zu lenken?

Heilsam sind nicht alle Emotionen, sondern nur die großen

Die Schule Sam Chon Do antwortet wie folgt auf diese Fragen: Über heilkräftige Möglichkeiten verfügen nicht alle Emotionen, sondern nur solche, die wir groß nennen. Hass, so stark er auch sein mag, führt uns nicht zu Gesundheit und Jugend. Große Gefühle dagegen »wecken«

die Kräfte des Organismus und stimmen ihn auf den grundlegenden, ursprünglichen, natürlichen Rhythmus ein. Und das reicht, damit die erwachten Kräfte mit jeder Krankheit zurechtkommen!

Der Organismus des Menschen ähnelt einem Hochleistungscomputer

Die Reserven des menschlichen Organismus sind äußerst groß. Der Organismus des Menschen ähnelt einem Computer, aber er ist Millionen Mal vollkommener. Er kann sich selbst einstimmen, und er kann einen beinahe unbegrenzten Strom an Informationen verarbeiten. Die Organisation von Information ist immer eine Aufteilung in positive, neutrale und schädliche Ströme. Und in diesem Prozess spielen die Emotionen eine der Hauptrollen.

Heute informiert man eifrig über Katastrophen, Umstürze, Epidemien, Morde, Kriege. All das gab es auch früher, sowohl in grauer Vorzeit als auch im Mittelalter. Aber Radio, Fernsehen und das Internet machten derartige Informationen alltäglich und greifbar, ja sogar unvermeidlich. Der Strom negativer Informationen ruft alle möglichen Ängste hervor – Angst vor der Zukunft, ein Gefühl der eigenen Schwäche, Trauer, Sorge. Und in der Seele zieht das Chaos ein. Wie viele Menschen sehen wir heute, die sich Sorgen über die politischen Angelegenheiten von Ländern machen, die sie niemals gesehen haben und nicht sehen werden, die aber selbst ungewaschene Ohren haben und nicht gerade das, was man ein glückliches Leben nennt! Ich beteure, den hungernden Kindern in Afrika wird es nicht schlechter gehen, wenn Sie sich selbst in Ordnung bringen und sich Freunde anschaffen. In der Terminologie unserer Schule kann man sagen, dass ein Mensch wie oben geschildert disbalanciert ist. Er hat die Harmonie zwischen Psyche und Körper verloren. Und das heißt, dass er allen möglichen Krankheiten und Leiden die Tür geöffnet hat.

Das Wirkungsprinzip der heilkräftigen Emotionen

Aber man kann das Negative überwinden, man kann dem Organismus seine frühere Gesundheit zurückgeben. Und eines der wichtigsten und effektivsten Mittel zur Ausbalancierung des Zustandes des Organismus ist der Kontakt mit den erhabenen Gefühlen. Wenn unser Organismus mit einer großen, erhabenen Emotion in Berührung kommt, beginnt er auf eine besondere Weise zu leben. Dies führt ihn für kurze Zeit in den Ausgangszustand zurück und erlaubt es, jeden beliebigen Krankheitsvirus unschädlich zu machen! Aber alles der Reihe nach. Nehmen wir uns nacheinander alle auftauchenden Fragen vor.

Was sind erhabene Gefühle?

Ein erhabenes Gefühl ist eine Emotion, die den Menschen vom Tier unterscheidet. Erhaben nennt man ein Gefühl, das den Organismus zwingt, im Namen des Überlebens des Menschen zu wirken, zum Überleben der Ideale der Menschheit. Zu den erhabenen Gefühlen rechnet man oft große Prüfungen. So eine Prüfung kann eine schwere Krankheit sein, eine persönliche Tragödie, ein Krieg. Es heißt nicht zufällig: »Kein Unglück so groß, es hat ein Glück im Schoß.« So ist das Leben. Oft sind für die Entwicklung heftige Erschütterungen nötig. Als Beispiel nehmen wir den Zweiten Weltkrieg, in Russland »Großer Vaterländischer Krieg« genannt. Die, die ihn überlebt haben, denken mit Zittern daran. Aber die Statistik weist einen interessanten Umstand auf: Im Krieg waren die Menschen weniger krank. Zum Beispiel sank die Anzahl der Erkältungskrankheiten um ein Mehrfaches. Und in der schrecklichen Zeit der Belagerung von Leningrad wurden Fälle registriert, wo der Hunger und die Notwendigkeit zu überleben so manchen von einem Magengeschwür oder von Diabetes befreit haben. Ich wiederhole, das sind bekannte Fälle aus der Medizinstatistik!

Warum ist das passiert, warum sind solche Phänomene überhaupt möglich? Denn eigentlich sollte ja alles umgekehrt sein ... In einer extremen Situation hat der Mensch beim Einschlafen wie beim Erwachen nur einen einzigen Gedanken – zu ÜBERLEBEN und zu SIEGEN. Dieses Programm lässt keine neuen Krankheiten zu und beseitigt die alten.

Während großer Prüfungen kann sich der Mensch von jeder schädlichen Gewohnheit befreien, auch von einer Krankheit

Während einer großen Prüfung ist der Mensch bzw. sein Organismus auf eine bestimmte Welle »eingestimmt«, und diese Welle, ausgelöst von einem erhabenen Gefühl, setzt die Selbstheilungsprozesse in Gang. Und wenn ein Mensch in dem Moment beschließt, dass z.B. das Rauchen für ihn schädlich ist, kann er sich leicht und schmerzlos von dieser Gewohnheit trennen. Auf der Welle eines solchen Zustandes ist der Mensch fähig, jede schädliche Gewohnheit loszuwerden (u.a. eine Krankheit!). Der Mensch beginnt zu handeln, wenn er keinen Ausweg hat. Wer mit dem Rücken zur Wand steht, fängt an, sich Dinge auszudenken und zu tun, die ihm früher niemals in den Sinn gekommen wären! Über diesen Zustand haben wir schon gesprochen.

Sich seiner Siege über Lebensprobleme erinnern

Häufig geben wir uns keine Rechenschaft darüber, welche Kräfte uns helfen, mit Schwierigkeiten klarzukommen. Was für Gefühle leiten den Menschen bei großen Prüfungen? Was gibt ihm den Willen zum Sieg, die Kraft für den Kampf? Was hilft ihm, unter schwersten Bedingungen zu überleben, was hilft, die menschliche Würde zu bewahren? Denken Sie eine Minute über diese Fragen nach, versuchen Sie, damit klarzukommen. Sie werden entdecken, dass die Kraft, die Ihnen geholfen hat, in schwerer Zeit zu überleben, genau eines dieser erhabenen Gefühle ist, auf die die Welt sich stützt. Vielleicht war die Kraft, die Ihnen geholfen hat, nicht zu zerbrechen, ein unbezwingbares Bedürfnis nach Kreativität. Oder zum Beispiel die Liebe – Liebe zur Heimat, Liebe zum Leben, der Drang, die Schwachen zu schützen, der ebenfalls von Liebe genährt wird. Große Gefühle zwingen uns zu handeln und zu siegen. Was hat Ihnen geholfen, den Tod eines lieben Menschen zu verwinden? Die Liebe? Der Glaube? Denken Sie an die schwersten Tage, und benennen Sie, welches Gefühl Ihnen nicht gestattet hat, sich zu ergeben.

Beim Lachen nähern wir uns ebenso der Energie des erhabenen Gefühls an

Manchmal denkt man: Der Nachbar findet immer einen Grund zum Lächeln, das Leben strahlt ihn an, und ich habe nur Schwierigkeiten. Aber woher wissen Sie, dass er, der Lachende, diese Schwierigkeiten nicht hat? Jeder hat sie, aber jeder sieht sie mit anderen Augen. Was denken Sie, warum fröhliche, kontaktfreudige Menschen weniger krank sind? Weil sie sich durch das Lachen an die befreiende Energie der Freude anschließen. Die Fähigkeit sich zu freuen, das Gefühl des Humors, der Ironie und vor allem der Selbstironie sind alles Komponenten eines der Gefühle, die wir erhaben genannt haben. Sie denken, es sei leicht zu lachen? Nicht immer. Wer in schwerer Minute lachen kann, ist ein sehr starker und willensbetonter Mensch. Er arbeitet an sich und erlaubt der zerstörerischen Emotion nicht, sein Bewusstsein in Besitz zu nehmen. Das Lachen hilft, Verstand und Gefühle zu lockern, das heißt, schöpferisch an das Leben heranzugehen. Ein Kranker, der über sich lachen kann, über die Krankheit, hat eine große Chance, diese zu besiegen. Nicht zufällig heißt es, dass fünf Minuten Lachen das Leben um ein Jahr verlängern. Deshalb wird in unseren Kursen das Lachen auch nicht unterbunden. Im Gegenteil, ziemlich häufig im Laufe des Seminars kugeln sich die Teilnehmer vor Lachen. Man sieht, es wird ernsthaft gearbeitet!

Welche Gefühle wir erhaben nennen

Erhaben kann jedes Gefühl werden, wenn es mit den höchsten Idealen des Menschen zusammenhängt. Das ist die Liebe, das sind die Gefühlsregungen bei einer »guten Tat«, das ist das Erleben von Kreativität, das ist die Freude und ihr Begleiter, das Lachen, und das ist auch der unvergleichliche Zustand der Ruhe. Wir alle haben das erhabene Gefühl der Liebe erlebt, wir haben Vorstellungen von der Freude, aber nur wenige würden sich entschließen, mit der Energie der Ruhe in Berührung zu kommen, deren höchster Ausdruck der Tod ist. Ja, der Tod. Er ist Teil des Lebens und ein sehr wichtiger noch dazu. Es genügt, in Gedanken den Begriff des Todes zu nennen, um ihn schätzen und nützen zu lernen … zur Gesundung. Eine gesunde Empfindung des Todes bringt uns nur Gutes. Den Wunsch, würdig zu leben, die Zeit nicht zu vergeuden, sich nicht über Kleinigkeiten aufzuregen. Menschen, die auf der Kippe zwischen Leben und Tod stehen, erzählen, wie sehr sich ihr Verhältnis zum Leben verändert hat. Die Berührung mit der großen Ruhe bringt alles Wahre ans Licht. Tod und Lüge sind unvereinbar. Versuche, ihn zu betrügen, zu bestechen … Der Begriff des Todes als Kammerton hilft, den wahren Ton zu hören. Häufig hilft gerade er, das wirksamste Bild der Vollkommenheit zu erhalten. Der Tod wartet auf jeden von uns am Ende des Weges, und Gedanken darüber brauchen wir nicht zu fürchten, man muss sie nützen. Swjatoslaw Richter, der große Pianist, antwortete auf die Frage, was ihm geholfen habe, die Höhen in der Kunst zu erreichen: Jeden Tag müsse man so leben, als könnte man morgen sterben. In einer Novelle ist die Rede von einem Dichter, der die Unsterblichkeit erlangt hat. Wissen Sie, was mit ihm geschah? Er konnte nicht mehr dichten! – Denken Sie darüber nach.

Wenn man sich daran erinnert, dass der Tod einem über die Schulter schaut, benimmt man sich ganz anders; man verschwendet das Leben nicht ins Leere, man macht nichts, wofür man sich nachher schämen müsste.

Ein Mensch, der von einem erhabenen Gefühl erfüllt ist, erreicht immer sein Ziel

Man muss das heilkräftige Potenzial der erhabenen Gefühle lenken können. Eine nicht lenkbare Kraft kann einen an Orte führen, wo man nicht hinwill. Damit das nicht geschieht, ist ein Ziel erforderlich – das zweite Prinzip des Systems. Ein Mensch, der von einem erhabenen Gefühl erfüllt ist, erreicht in jedem Fall das Ziel, das er anstrebt. Sie erinnern sich, dass unsere Erlebnisse mit höchst komplizierten biochemischen Reaktionen verbunden sind. Und das Erleben eines erhabenen Gefühls ruft im Organismus des Menschen bestimmte Veränderungen hervor, die sich in den genannten chemischen Prozessen äußern. In diesem Zustand ist der Organismus fähig, hochkomplexe chemische Verbindungen zu synthetisieren, die man mit Medikamenten der zwanzigsten oder dreißigsten Generation vergleichen könnte. Man muss erreichen, dass der Körper diese Substanzen dauerhaft erzeugt. Dazu ist unter anderem die Kunst des richtigen Umgangs mit Emotionen erforderlich. Die Energie des erhabenen Gefühls sorgt für eine bestimmte Ordnung in der Tätigkeit des Organismus, bei der der Mensch überhaupt nicht krank wird. Diese Besonderheit interessiert uns in erster Linie. Geführt vom »Programm« des erhabenen Gefühls wird der Mensch schnell von Krankheiten geheilt und gegen sie immunisiert.

Erste Ergebnisse – Vorboten der ersten Errungenschaften

Warum müssen wir also richtig mit den Emotionen umgehen? Wir kennen das einzigartige Phänomen der Heilkraft des erhabenen Gefühls. Es sind Fälle der Befreiung von schwersten Erkrankungen bekannt und empirisch erfasst. Diese Heilungen wurden möglich, weil der gesamte Organismus des Menschen sich unter dem Einfluss eines erhabenen Gefühls umgebaut hat. Das erhabene Gefühl wirkt, wie wir uns überzeugt haben, auf den Organismus und zugleich auf alle Elemente, die wir in unserem System als Prinzipien bezeichnet haben. Erhabene Gefühle erlauben uns nicht, krank zu sein! Viele alte Lehren, Pioniere und Gesundheitsschulen haben eine gewaltige Menge an wirksamen heilkräftigen Praktiken entwickelt, erstaunlichen Methoden, die die Energie der Emotionen nützen. Jetzt werden Sie lernen, die Emotionen in eine Medizin zu verwandeln, die immer bei Ihnen ist. Tut der Kopf ein bisschen weh? Haben Sie Ihre nebenwirkungsfreie Freude vergessen?

Noch etwas zum Schema der Krankheit und zum Schema der Gesundheit

Die Schemata von Krankheit und Gesundheit sind im Prinzip einfach. Gesundheit ist ein Abbild des Rhythmus der Natur. Das heißt richtige Atmung, richtige Ernährung, richtige Gedanken. Krankheit bedeutet Abweichung vom Richtigen …

Das allgemeine Schema der Krankheit

Man kann vieles über die verschiedenen Gründe der Entstehung einer Krankheit sagen: biochemische, klimatische und welche auch immer. Aber nach meiner tiefsten Überzeugung sind das alles nur mittelbare Gründe. Der Hauptgrund einer Erkrankung liegt im Menschen selber. Eine negative emotionale Einstellung ist zerstörerisch. Aber alles beginnt mit einem negativen Gedanken, dem erlaubt wurde, Wurzeln zu schlagen und sich auszuwachsen. So ein Gedanke zerstört die Harmonie im menschlichen Wesen. Die Schädigung weitet sich aus und ruft Störungen in der Funktion vieler Systeme des Organismus hervor. Diese Lage der Dinge führt im Ergebnis zur Krankheit. So sieht allgemein betrachtet das Schema einer Krankheit aus. Jetzt schauen wir uns dieses Schema genauer an.

Ursache der Krankheiten

Ich wiederhole mich: Am zerstörerischsten für die Energetik des Organismus wirkt die negative Emotion, der negative Gedanke (und ihr Ausdruck in Worten oder Taten). Ein negativer Gedanke geht immer einer Krankheit oder groben Missgeschicken voraus. Wenn wir nicht in der Lage sind, den zerstörerischen Gedanken und zerstörerischen Emotionen zu widerstehen, kommt es zu einer Stabilisierung, zu einer Dauerpräsenz negativer Gedanken.

Was ist eine zerstörerische Emotion?

Eine bittere Erkenntnis ist, dass der Mensch daran zugrunde gehen kann, wenn er nicht imstande ist, den Strom negativer Emotionen aufzuhalten. Wenn man sich nicht rechtzeitig am Schopf packt, kann man die Kontrolle verlieren: Man will schon aufhören zu hassen, man fühlt, wie der Organismus von diesem Gefühl zerstört wird, aber man hat keine Kraft mehr – alle Kräfte sind für das negative Erleben verbraucht worden. Die zerstörerische Emotion ist schrecklich für den, der sich selbst nicht steuern kann, der kein positives Ziel verfolgt. Ich will Ihnen beibringen, nicht so jemand zu sein, ich will, dass Sie immun werden gegen zerstörerische Emotionen.

Emotionen – positive wie negative – können nützlich und schädlich für den Organismus sein. Angst zum Beispiel kann die inneren Reserven des Organismus mobilisieren, kann aber auch zur Depression führen. Kurzfristige Angst mobilisiert das endokrine System, stimuliert die Nebennieren und bringt sie zur Produktion von Stresshormonen, vor allem Adrenalin. Im Ergebnis verändert sich das gesamte System der inneren

Prozesse des Organismus: Der Herzschlag beschleunigt sich, der Blutdruck steigt, die Atmung wird schneller. All diese Veränderungen helfen dem Organismus, sich von Schlacken und Toxinen zu befreien, und er kehrt allmählich in den Ausgangszustand zurück. Jetzt handelt man und löst die Situation auf. Aber wenn eine starke Emotion, zum Beispiel Angst, über eine lange Zeit wirkt, kann der Organismus seine inneren Reserven erschöpfen. Die Emotion wird zerstörerisch, und der unheilvolle Prozess kommt in Gang. Es entstehen Krankheiten, in erster Linie vegetative Dystonie, aber auch Kolitis, Gastritis, Funktionsstörung der Schilddrüse, Allergie. Das ist die Ausrichtung auf die Krankheit. Der Gedanke gebiert also Emotionen, und die Emotionen führen zu Umbrüchen im Arbeitsregime des Organismus. Zerstörerische Emotionen ebnen den Weg zur Krankheit, wenn man sich nicht verteidigen kann. Deshalb muss man nicht vor der Krankheit Angst haben, sondern vor ihrem Urgrund, der negativen Emotion. Sie lassen sich gern von der Angst kitzeln? Nein? Dann müssen Sie sich von der schlechten Gewohnheit verabschieden. Probieren Sie es einfach, und Sie werden merken, dass Freude und Kreativität wesentlich angenehmer sind!

Ein negativer Gedanke und eine deutliche Abfuhr sind nicht dasselbe

Man braucht keine panische Angst vor Konflikten und vor den damit verbundenen negativen Emotionen zu haben. Zu gegebener Zeit und mit der erforderlichen Kontrolle kann ein Konflikt nicht nur für die Lösung einer Situation von Nutzen sein, sondern auch für die Gesundheit der Psyche. Auch schimpfen und raufen und explodieren kann man oder muss man sogar zuweilen. Man muss nur rechtzeitig einhalten. Auch wenn es schwerfällt, seine Emotionen offen zu zeigen, so muss man doch irgendwie den emotionalen Druck neutralisieren, sich abreagieren. Dabei ist es nicht erforderlich, dem ersten dahergelaufenen Hund einen Tritt zu versetzen oder seine eigene Familie anzubrüllen. In solchen Fällen wird häufig Japan als Beispiel angeführt, wo man seinen Ärger mit dem Chef oder einem Kollegen abreagieren kann, indem man auf eine aufblasbare Puppe oder einen Boxsack eindrischt. Ich empfehle dagegen das Einfachere: Machen Sie regelmäßig Körperübungen, und Ihre Psyche wird wesentlich gesünder werden, als sie es jetzt ist. Die körperliche Belastung killt die zerstörerischen Emotionen. Statt mit dem Nachbarn zu streiten (was auch manchmal hilfreich sein mag), machen Sie lieber dreißig Liegestützen, gehen zu ihm hin und sagen: »Hör zu, was maulst du die ganze Zeit? Komm lieber zu Besuch auf einen Kaffee.«

In einigen Fällen, das versichere ich, ist es viel besser, dem anderen zu sagen, was man von ihm hält. Häufig trägt das zur Verbesserung der Beziehungen bei. Aber es ist nicht möglich, den negativen Emotionen zu entgehen. Und man braucht keine Angst vor ihnen zu haben. Unser Organismus ist auch auf die Einwirkung negativer Emotionen eingerichtet, wichtig ist nur, dass diese Einwirkung nicht von Dauer ist. Positive Emotionen können ebenfalls zerstörerisch wirken – jedem ist bekannt, dass übermäßige Freude zu einem Infarkt führen kann; die Liebe kann einen um Schlaf und Appetit bringen und einen dermaßen erfassen, dass man tatsächlich krank wird und daran zugrunde geht.

Was haben nun diese Gefühle gemeinsam, welche Kummer und Freude hervorrufen, warum können die einen wie die anderen gleichermaßen zerstörerisch wirken? Eine zerstörerische Emotion ist eine Emotion, deren Kraft und Dauer aus der Kontrolle geraten ist. Das heißt, unsere Hauptaufgabe ist es, die Lenkung der Emotionen zu lernen und ihre heilsamen Kräfte zu nützen.

Eine Emotion ist schwerer zu steuern als ein Gedanke

Eine Emotion, die mit einem negativen Gedanken verknüpft ist, hat dieselben zerstörerischen Eigenschaften wie der Gedanke, der sie geboren hat. Aber die Emotion zu steuern ist schwerer als den Gedanken.

Warum? Die Emotion ist träge. Was heißt das? Wir verabschieden den Gedanken, aber die Emotion als Zustand, als Stimmung kann noch lange andauern. Es kann einem auch übel sein, oder man kann Angst haben, und man weiß nicht, warum. Und je schwerer sie aufzulösen ist, desto stabiler ist ihre negative Wirkung. Deshalb nimmt im System der Gesundheit die Ausbalancierung der Emotionen eine wichtige Stelle ein. Stellen Sie sich vor, die Emotionen wie ein Schiff zu steuern: Sie drehen das Steuerrad nach rechts, nach links, je nachdem, was im Augenblick von Vorteil ist.

Grundlage einer gesunden Psyche ist die Flexibilität der Emotionen

Wir werden lernen, den emotionalen Zustand schnell zu verändern und nicht an ihm festzuhalten. Diese emotionale Flexibilität ist verwandt mit der Flexibilität der Wirbelsäule. Und wie Sie schon wissen, ist eine flexible Wirbelsäule das A und O der Gesundheit. So ist auch ein flexibles, ausbalanciertes emotionales System das A und O der Gesundheit unserer Energetik. Es gibt nach, aber es bricht nicht – so heißt es im Volksmund. Aus diesem Grund lernen wir nun das Ausbalancieren der Emotionen.

Ausbalancieren der Emotionen. Theoretischer Teil

Um die Emotionen zu beherrschen und sie zum Nutzen für die Gesundheit einzusetzen, brauchen wir – was? Zunächst müssen wir in der Lage sein, sie zu erleben. Können wir das alle? Kommt darauf an. Erinnern Sie sich zum Beispiel, wann Sie das letzte Mal Tränen gelacht haben bis zum Lachkrampf. Und wann haben Sie schweren Kummer erlebt? Bei uns ist meist alles weder Fisch noch Fleisch … Aber man muss alle emotionalen Möglichkeiten ausschöpfen! Man muss die Emotionen hochschaukeln, durch das gesamte Spektrum gehen. Damit die Seele sich entfaltet und zu sich findet, und damit sie das künftig nach Ihrem Willen macht und sich nicht den Provokationen der Umstände ergibt. Das Ausbalancieren der Emotionen ist neben allem anderen ein gutes Mittel für die Reinigung des psychischen Raumes. Davon werden Sie sich jetzt überzeugen.

Eine Emotion hat eine starke energetische Ladung

Eine Emotion, ausgedrückt als Gedanke, als Wort oder als Handlung, ist stark energetisch geladen. So verwundert es nicht, dass eine Emotion nicht nur schaffen kann, sondern auch zerstören. Wobei nicht nur negative Erlebnisse destruktiv sein können, sondern auch stürmische freudige Emotionen. Das haben wir schon behandelt. In einem russischen Märchen heißt es: »Sie konnte die Freude nicht ertragen, und bis zur Morgenmesse war sie tot.« So viel zu »positiven« Emotionen.

Für die eigene Gesundheit ist es wichtig, das emotionale Gleichgewicht zu wahren. Das bedeutet nicht, ein gefühlloser Holzklotz zu sein. Man muss nur die Emotionen lenken können und nicht zulassen, dass sie zerstörerisch werden.

Die Tiefe des Brunnens der Emotionen

Was ist emotionale Kontrolle? Sie besteht in der Fähigkeit, sich selbst in Extremsituationen im Zustand innerer Ruhe zu halten, auch wenn die Emotionen etwas anderes ausdrücken. Aber ist so etwas möglich? Es ist möglich! Um zu verstehen, warum und wie das möglich ist, kann man die Emotionen mit einem Brunnen vergleichen. Je tiefer der Brunnen (je reicher die emotionale Sphäre) ist, desto ruhiger ist der Zustand des Wassers (der Emotionen). An der Oberfläche des Brunnens kann ein Sturm wüten, aber in seiner Tiefe herrscht Ruhe. Und nur die ständigen Unterwasserströmungen (Ihre persönlichen erhabenen Gefühle) bestimmen die Bewegung. Das ist das Ideal, nach dem wir streben sollten. Man muss nur die Tiefe des Brunnens bewahren. Dann mögen an der Oberfläche die Wogen brausen – man behält seine innere Ruhe. Früher oder später werden sich die Wogen glätten. Sobald die Übungen zum Balancieren der Emotionen gelernt sind, wird man keine Angst vor derartigen emotionalen Stürmen mehr haben. Der psychische Raum ist bereit, sie ohne Schaden für die Gesundheit durchzustehen.

Kann man die »Tiefe« des Brunnens ausbauen? Zweifellos. Die erhabenen Gefühle vertiefen von selbst seinen Boden, sie schaffen sich ihre eigene Tiefe. Deshalb haben wir auch diese Methode gewählt. Außer großen Gefühlen hilft uns unsere heilsame Stimmung, der wir uns jetzt zuwenden.

Die heilsame Stimmung – Vorbereitung auf den richtigen Lebensrhythmus

Die heilsame Stimmung ist ein besonderer emotionaler Zustand, der sämtliche inneren Kräfte des Menschen mobilisieren und in ihm ein Bild der Vollkommenheit herstellen kann, sowie das Bestreben, diesen Zustand zu erreichen. Jeder hat die Gelegenheit, das außerordentliche Anwachsen der Kräfte und der Stimmung zu empfinden, wenn er das Gefühl hat, dass alles genau so sein wird, wie er es sich vorstellt. Woher weiß man das? Weil man in solchen Momenten mit besonderen Eigenschaften ausgestattet ist – man schafft sein eigenes Leben, ist sein Herr und Meister.

Gehen Sie im Gedächtnis ähnliche Zustände durch, nehmen Sie die allerdeutlichste Erinnerung. Erinnern Sie sich, wie Sie sich damals gefühlt haben, versuchen Sie, willkürlich zumindest ein »Echo« dieser Empfindung hervorzurufen. Trainieren Sie diese Fertigkeit. Auch außerhalb des Unterrichts kann die heilsame Stimmung starken Ärger überwinden, eine unverdiente Kränkung, sie kann eine schwierige Arbeit zu Ende bringen und so weiter. Erinnern Sie sich an die freudige Empfindung »Ich kann es!«

Wir wenden wieder das Prinzip der Rückkoppelung an. Das heißt, erst ruft man die Skala der Gefühle hervor, und dann intensiviert man sie schrittweise, damit im ganzen Körper die Hymne des kreativen Schaffens ertönt, damit jede Zelle des Organismus vom Strahlen der heilkräftigen Stimmung erreicht wird. Das ist die Lenkung der Emotionen. Jeden Tag bemühen wir uns, die Stimmung mit neuen Schattierungen, mit einer neuen Skala von Gefühlen zu ergänzen, und die Stimmung wird zusammen mit Ihnen wachsen. Sie fahren zur Arbeit – wo ist die Freude? Lächeln Sie jemanden an. Ihre Stimmung sollte für immer Unsicherheit, Kummer, Angst und Krankheit besiegen.

Alle Übungen des Systems sind in der heilsamen Stimmung auszuführen

Ohne diese Stimmung gelingt nichts. Die Fähigkeit, in diese Stimmung einzutreten, ist die wichtigste Fertigkeit. Beginnen Sie mit gewöhnlicher Freude, und verwandeln Sie sie allmählich in die heilsame Stimmung, erfüllt von leuchtenden Farben, von Entzücken und Liebe.

Die heilkräftige Stimmung wird gut unterstützt vom Bild der Vollkommenheit. Man kann sie in jeder beliebigen Reihenfolge hervorrufen. Wenn Sie sich heute anfangs über den schönen Tag gefreut haben und über Ihr Wohlbefinden, dann schaffen Sie erst eine positive Stimmung und ziehen dann das Bild der Vollkommenheit zu ihr hin. Wenn Sie Freude heute nicht recht empfinden können, so vertiefen Sie sich erst in das Bild der Vollkommenheit, um von dort aus nach der Freude zu tasten.

Das Bild der Vollkommenheit – die energetische Matrix des idealen Zustandes des Organismus

Das bloße Aufrufen dieses Bildes und seine Projektion auf uns selbst ermöglicht schon, die Gesundheit zu verbessern. Wenn wir uns in Gedanken das ideale Bild »überziehen«, helfen wir dem eigenen Organismus, sich auf die Gesundheit und Jugend hin umzustimmen und Prozesse der Selbstheilung im Organismus anzustoßen. Das ist, wie wenn eine Frau ein neues Kleid anprobiert, das ihr sehr gut steht. Es sieht aus, als sei alles wie es war, das ist es aber nicht – die Figur ist schlanker, die Falten sind weniger geworden, und die Augen glänzen. Und das Bild der Vollkommenheit ist noch stärker als das neue Kleid! Dieses Bild ist bei jedem ein anderes, man kann es nicht übernehmen – es ist Ihr und nur Ihr Idealzustand: Sowohl Gesundheit als auch Stimmung, Schönheit und Lebensfreude – Sie haben alles. Bewegen Sie sich in Ihrem Gedächtnis, in Ihrem Erleben auf den Idealzustand zu. Und codieren Sie in einem bestimmten Moment dieses Ideal – prägen Sie sich das Bild der Vollkommenheit ein. Vergessen Sie nicht, dass dieses Bild sich im Lauf der Zeit ändern kann und soll! Selbstverständlich in eine noch bessere Richtung.

Die Emotion ist ein energetisches Gewebe, in dessen Milieu die Gedanken existieren

Eine Emotion ist ein energetisches Gewebe, in dessen Milieu die Gedanken existieren. Sie schwimmen wie die Fische im Wasser. Wenn das Wasser rein ist, sind die Fische gesund und ausgeglichen.

Wir müssen jetzt ein anschauliches Schema der Wirkung der Emotion vorlegen und verstehen, wie man sie zum Wohl der eigenen Gesundheit einsetzt. Wir müssen klären, dass eine Emotion ein energetisches Milieu ist. Und dieses Milieu muss gesund sein, damit der Mensch gesund ist.

Ausbalancieren der Emotionen. Praktischer Teil

Im Training der Emotionen liegt der Schlüssel zur Flexibilität der Psyche

Kürzlich las ich auf einer Sporthalle den Slogan »Das Geheimnis der Gesundheit liegt in der Regelmäßigkeit des Trainings«. Ein bisschen trocken, aber richtig. Doch trainieren kann man nicht nur den Körper. Wir werden uns jetzt mit dem Training der Emotionen befassen – die Gesetze sind hier dieselben wie bei der Körperertüchtigung. Ihnen steht eine eigenartige »Dehnung« der emotionalen »Muskeln« bevor. Und dazu sind Übungen unabdingbar! Wenn die Emotionen nicht in der Lage sind, sich zugleich rasch und fließend zu wandeln, droht ein Nervenzusammenbruch, und eine Beeinträchtigung der Gesundheit ist die Folge. Jeder Mensch hat früher oder später damit zu tun. Also ist für die dauerhafte Gesundheit nichts weiter nötig als emotionale »Flexibilität«.

Wissen Sie, was es heißt, sich von Herzen zu freuen, was es heißt, sich auszuweinen, was es heißt, ausgeglichen zu sein? Sie haben es vergessen? Wir verlernen die natürliche Äußerung unserer Gefühle. Üblicher ist heute ein Halbfertigprodukt: ein bisschen Freude, ein bisschen Traurigkeit, die Unfähigkeit zu entspannen (ohne die Verwendung von Dopingmitteln wie Alkohol und Zigaretten etc.). Aber es gibt einen Ausweg aus dieser Lage. Es gibt Übungen für die Flexibilität der Emotionen. Analog zur Dehnung von Muskeln oder Wirbelsäule.

Die Stimmung muss ein wenig überdurchschnittlich sein

Was ist die ideale Stimmung? Wie schon tausendmal gesagt – freudig. Das heißt nicht, dass man tagelang in Anfällen von Entzücken schwelgen muss. Die Stimmung sollte ein wenig über der mittleren sein – leicht euphorisch. Aber wie kann man sie auf dieser Höhe halten? Genau diese Fähigkeit werden wir jetzt entwickeln. Am Anfang setzen wir den Gedanken in Bewegung, der die Richtung der Stimmung vorgibt. Wir werden zusehen, dass der emotionale Hintergrund langsam diesem Gedanken folgt und mit korrespondiert. Aber erst machen wir eine kleine Übung – um zu fühlen, wie sehr unser Befinden von der emotionalen Ausrichtung abhängt.

Übung »Maske«

Diese Übung setzt unser Experiment mit dem Lächeln fort. Denken Sie an die traurigsten, schwersten Momente in Ihrem Leben. Rufen Sie in sich Trauer hervor, vielleicht auch Kummer. Betrachten Sie sich im Spiegel. Geben Sie Ihrem Gesicht den Ausdruck tiefer Trauer. Die Mundwinkel hängen herab, die Brauen sind voller Gram zusammengezogen. Ihr Gesicht ist eine tragische Maske. Versuchen Sie, diesen Ausdruck beizubehalten. Jetzt hören Sie auf sich: Was sind Ihre Empfindungen in diesem Moment, in dem Sie voller Trauer sind? Wie fühlen Sie sich? Nicht sehr gut? Ist nicht wichtig. Hier ist sie, die Verbindung der Psyche mit dem Muskelkorsett, mit dem Körper. Sie erleben, so scheint es, aus dem Nichts Kummer, Müdigkeit, Mutlosigkeit, Nachlassen der Kräfte usw. Nach starken traurigen oder negativen Erlebnissen fühlt man sich, als hätte man den ganzen Tag riesige Steine geschleppt. Alte Krankheiten melden sich und neue werden sichtbar … Da sind Tränen. Weinen Sie, aus tiefstem Herzen, Sie haben nichts zu verbergen.

Und endlich – weg mit Trauer und Kummer! Ist es schwer, sich schnell umzustellen? Stellen Sie sich vor, Sie stehen unter einem kleinen Wasserfall. Das fallende Wasser umspült Sie und trägt alles traurige Erleben fort. Es befreit und gibt Kraft und Leben! Und schon haben Sie sich beruhigt. Jetzt heben Sie mechanisch die Mundwinkel an. Erinnern Sie sich an Ihr Lächeln. Ihr Gesicht ähnelt einer komischen Maske. Genug mit dem traurigen Schauspiel. Sehen Sie! Nur eine Kleinigkeit – ein Lächeln, und das Gesicht verändert nicht nur seinen Ausdruck, sondern auch seinen Inhalt: Es wird freundlich, freudig. Festigen Sie die erhaltene Freude durch die positivsten Erinnerungen. Stellen Sie sich vor, in Ihren Händen, die zu einem Gefäß geformt sind, ist Wasser, in dem alle freudigen Empfindungen, die besten Minuten, die angenehmsten Erinnerungen gelöst sind. Beugen Sie das Gesicht zu den Händen hin. Empfinden Sie den Anflug von Freude, fühlen Sie, wie die Freude Sie erfüllt. Jetzt hören Sie in sich hinein, hören Sie auf Ihre Empfindungen. Was ist mit dem Lächeln passiert? Kann es sein, dass es natürlicher geworden ist? Und was hat sich an Ihrem Befinden verändert? Sie sind viel lebendiger, stärker und fröhlicher – woher das nur kommt? Es fühlt sich an, als würde nichts wehtun oder jucken. Ein tolles Ergebnis für den Anfang.

Was wir bei der Maskenübung erfahren haben

Sie konnten sich im Zustand der Freude und der Trauer überzeugen, dass diese Zustände sich in Ihrem körperlichen Befinden niederschlagen. Die Emotionen lenken den physischen Zustand. Wenn Sie aber umgekehrt die Emotionen lenken? Verstanden? Das sind praktisch unbegrenzte Möglichkeiten. Um gesund zu sein, muss man die Emotionen in Bewegung bringen oder, wie wir sagen, »hochschaukeln«. Das ist äußerst wichtig! Es ist notwendig, die Blockaden im eigenen emotionalen Hintergrund zu lösen. Alles Überflüssige beseitigen, sich reinigen.

Übung »Tonleiter«
Bevor ein Musiker sich an die Arbeit macht, spielt er seine Finger mit Hilfe der Tonleiter ein. Er wiederholt immer wieder die nervigen Übungen, um im entscheidenden Moment eine schwierige Stelle zu meistern. Nach demselben Schema arbeiten wir mit unseren Emotionen, um in einem schwierigen Augenblick unsere Gesundheit schützen zu können. Der Unterschied ist, dass unsere Übungen viel reizvoller sind als die Tonleiter.

Wir üben die erste Tonleiter ein – die Dur-Tonleiter

Jetzt rufen wir die freudigen Emotionen hervor, lieber Leser! Denken Sie an den freudigsten Tag, erinnern Sie sich bis in die kleinsten Einzelheiten. Womit war diese angenehme Empfindung verbunden? Erinnern Sie sich, wie das Wetter war. War es morgens oder tagsüber? Oder abends? Wie waren Sie gekleidet? Vielleicht können Sie sich sogar an Gerüche erinnern? Es wäre schön, noch ein paar solche Tage zu verbringen, nicht wahr? Es werden Tausende folgen! Jetzt versuchen Sie, sich maximal mit der Empfindung von Freude und Glück zu erfüllen. Licht, Freude, Sonne sind in Ihnen. Haben Sie sich noch nicht genug in ihren Strahlen gewärmt? Geben Sie weiter Freude und Glück dazu, leihen Sie sich auch von anderen Tagen etwas zum Freuen, aus Büchern und Filmen, woher auch immer es möglich ist. Die angenehmen Empfindungen sollen im Überfluss vorhanden sein, so viele, wie Sie es sich wünschen. Fügen Sie noch mehr Freude dazu, und noch mehr und noch mehr, bis Sie das Gefühl haben, dass es reicht, dass Sie eine Pause brauchen – auch Freude kann ermüden. Stellen Sie sich dann vor, langsam aus dem Ozean der Freude herauszutreten. Ohne Bedauern, denn wenn Sie wollen, können Sie zurückkehren. Jetzt wissen Sie, dass er existiert. Sie selbst entscheiden, wann Sie genug Freude haben und wann es an ihr mangelt. Sie sind der Herr über die Freude!

Wir üben die zweite Tonleiter ein – die Moll-Tonleiter

Nun werden wir trauern. Und Sie müssen nicht lange nachdenken – die Traurigkeit ist schnell zur Stelle. Die traurigsten Tage, die schwersten Erinnerungen erstehen vor Ihrem geistigen Auge. Denken Sie an die schrecklichen Tage, als eine nahestehende Person aus dem Leben schied. Es schien damals, als könnten Sie sich niemals aus der Finsternis der Verzweiflung und des Kummers befreien. Versuchen Sie, die Details lebendig werden zu lassen, das erlaubt Ihnen, sich in die Trauer zu vertiefen. Stärken Sie Ihren Brustkorb, möge er größer werden, stellen Sie sich vor, Sie hätten noch mehr Trauer überlebt; möge die Trauer Ihr ganzes Wesen überschwemmen. Sintflut, Erdrutsch. Um Sie herum herrscht Finsternis, kein Morgengrauen, keine Hoffnung. Die ganze Welt liegt in Trauer, Finsternis und Kummer. Es scheint, eine noch größere Trauer hielten Sie nicht aus – Sie haben keine Kraft mehr! Oder doch? Denken Sie an all die noch so kleinsten Kränkungen, selbst aus der Kinderzeit, frischen Sie alle Erinnerungen auf! Durchleben Sie alle traurigen Momente noch einmal! Es soll kein einziges Ereignis in der Sammelbüchse der Erinnerungen bleiben – das Ihrer Trauer würdig ist. Was fühlen Sie? Genug der Prüfungen? Nein? Dann verstärken Sie sie, so gut Sie können. Wenn Sie das Gefühl haben, dass Sie mit Ihrer Trauer bis zum Letzten gegangen sind, halten Sie ein. Sie haben die gesammelten Kränkungen und Anlässe für Traurigkeit auf ein Jahr im Voraus »verbrannt«. Wie fühlen Sie sich jetzt?

Stellen Sie sich vor, Sie haben Traurigkeit, Kränkung und Kummer abgestreift. Schütteln Sie sie ab wie ein Hund, der aus dem Wasser steigt. Auch die traurigsten Erlebnisse kann man abwerfen, wie Wasserspritzer. Das Ziel der Übung ist, sich davon zu überzeugen, dass die bodenlosen Tiefen des Kummers sich unterwerfen – Sie selbst sind der Schöpfer Ihrer Trauer. Wenn Sie wollen, dann trauern Sie, wenn nicht, dann nicht.

Wir üben die dritte Tonleiter ein – die chromatische

Bei der chromatischen Tonleiter kann man nicht sagen, sie sei Dur oder Moll, weil sie sich nach Halbtönen bewegt. Diese Methode haben große Musiker genutzt, wenn sie das Gefühl der Ewigkeit, der Nähe zu Gott ausdrücken wollten. Und auch wir wollen uns an die Ewigkeit und den Zustand der großen Ruhe annähern. Sind Sie müde von starken Gefühlen? Die stürmische Freude hat nicht wenig Kraft gekostet. Ein Schwall von Traurigkeit hat Sie erschöpft. Nach den Stürmen von Freude und Trauer brauchen wir Ruhe. »Alles geht vorüber«, sagten die Alten. Auch der Gram, der »nicht von dieser Welt« ist, und das Entzücken vergehen. Immer von Neuem, den Lebensereignissen hinterher, erleben wir Wellen der unterschiedlichsten Erfahrungen. Sie werden erneut Freude und Gram und Wut und Erstaunen und Entzücken und Glück und stille Trauer erfahren. Alles vergeht, und alles kommt wieder. Das Leben ordnet unsere Erlebnisse und gibt uns so die Möglichkeit, uns besser zu verstehen. Darin liegt die große Weisheit des Lebens.

Kennen Sie das – Sie liegen in einer Wiese oder im Sand und schauen in den Himmel, und über Ihnen breitet sich ein unfassbarer Sternenhimmel aus. Sie blicken zu den Sternen und denken darüber nach, was die Zeit ist. Im Vergleich zu uns sind die Sterne ewig. Sie haben vieles gesehen, sie haben den Aufstieg und den Untergang der großen Zivilisationen gesehen, von denen wir in der Schule gelernt haben. Um Sie herum ist nichts außer der Nacht. Ihre unermessliche Schwärze hat alles aufgesogen: die Freude, die Trauer. Vielleicht sagt man deshalb über Verstorbene, dass sie in den Himmel kommen? Etwas in uns strebt ebenfalls dahin, und plötzlich verschmelzen Sie mit dem Himmel. Erinnern Sie sich, wie Sie sich verzweifelt an den Kopf gegriffen und von Ruhe geträumt haben? Hier ist sie, die Ruhe. Um Sie herum und in Ihnen drinnen. Ihre Leiden lösen sich auf, vielleicht haben Sie sie anders betrachtet als bisher. Was soll ein Streit oder Verdruss angesichts des unermesslichen Himmels? Sie empfinden eine tiefe Ruhe. Sie bekommen so viel davon, wie Sie brauchen. Wenn Sie genügend Ruhe empfangen haben, gehen Sie aus diesem Zustand heraus. Denken Sie an unaufschiebbare Dinge, stürzen Sie sich in die Sorgen des Alltags. Füttern Sie die Katze, oder gehen Sie mit dem Hund spazieren, setzen Sie Tee auf, oder schauen Sie aus dem Fenster. Wie sehr hat sich Ihre Selbstwahrnehmung verändert? Und Ihr Kummer? Sind sie ein wenig verblasst und scheinen sie nicht mehr ganz so schlimm? Die Empfindung der Tragik der Existenz ist verschwunden. Sie haben vieles begriffen, als Sie mit der Ruhe in Berührung kamen.

Versuchen Sie, auf ähnliche Weise Wut, Empörung, Angst hervorzurufen. Beenden Sie die Übung durch eine erneute Vertiefung in die Freude. Sie können willkürlich verschiedene Emotionen wachrufen. Sie können sie verstärken oder abschwächen, Sie können sie einfach ausmachen. Wie einen Fernseher. Ihnen droht kein Tod mehr vor Freude oder Kummer. Sie sind Meister der eigenen Stimmung und des eigenen Zustands. Führen Sie diese Übungen aus, sobald die Wut Sie packt oder der Verdruss oder ein anderes zerstörerisches Gefühl. Sie haben die Macht, sich in Freude zu vertiefen, Trauer hervorzurufen, sich von akuten Unannehmlichkeiten frei zu machen, indem Sie sich in die Ruhe vertiefen. Mit Hilfe dieser Übung können Sie sich vor zerstörerischen Emotionen schützen, Sie können ihren Schutt in Ihrer Seele wegschaufeln und der Freude Platz schaffen. Sie sind Meister der Emotionen!

Die Arbeit mit zerstörerischen Emotionen

Das ist Arbeit mit dem Feind – mit dem Saboteur, der die Gesundheit zerstört und das Leben kaputtmacht. Den Feind muss man verstehen und lernen, ihn zu steuern. In der Arbeit mit zerstörerischen Emotionen ist die Hauptsache, rechtzeitig das Bewusstsein einzuschalten und sich zu fragen: »Lohnt es sich, mit dem Feuer zu spielen?«

Die negative und die zerstörerische Emotion

Was meinen Sie: Ist die Emotion, wenn sie »negativ« heißt, schädlich oder »schlecht«? Ja oder nein? – Dröseln wir das auf, denn sonst reinigen wir unseren psychischen Raum so einseitig, dass wir wieder ungeschützt bleiben vor Krankheit und Stress. Denn wo ist unsere Angst, die wir brauchen, damit sie uns vor nächtlichen Spaziergängen im Wald und vor zu hoher Geschwindigkeit beim Fahren schützt? Sie ist nicht da, wenn wir sie im guten Glauben als negative Emotion entsorgt haben. Es muss anders gehen. Positiv betrachtet: »Negative« Emotionen in einem explosionsartigen Ausbruch sind urzeitliche Schutzreflexe, Teile des genetischen Gedächtnisses. In Not handeln wir simpel und entschlossen: wegrennen, an Ort und Stelle erstarren, der Gefahr entgegentreten und Aggression demonstrieren usw.

Weitere Beispiele negativer Reaktionen: Zorn? Ist Zorn schädlich? Ein Rüpel hat einen alten Mann geschlagen. Und uns packt nicht der Zorn! In uns kocht nicht das Blut! Weder Sie noch sonst jemand reagiert. Weil kein Zorn da ist, wir haben ihn als negative Emotion zusammen beseitigt – wegen seines schlechten Rufes. Das sind die Früchte mangelnder Erfahrung. Also – ist Zorn schädlich? Aber verwechseln Sie nicht »heiligen Zorn« mit sich lange hinziehender Wut. Über solche zerstörerischen Zustände sprechen wir später. Zunächst aber geht es um den gesunden Zorn – als Anstoß für Veränderung, als Anstoß, mehr zu erreichen, als Anstoß zu siegen! Ist der gesunde Zorn gut oder schlecht? Wenn man so will: Ein Mann, der niemals zornig geworden ist, ist überhaupt kein Mann.

Jetzt beschäftigen wir uns mit dem Neid. Ist er schlecht oder gut? Die Frage ist komplizierter. Der Geist des Wettkampfs – der Wunsch, die Höhen zu erklimmen, die ein Freund schon erreicht hat, was wir im Alltag Neid nennen – das ist streng genommen kein Neid. Denn jeder träumt davon und strebt danach, mehr zu erreichen – jeder, ohne schmutzige Intrigen und Prügel! Nicht zufällig spricht man von weißem und schwarzem Neid. Der schwarze Neid ist ein zermürbender, zerstörerischer Zustand, der den höchsten Idealen der Menschheit widerspricht. Wenn wir vom schöpferischen, aufbauenden Neid sprechen, vom Geist des Nacheiferns, vom Streben nach mehr, kann man sagen: Wer nicht neidisch ist, will sich nicht entwickeln. Ist das gut oder schlecht? Wer das Bestreben hat, das eigene Leben zu verändern, braucht Elemente des »weißen Neides«.

Wir halten fest, dass alle Emotionen ursprünglich weder nützlich noch schädlich sind. Es gibt unter ihnen einfach keine, die ursprünglich schädlich oder nützlich ist! Bevor man eine Emotion loswerden will, muss man deshalb ihre Natur studieren!

Eine negative Emotion ist weder schlecht noch gut

Eine negative Emotion ist wie eine giftige Schlange. Das ist keine negative Charakteristik. Aber jetzt haben wir die Assoziation in Gang gesetzt: giftige Schlange – Gefahr – schlecht, schrecklich, tödlich. Die Schlange kann so sein, aber nicht unbedingt, nur unter bestimmten Umständen. Zum Beispiel trifft es nicht zu, wenn man die Schlange durch das Glas eines Terrariums beobachtet oder im Fernsehen die Sendung »Welt der Tiere« ansieht etc. Das Bild einer Giftschlange ist im Großen und Ganzen neutral. So auch die negative Emotion. Sie kann genauso gefährlich sein wie die Schlange, aber auch genauso nützlich wie ihr tödliches Gift, wenn man es an der richtigen Stelle und kenntnisreich anwendet. Oder nehmen wir die Freude – eine positive Emotion, die auch schaden kann, wenn wir wegen ihrer Intensität die Kontrolle über unsere eigenen Reaktionen verlieren: Beispiele dafür sind übermäßiges Aufgekratztsein, zusammenhangloses Gestammel, verrückte Handlungen ... Ganz zu schweigen von einem durch überschwängliche Freude ausgelösten Infarkt!

Unterscheidungsmerkmal einer zerstörerischen Emotion

Eine Emotion, negativ oder positiv, beginnt zu zerstören, wenn sie weiter wirkt, obwohl sich das Umfeld verändert hat. Es gibt keinen Grund mehr, diese Emotion so stark zu leben, aber man verharrt in ihr und kommt nicht von ihr weg. Die Emotion ist zerstörerisch, wenn sie nicht mehr flexibel ist, wenn wir nicht mehr in der Lage sind, sie zu steuern! Darin besteht ihr Unterschied zum zerstörerischen Gedanken. Wenn der zerstörerische Gedanke allein durch seinen Inhalt zweifellos zerstört, so wird die Emotion erst bei Verlust der Kontrolle über sie zerstörerisch. Einigen wir uns darauf, dass wir eine tatsächlich schädliche Emotion auch zerstörerisch nennen. Aber die Bezeichnung als negativ oder positiv ist nur eine Bedingtheit, die auf der Empfindung gründet.

Um sich zu beherrschen, muss man in der Lage sein, sich von seinen Emotionen zu lösen. Und ich schlage eine Methode vor, die hilft, sich von der Emotion zu lösen, sobald wir dies wünschen. Die vorgeschlagene Übung wirkt bei 90 Prozent aller möglichen Emotionen. Und wenn man das gesamte System der Gesundung beherrscht, so liegt der Wirkungsfaktor bei 99 Prozent. Gehen Sie für diese Übung in einen gut durchlüfteten Raum, in dem Sie schreien können.

Expressmethode zur Trennung von jedweder Emotion

Machen Sie vor Beginn der Übung einige tiefe Atemzüge. Wenn Sie die Sam-Chon-Do-Atmung anwenden, wird sich der Effekt noch erhöhen. Also, atmen wir richtig:

Wir setzen uns bequem hin, der Kopf ist frei von allen Gedanken. Nur Leere, bereit, etwas Neues aufzunehmen. Einatmen – Kälte – durch die Nase. Ausatmen – Wärme – durch den Mund. Das Einatmen dauert etwa halb so lang wie das Ausatmen. Wir atmen ruhig, sechs Sekunden einatmen, zwölf Sekunden ausatmen, fünf bis sechs Sekunden Pause. Beim Einatmen wiederholen wir in Gedanken »e-i-n-a-t-m-e-n«, beim Ausatmen »a-u-s-a-t-m-e-n«. Jedes Einatmen bringt Kühle, jedes Ausatmen Wärme mit sich. Wir zählen beim Atmen. Wir wiederholen diese Übung nicht weniger als zehn bis elf Mal. Am Ende der Atemübung: Ausatmen mit einem Schrei. Wir schreien bei jedem Übungszyklus, wir beenden jeden der zehn bis elf Zyklen mit dreifachem »Schreiatmen«. Warum Schreien?

1. In unserem Atmungssystem zur Beseitigung entsprechender Beschwerden ist der Schrei ein unverzichtbares Element.
2. Beim Atmungsprozess mit angespanntem geräuschvollem Ausatmen, das in ein Schreien übergeht, entsteht sogleich ein Gefühl der Wärme. Nach der Aufnahme des Sauerstoffs durch den Organismus verbleiben Reste, welche starke Oxidationseffekte haben. Deshalb sollte man, um überflüssige Oxidationsreaktionen zu vermeiden, die Reste des Sauerstoffs entfernen. Wenn wir die Atemübungen mit einem Schrei beenden, machen wir genau das.
3. Nach dem Schreien fühlt sich der Mensch freier, er befreit sich wie ein junger Vogel von der engen Schale. Werden wir das Überflüssige los, befreien wir uns von dem, was uns behindert, was uns bremst.

Der Schrei ist nicht nur ein Ausatmen der Luft über die Stimmbänder. Der Schrei ist das Einschalten mächtiger psychischer Hebel. Was macht ein Kind, wenn es zur Welt kommt? Richtig! Es schreit. Und was machen Kämpfer, wenn sie zum Angriff übergehen? Sie schreien! Und wenn ein Mensch Angst hat, wenn er sich ärgert oder freut? Wenn er starke Emotionen ausdrückt? Richtig, er schreit! Ein Schrei ist der einfachste und erreichbarste Ausdruck des Gipfels emotionalen Ausdrucks. Versuchen Sie zu schreien, so laut es geht! Lauter! Lauter!

Und jetzt setzen wir unsere Übung zur Beseitigung der Emotionen fort. Konzentrieren Sie sich auf die Emotionen, von denen Sie sich trennen wollen. Stellen Sie sie sich als Bild vor. Wo befindet es sich? In Ihnen? Vielleicht auch neben Ihnen: vor, hinter, über, unter Ihnen? Stellen

Sie sich die Farbe dieser Emotion vor, die Umrisse, den Umfang. Wenn das Bild der Emotion scharf wird (wir verwenden nicht mehr als zwölf bis fünfzehn Sekunden darauf), fangen Sie an, tiefer zu atmen. Richten Sie Ihre Aufmerksamkeit auf die kleinsten Veränderungen des »Bildchens«. Man kann sich eine Emotion auch als Tier vorstellen, als Menschen, als Farbfleck oder als Ton – Hauptsache, es handelt sich um ein klares Bild.

Fangen wir an, die Emotion zu bewegen

Wenn das Bild der Emotion beginnt, sich im Takt Ihrer Atmung zu bewegen (auch wenn das kaum merklich sein sollte), stoßen Sie es von sich. Allmählich drängen Sie das Bild der Emotion immer weiter und weiter weg. Atmen und stoßen Sie die Emotion so lange, bis sie sich in ausreichendem Abstand befindet. Atmen Sie gegen die Emotion an und beginnen Sie, die Emotion im Takt der Atmung zu verkleinern. Wenn Sie während der Arbeit mit dem Bild der Emotion schreien wollen (wenn auch nur mit halber Kraft), dann schreien Sie!

Der magere Rest der Emotion

Nachdem das Bild der Emotion verkleinert ist, entfernen wir alle Details daraus – die Farbe, die Form. Arbeiten Sie wieder im Rhythmus Ihrer Atmung! Und es bleibt ein »magerer Rest« vom Bild der Emotion: weit weg, klein, farblos.

Fangen Sie wieder an, im System Sam Chon Do zu atmen (einschließlich Schreien). Und beim abschließenden Schrei beim Ausatmen werfen Sie das Bild der Emotion so weit wie möglich von sich. 100 Meter, einen Kilometer, über die Landesgrenzen und dann weg vom Planeten Erde. Werfen Sie es beim letzten Schrei weit in die Tiefen des Universums!

Was Sie schon gelernt haben

Sie haben gelernt, mit den eigenen emotionalen Zuständen zu arbeiten. Sie haben erfahren, dass Sie selbst bestimmen, wie negativ oder positiv die eine oder andere Emotion ist, worin der Wert und die Gefahr positiver und negativer Emotionen besteht. Sie erinnern sich, wie Sie im System Sam Chon Do atmen sollen. Man kann sagen, dass Sie allmählich zum Meister Ihrer Emotionen werden. Das heißt, es ist an der Zeit, über die heilsamen erhabenen Gefühle zu sprechen!

Das erhabene Gefühl der Kreativität

Kreativität ist eine Medizin von wundertätiger Kraft. Aber, wie bei jeder anderen Medizin auch, muss man mit ihr umgehen können. Wer sich verliert, nicht weiß, wie er handeln soll, denke an die vier Prinzipien unseres Systems. Wer ihren Vorgaben entsprechend handelt, mache mutig weiter. Wer eines davon vergessen hat, halte inne und denke nach, wie er agieren soll, damit es nicht außen vor bleibt. Die Freude, ein klares Ziel, körperliche Betätigung und die Reinigung des psychischen Raumes müssen sich wie ein roter Faden durch all Ihre Aktivitäten ziehen. Die Freude funktioniert nicht ohne das Wissen um das eigene Ziel. Man kann sich keine erhabenen Gefühle aneignen, wenn man die Übungen verschlampt. Beobachten Sie die Richtigkeit Ihrer Handlungen – niemand kann Ihnen das abnehmen.

Warum die Kreativität das erste Gefühl ist, das man beherrschen sollte

Mit diesem Gefühl sollte man sich zu allererst bekannt machen, weil in ihm enorme Reserven an Heilkräften verborgen sind. Wenn man den Organismus des Menschen mit einem Computer vergleicht, so wäre der

Zustand der Kreativität, den man im Bereich der Freude erreicht hat, ein besonderes »Unterprogramm«, das es erlaubt, sämtliche »Einstellungen« des Organismus zu ändern und den Mechanismus der Selbstheilungsprozesse einzuschalten. Wenn man mit der Kreativität in Berührung gekommen ist, richtet sich der Organismus auf Heilung aus.

Legen wir das Gefühl der Kreativität als den deutlichen Wunsch aus, die Leere mit seinem Schaffen zu füllen, die Harmonie wiederherzustellen, sich in der Welt zu verdoppeln und auf Resonanz zu stoßen. Das Gefühl der Kreativität ist die Empfindung der schöpferischen Kraft und ihrer Notwendigkeit. Man wird als Kreator gebraucht und kann diese Welt verändern. Man muss nicht unbedingt ein Künstler sein oder Musiker oder Schauspieler, um kreativ zu sein. Man kann sein Leben schöpferisch gestalten, was nicht weniger interessant ist. Ich halte das für erstaunlich attraktiv und äußerst nützlich für die Gesundheit. Wenn der Mensch etwas Neues schafft, muss er Stereotypen überwinden. Kreativität ist ein prinzipiell freier und individueller Akt. Dasselbe gilt auch für die Gesundung. Um gesund zu werden, muss man die Stereotypen der Nicht-Gesundheit überwinden. Im Rahmen unseres Systems kreieren Sie selbst Ihre Gesundheit, und niemand kann das an Ihrer Stelle tun. Außerdem: Kreativität setzt die Schaffung von etwas Neuem voraus. Neu für Sie. Sie können ein Fahrrad erfinden, und niemand hat davon einen Nutzen, außer Sie selbst. Sie erfahren einen Höhenflug der Phantasie, die Freude des Schaffens, den Stolz des Schöpfers. Und Sie sind ein Sieger, selbst wenn das Fahrrad schon vor Ihnen erfunden wurde.

Im Folgenden erkläre ich Ihnen einige Probeübungen, die uns erlauben, die Macht unserer schöpferischen Energie zu spüren. Ich erinnere daran, dass unser Ziel bei der Bekanntschaft mit einem erhabenen Gefühl der Erwerb der Gesundheit ist. Eben diesem Ziel sind alle Übungen und Prozeduren des Systems unterworfen.

Denken Sie an das erhabene Gefühl der Kreativität

Erinnern Sie sich an Ihren größten schöpferischen Triumph. Denken Sie an den Zustand der Freiheit und des Schaffens, worauf auch immer er sich bezog. Sie schufen Schönheit, die die Welt erfüllte. Sie haben einen wichtigen Schritt getan, haben Verse geschrieben, einen Vertrag abgeschlossen, Sie haben gelernt, auf dem Kopf zu stehen – es kann alles sein.

Fixieren Sie das Bild des schöpferischen Gelingens

Fixieren Sie das Bild, das Sie mit schöpferischem Gelingen assoziiert haben. Der eine malt vielleicht ein Ölbild, ein anderer eine Hieroglyphe oder einen Sack voller Geld. Der eine denkt an eine Farbe, der andere sieht sich in guter Stimmung – jeder hat seine eigene Vorstellung von Kreativität. Denken Sie daran: Wenn Sie das Bild erschaffen haben, erhalten Sie den Schlüssel für die weitere Arbeit!

Übung »Fluss der Kreativität«

Als Sie sich an die Momente der Kreativität erinnert haben, haben Sie nicht nur ein Bild geschaffen, Sie haben Ihre »schöpferischen Muskeln« aktiviert. Jetzt ist die beste Zeit, sie ein wenig zu trainieren. Ihre Aufgabe besteht darin, spürbar mit dem erhabenen Gefühl der Kreativität in Kontakt zu kommen. Also, was enthält Ihre Schatztruhe des Könnens? Wenn Sie sich Ihrem Bild der Kreativität zuwenden, geht der Organismus in eine Ordnung über, in der er das Alte ablegt und das Neue schafft. Formulieren wir den Wunsch, eine Handlung zu finden, die die Energie des schöpferischen Gefühls ausdrückt! Formulieren Sie Ihre Bitte genau in dieser Form: »Ich will, dass ich das erhabene Gefühl der Kreativität erlebe!« Und behalten Sie das geschaffene Bild in Ihrem Kopf. Beobachten Sie Ihre Gedanken. Gerade jetzt wird das Gehirn unterschiedliche Varianten von schöpferischen Handlungen vorschlagen, gerade jetzt! Sie wollen aufstehen? Stehen Sie auf! Sie meinen, Sie sollten sich setzen? Setzen Sie sich! Sie wollen hüpfen – dann hüpfen Sie! Sie wollen eine Grimasse schneiden – bitte sehr! Hauptsache, Sie gehen alle auftauchenden Wünsche durch! Hauptsache, Sie stehen nicht still! Sie wollen Unsinn machen? Phantastisch! Machen Sie Unsinn! Es drängt Sie zum Singen – singen Sie! Was auch immer Sie wollen – nicht »aus irgendeinem Grund«, sondern einfach so. Trauen Sie sich!

Der Zustand des Höhenflugs – Methode, mit dem erhabenen Gefühl der Kreativität in Kontakt zu kommen

Würden Sie gerne fliegen lernen? Was heißt, ich habe Angst vor der Höhe? Vergessen Sie Ihr »Ich kann nicht, ich hab Angst«. Sind Sie im Schlaf geflogen, zumindest irgendwann einmal? Vermutlich ja. Der Mensch hat immer vom Fliegen geträumt, er wollte fliegen. Am leichtesten geschah das im Traum oder in der Phantasie. Welche Empfindungen haben Ihre Flüge im Schlaf begleitet? Erinnern Sie sich! Am ehesten sind das wohl Angstfreiheit, überschäumende Kräfte, Unterwerfung jeder Bewegung unter den Willen und die Gedanken. Außerdem Allmacht, die man daran misst, wie sehr der Körper dem Bewusstsein gehorcht. So kann man die ganze Welt verändern, die im Traum existiert! Etwas Ähnliches entdeckt man auch im Wachzustand, wenn man alle Etappen der vorgestellten Übungen durchgeht. Man wird zum Beherrscher des Willens sowie furchtlos und fähig, ein gesetztes Ziel zu erreichen. Man fühlt sich als derjenige, der das Gefühl der Höhe kennt, das Gefühl der Geschwindigkeit, das Gefühl des Höhenflugs!

Aufsteigen

Atmen Sie tief ein und aus. Konzentrieren Sie sich auf den Zustand der Leichtigkeit. Stellen Sie sich vor, wie eine unirdische Leichtigkeit Ihren Körper erfüllt. Eine Sie durchflutende Energie kribbelt in Ihren Fingerspitzen, sie wartet darauf, dass sie aus den Fingern »schießen« kann. Wie eine Rakete. Oder fliegen Sie wie ein Luftballon in den Himmel? Wie eine Luftschlange? Alles ist möglich, und alles darf sein.

Schließen Sie die Augen. Leichtigkeit erfüllt Sie, von ihr durchdrungen erheben Sie sich nach oben! Sie haben sich von der Erde entfernt und steigen zielstrebig immer höher und höher. Sie gewinnen sicher an Höhe. Schon schweben Sie über den Häusern, fliegen über Ihrer Straße. Erstaunlich, wie deutlich alles von oben sichtbar ist! Fixieren Sie die Empfindung der Höhe. Blicken Sie nach unten: Wie klein die Straßen und die ganze Gegend unten aussehen – wie eine Landkarte. Prägen Sie sich dieses Bild ein.

Rundflug über ihre Straße

Atmen Sie tief ein und aus. Konzentrieren Sie sich auf den Begriff »Leichtigkeit«. Stellen Sie sich Ihre Straße in der ganzen Länge vor, erinnern Sie sich, ob es auf dem Weg vertikale Hindernisse gibt. Zum Beispiel einen Turm. Vermessen Sie die Flugbahn Ihrer Reise. Schließen Sie die Augen und steigen Sie hoch! Fliegen Sie mit Genuss! Alle Ängste, alle »Ich kann nicht, ich darf nicht« sind weit weg. Ziehen Sie die Zeit des Aufenthalts in diesem Zustand anfangs nicht in die Länge, solange Sie sich nicht ganz sicher fühlen. Wenn Sie den Flug beenden, landen Sie weich und fühlen die Schwere des Körpers. Öffnen Sie die Augen. Sie haben den ersten Teil der Übung mit Bravour bestanden!

Rundflug um den Planeten

Atmen Sie tief ein und aus. Konzentrieren Sie sich auf den Begriff »Leichtigkeit«. Stellen Sie sich unseren Planeten vor. Blau, an den Polen etwas zusammengedrückt, dreht sich die Kugel langsam, kaum merklich. Und vor Ihrem Auge geht eine Farbe in die andere über: gelb, ocker, dunkelbraun – Trockenheit, grünlich-blaue Übergänge zwischen den Ozeanen und Meeren. Die Kugel ist von einer Atmosphäre umgeben. Stellen Sie sich vor, dass Sie sich etwas abseits befinden – über dem Planeten. Jetzt umfliegen wir den Planeten auf einer Kreisbahn und betrachten alles aufmerksam. Schließen Sie die Augen. Stellen Sie sich vor, dass Sie zu den Wolken fliegen. Es reicht Ihr Wunsch, sich zu erheben – und schon sind Sie in der Höhe. Und da – die Atmosphäre ist unter Ihnen. Konzentrieren Sie sich, und fliegen Sie zielstrebig vorwärts. Die Kontinente wechseln sich unter Ihnen ab, Sie sehen Flüsse, Bergrücken. Nord- und Südpol ähneln weißen Mützen. Dann ist es Zeit, nach Hause zu kommen. Verlangsamen Sie den Flug und lassen sich weich auf der Erde nieder. Alles hat hervorragend geklappt.

Kommentar zur Übung

Wenn Sie die Übung machen, halten Sie ein Bild fest, welches die gedanklichen Bilder und Erlebnisse, mit denen Sie arbeiten, zusammenfasst. Halten Sie das Bild fest, welches am besten Ihre Empfindungen spiegelt. Dieses Festhalten ist nötig, um aus der Reihe von Bildern eine Nummer eins auszuwählen. Das kann ein Blitz sein, ein Fragment einer Landschaft, eine Farbe. Genau dieses Bild wird zum Symbol der Energie, die Sie in der Arbeit verwenden, ein Code, ein Startknopf für eine besondere Funktion von Gesundungsprozessen. Die Suche, das Finden dieses Bildes ist das Ziel dieser Übungen.

Zwischenergebnis

Die ausgeführten Übungen garantieren natürlich nicht, dass sich in Ihnen unverzüglich das erhabene Gefühl der Kreativität einstellt. Hauptsache, die Samen sind gesät. Sie wissen, dass die Rolle der Kreativität im Prozess der Gesundung nicht zu unterschätzen ist. Der kreative Zugang hilft bei der Lösung jedes Problems, er erlaubt es, auf eine neue Weise heranzugehen und eine schwere Aufgabe nicht standardmäßig zu lösen. Die Berührung mit der Energie der Kreativität hilft, das Programm der Selbstheilung zu starten.

Die schöpferische Energie offenbart sich bei der Ausführung der Körperübungen unseres Systems

Am Ende des Buches werden Sie wieder mit Übungen arbeiten. Aber diesmal ist es eine besondere Arbeit. Sie kommen mit den großen Gefühlen in Berührung, erwerben neue Techniken zur Herstellung des Bildes der Vollkommenheit und erfahren etwas Neues über Massage und Atmung. All dieses Wissen, all diese Fähigkeiten verändern Ihren Zugang zu den Übungen. Sie werden Ihren Körper erschaffen, mit Emotionen arbeiten und den Organismus mit einem Lächeln wecken.

Freude und Lachen – die Begleiter der Kreativität

Dass das Lachen uns Kraft und Sicherheit gibt, weiß jeder. Das Komische ist das von Angesicht zu Angesicht angenommene und deshalb besiegte, weil verziehene Böse. Deshalb ist die Position des Lachenden siegbringend und gleichzeitig großherzig: Er antwortet lachend auf das Böse, er vergilt es mit Gutem. Er ist stärker – seine Antwort sind nicht Angst, Tränen oder Aggression, sondern ein Lächeln.

In der Geschichte der Medizin wurde der amerikanische Journalist Norman Cousins berühmt als das Beispiel eines »Menschen, der den Tod durch Lachen vertrieben hat«. Vor etwa 40 Jahren hatte ihn ein sehr schmerzhaftes Leiden befallen – eine chronische Wirbelsäulenerkrankung. Die Ärzte gaben ihm praktisch keine Hoffnung. Cousins verließ das Krankenhaus und bat, ihn in ein Hotel zu überstellen. Er fing an, sich systematisch selbst zum Lachen zu bringen und schaute eine Filmkomödie nach der anderen an. Nach einigen Tagen fast ununterbrochenen Lachens hörten die Schmerzen auf, ihn zu quälen, und die Analysen zeigten, dass die Entzündung der Wirbel zurückgegangen war! Bald hatte er sich so regeneriert, dass er zu seiner Arbeit zurückkehren konnte.

Machen Sie öfter mal einen Witz – Freude und Lachen sind die Samen der Kreativität. Denn wenn der Mensch lacht, gibt es für ihn keine Barrieren, keine Stereotypen, er ist fast allmächtig. Das Lachen ist ein erstaunlich mächtiges Instrument der Gesundheit! Das Lachen ist das Recht des Menschen, das nur ihm gehört. Lächeln Sie öfter, lachen Sie häufiger. So setzen Sie die Selbstheilungsprozesse im Organismus frei. Noch besser ist es, wenn Sie sich beim Lachen vorstellen, vollständig gesund zu sein, komplett geheilt.

Das erhabene Gefühl der Liebe

Das nächste Gefühl, dem wir uns widmen, ist die Liebe. Zur Wiederherstellung der Fähigkeit zu lieben, wenden wir in unserem System traditionell Übungen zum Verzeihen an. Wir sind genau an den Moment gekommen, wo man seinen psychischen Raum von Kränkungen und Bösem reinigen muss, um der Liebe Platz zu machen. Liebe kann sich neben Neid und Angst nicht einleben. Also ist unser Ziel die Integration des erhabenen Gefühls der Liebe in den Heilungsprozess. Unser Etappenziel ist dabei eine erfolgreiche Meditation des Verzeihens.

Meditation des Verzeihens

Vergangenheit und Zukunft sind Illusionen. Das Wahre ist die Gegenwart – jetzt, hier, in dieser Minute. Deshalb kann man die Last der Vergangenheit loswerden und muss keine Angst vor dem morgigen Tag haben.

Wir üben jetzt die Meditation der Vergebung aus. Nicht vergebene Kränkungen wirken viel stärker auf die Gesundheit, als man allgemein annimmt. Sie verschwinden nicht, sie höhlen einen innerlich aus, und mit jedem Jahr werden sie mehr. Wir müssen das korrigieren. Zwei Dinge sind nun gefordert: dass Sie aufrichtig diese Übung machen wollen und dass Sie sich nicht selbst betrügen.

Wählen Sie einen Platz und eine Zeit, wo niemand stört, zumindest 15 Minuten lang. Schließen Sie die Augen. Stellen Sie sich Ihre Eltern vor. Da stehen sie, direkt vor Ihnen. Der Vater links, die linke Seite ist das männliche Prinzip. Die Mutter rechts, die rechte Seite ist das weibliche, mütterliche Prinzip. Sie können sich vorstellen, dass sich hinter dem Rücken des Vaters alle Vorfahren männlichen Geschlechts versammelt haben und hinter dem Rücken der Mutter alle Vorfahren der weiblichen Linie. Sie werden die Anwesenheit der Kraft der Verwandtschaft spüren. Sie müssen sich nicht anstrengen, stellen Sie sich einfach vor, dass all Ihre Vorfahren hier sind. Unwichtig, wenn Sie sie nicht alle namentlich und vom Aussehen kennen. Es genügt zu wissen, dass sie dort stehen. Und Sie können mit ihnen sprechen. Vielleicht wollen Sie auch die Anwesenheit von Menschen spüren, mit denen Sie nicht verwandt sind. Vielleicht sind das Menschen, die einen großen Einfluss auf Sie hatten. Stellen Sie sich vor, dass auch sie hier sind und bereit, mit Ihnen zu sprechen. Begrüßen Sie sie respektvoll, verneigen Sie sich vor ihnen, wie vor einem hochverehrten Lehrer oder Weisen. Laut zu sprechen ist nicht nötig. Es genügt, dass Sie wissen: All die, die Sie gerufen haben, sind hier. Es macht nichts, dass all das nur in der Vorstellung passiert. Die Heilkraft der Vorstellung haben Sie schon kennengelernt.

Bemühen Sie sich, die Anwesenden Ihre aufrichtige Achtung spüren zu lassen. Dazu muss man sein Herz mit dem Gefühl der Achtung erfüllen. Jetzt überschwemmt dieses Gefühl wie ein See, der über die Ufer tritt, alles rundherum. Sie hätten niemals geglaubt, was alles in Ihrem Herzen Platz hat, aber es scheint, dass es einen ganzen Ozean bergen kann. Erfüllen Sie das Zimmer mit diesem Gefühl. Da ist die Freude, dass sich hier die versammelt haben, die Ihnen teuer sind. Da ist die Achtung vor den Versammelten, da ist auch ein warmes Gefühl der Liebe für die, die Ihren Persönlichkeitsraum ausmachen. In Ihnen ist ein Quäntchen von jedem von ihnen. Diese Bluts- oder Geistesverwandtschaft, die den Menschen in nicht geringerem Maß formt als die Vererbung. Spüren Sie Ihre Anerkennung für sie, dafür, dass sie in Ihrem Leben waren und sind. Bitten Sie sie um Vergebung für alle ihnen zugefügten Kränkungen, Leiden und Unannehmlichkeiten. Wenn Sie Konflikte mit den Eltern oder sonst jemand hatten, entschuldigen Sie sich bei ihnen. Völlig unwichtig, woraus der Konflikt bestand, wer angefangen hat, wer die leidende Seite war. Das ist nicht wichtig. Gelitten haben alle. Versuchen Sie deshalb, wenn Sie um Vergebung gebeten haben, ihre Reaktion zu fühlen: Vergebung oder keine Vergebung.

Das ist wichtig! Wenn Sie das Gefühl haben, dass keine warme Welle der Vergebung da ist (vielleicht fühlen Sie Vergebung oder ihr Fehlen auch irgendwie anders), so halten Sie ein. Versuchen Sie, sich zu erinnern, ob nicht noch irgendwelche ungelösten Probleme geblieben sind. Wenn es schwer ist, sich zu erinnern, sind sie Ihnen vielleicht einfach nicht bekannt. Erschrecken Sie nicht. Hauptsache, Sie haben das Signal bekommen: Es bleiben Schulden. Bitten Sie um Verzeihung auch für diese. Vielleicht haben Sie überhaupt keine Beziehung zu diesen Schulden. Bitten Sie um Verzeihung, und bemühen Sie sich, sie zu erlangen. Wenn jemand aus der Verwandtschaft unversöhnlich bleibt, überzeugen Sie ihn von Ihrem aufrichtigen Wunsch, Frieden zu schließen. Wenn es Ihnen schwerfällt, die nötigen Worte zu finden, versuchen Sie sich vorzustellen, dass von dem energetischen Zentrum, das im Zentrum der Brust gelegen ist (knapp über der Herzgegend), eine Welle von

Licht ausgeht, eine Welle von Wärme, Liebe und dem aufrichtigen Wunsch, die alten Schulden »zu begleichen«. Dies, die Liebe und die Bitte um Verzeihung, löst allmählich die Kälte der Abweisung auf. Und allmählich beginnen Sie den gleichen Strom von Liebe und Verzeihung zu fühlen, diesmal auf Sie gerichtet. Jetzt fließen die Ströme der Liebe aufeinander zu. Und in diesem Kreislauf – der Liebe, der Güte, des Allesverzeihens – lösen sich die letzten Reste alter Kränkungen auf.

Möglich, dass Sie genau wissen werden, wer Ihnen zürnt und warum. Aber vielleicht bleibt all das auch ein Geheimnis, darum geht es nicht. Viel wichtiger ist es zu fühlen, dass keinerlei Verletzungen aus der Vergangenheit bleiben, keine unverheilten Wunden. Uns wurde beigebracht zu denken, dass nichts außer der materiellen Welt existiert. Das stimmt nicht! Wer mein System kennt, weiß das. Vielleicht fällt es Ihnen schwer zu glauben, dass irgendwelche ungelösten Probleme aus der fernen Vergangenheit das heutige Leben behindern können. Aber wenn die negativen Gedanken und zerstörerischen Emotionen, wie wir uns bereits überzeugt haben, in der Lage sind, aktiv alles zu zerstören, womit sie in Berührung kommen, wenn sie fähig sind, unsere Zukunft zu beeinflussen, so können auch unsere heutigen Unannehmlichkeiten durchaus Folge von unvorsichtigen Worten oder Gedanken von jemandem aus der Verwandtschaft sein. Verurteilen Sie sie nicht voreilig. Gerade erst haben Sie unter Schwierigkeiten ein zerbrechliches Gleichgewicht zwischen vergangenen Taten und dem heutigen Tag hergestellt. Durch einen unvorsichtigen Gedanken oder Satz können Sie Ihre ganze Arbeit zunichtemachen. Das gilt es zu lernen: Es reicht nicht, vergangene Fehler zu korrigieren, genauso wichtig ist es, sich zu bemühen, sie nicht von Neuem zu begehen. Und wenn es doch vorkommt, muss man in der Lage sein, den Fehler schnell zu neutralisieren, solange er Sie nicht vom richtigen Weg abgebracht hat. Ein Meister findet immer heraus, was er von den Dingen lernen kann, die mit ihm geschehen …

Mit Liebe treiben wir die Krankheit aus

Jetzt schauen wir uns Ihre Leiden an. Erinnern Sie sich: Jede Krankheit beginnt mit einem negativen Gedanken. Und wir arbeiten in einer heilsamen, freudigen Stimmung, die die Entstehung solcher Gedanken nicht zulässt.

Ich schlage vor, Folgendes zu tun: Stellen Sie sich Ihre Krankheit vor. Möge sie sich in einem Bild darstellen: in einem Körper, einem Menschen, einer Menschengruppe, in einem Tier, einer Mischung aus bunten Flecken, einfach in einem energetischen Gebilde. Schreiben Sie auf, was Sie sich vorgestellt haben. Und dann schreiben Sie die Namen aller Menschen daneben, die Ihnen einfallen, wenn Sie an die Krankheit denken. Ich kann mit Sicherheit sagen, dass alle Menschen, deren Namen Sie aufgeschrieben haben, etwas mit Ihrer Krankheit zu tun haben. Genauer gesagt, ein negativer Gedanke, den Sie vor langer Zeit hatten, breitet sich auf diese Menschen aus. Natürlich hätte man auch versuchen können, diesen negativen Gedanken beim Namen zu nennen. Wir haben dazu entsprechende Experimente gemacht, die ich an anderer Stelle veröffentlicht habe. Aber es gibt noch eine weitere äußerst effektive Methode: Erinnern Sie sich, den negativen Gedanken »zum Schmelzen zu bringen« durch das erhabene Gefühl der Liebe! Denken Sie an das mächtigste Gefühl der Liebe, das Sie jemals empfunden haben. Erinnern Sie sich, wie man Sie damals geliebt hat. Im Zentrum der Brust gibt es ein Reservoir. Bei jedem Einatmen sammelt sich dort warmes Licht. Wenn zwei bis drei Atemzyklen nicht ausreichen, erhöhen Sie die Zahl, bis dieses Reservoir gefüllt ist. Wenn andererseits zwei bis drei Atemzüge zu viel sind, dann atmen Sie ein Mal ein und füllen damit das Reservoir. Augenblicklich. Das ist die Liebe. Jetzt richten Sie das erhabene Gefühl der Liebe der Reihe nach auf alle notierten Namen. Und mit dem Gedanken an die große Liebe denken Sie an den ersten Menschen auf der Liste. Schreiben Sie die Worte auf, die Ihnen zu diesem Menschen in den Sinn kommen, wenn Sie den Strahl der großen Liebe auf ihn richten. Anschließend richten Sie den Strahl der Liebe auf den zweiten Menschen auf der Liste. Der warme Strahl, der von der Brust ausgeht, berührt jeden einzelnen Namen auf der Liste. Er löst die verderbliche Wirkung des negativen Gedankens in sich auf. Sie reinigen Ihren psychischen Raum und erfüllen ihn mit Liebe.

Ist die Liste abgearbeitet? Fragen Sie sich in Gedanken, ob alle alten Schulden beglichen sind, ob nichts übrig geblieben ist. Wenn Sie den Eindruck haben, dass die Übung nicht zu Ende ist, prüfen Sie sich, und gehen Sie die Liste noch einmal durch. Vielleicht wurde jemand vergessen? Und vielleicht haben Sie die alten Vorräte an negativer Einstellung zu einem bestimmten Menschen (oder gar mehreren Menschen) noch nicht aufgelöst? Antworten Sie ehrlich auf diese Frage. Sie erinnern sich, Sie erweisen damit niemandem einen Gefallen, es ist für Ihre eigene Gesundheit. Sie brauchen diese Prozedur! Was fühlen Sie an der Stelle, wo etwas geschmerzt hat? Hat es nachgelassen? Kein Wunder, doch wer weiß, was noch kommt.

Das erhabene Gefühl der Harmonie

Wir haben bereits zwei Gefühle kennengelernt, durch deren Erleben wir uns auf die Gesundheit einstellen können. Nun betrachten wir die Harmonie. All diese Gefühle haben die Fähigkeit zu heilen: Die Kreativität erlaubt es, den Organismus auf eine neue Funktionsweise umzuschalten und schneidet alte Verhaltensmuster ab (darunter auch die Krankheit). Die Liebe neutralisiert die Quelle der Krankheit selbst – negative Gedanken und zerstörerische Emotionen. Der Zustand der Harmonie erlaubt den Prozessen der Selbstheilung fließend und rasch zu einem untrennbaren Teil des Lebens zu werden. Und das mit Hilfe von Liebe und Kreativität erhaltene Ergebnis beizubehalten.

Harmonie als Gelöstheit in einer Idee

Wenn man eine Idee hat, die man mit ganzer Kraft realisieren will, kann man gesund werden. Die Idee packt einen und unterwirft alle biologischen und psychischen Rhythmen. Alle Prozesse im Menschen werden harmonisiert. Man hat ein Ziel, das wichtiger ist als alles andere auf der Welt. Deshalb waren die Menschen im Krieg nicht krank. Sie lebten trotz Hunger und Entbehrungen deutlich harmonischer als in der Friedenszeit. Man hatte keine Zeit, um sich mit Nebensächlichkeiten zu befassen.

Also, die Idee gibt unserem Leben Sinn. Wenn sie Ihnen fehlt, so ist es mit Ihrer Gesundheit wie um ein Schloss auf sandigem Grund bestellt. In dieser Hinsicht passt die Idee gut mit dem Ziel zusammen, dem zweiten Prinzip des Systems. Innerhalb der Idee kann es viele Zwischenziele geben, aber alle streben auf eines zu.

Die Kraft des Traums aus der Vergangenheit

Erinnern Sie sich an Ihren alten Traum

Denken Sie an alles, was Sie einmal wollten, wonach Sie gestrebt haben. An alle Ihre Ziele. Beginnen Sie mit Ihren Kinderjahren. Erinnern Sie sich, und schreiben Sie es auf! So, wie wir es im Tagebuch notieren – voller Emotionen und mit beliebigen Kommentaren. Erinnern Sie sich, wie Sie angefangen haben, Ihre Ziele und Träume zu verraten. Das geschieht bei fast jedem. Haben Sie keine Angst, es sich einzugestehen – man kann alles verändern. Erinnern Sie sich an den Moment, als die Harmonie aus Ihrem Leben verschwand. Denken Sie über das nach, was Sie aufgeschrieben haben. Was haben Sie in Ihren alten Träumen gesehen? Wovon träumen Sie jetzt, inwiefern haben sich Ihre Träume verändert? Während Sie über Ihre Notizen nachdenken, sagen Sie sich mit fester Überzeugung: »Ich kann das ändern!« Denn der Traum lebt in Ihnen, Sie müssen ihn nur finden und wieder an seine Kraft glauben.

Stellen Sie sich das Leuchten Ihres Traumes vor

Stellen Sie sich dieses Licht vor, das feine Leuchten des Traumes. Jeder Traum leuchtet – das ist sicher. Fragen Sie sich, was zu tun ist, wie man sich verhalten muss, um dieses Licht im Herzen zu bewahren. Denken Sie darüber nach. Zu Ihnen kommen Bilder, vielleicht wird ein Bild sehr konkret sein, und Sie werden sehen, wie Sie zu handeln haben. Vielleicht kommen Ihnen irgendwelche Wörter in den Sinn, Phrasen, merken Sie sie sich. Alle Antworten sind in Ihnen. Und nachdem Sie zu bestimmten Schlüssen gekommen sind, merken Sie sich die Farbe des Traumes und vergessen sie sie nicht mehr. Dieses Licht führt Sie zur Harmonie. Fangen Sie an zu handeln! Ohne Eile, schön langsam, aber in der richtigen Richtung!

Harmonie heißt Akzeptanz des Todes

Wenn wir von den grundlegenden Begriffen des Sam-Chon-Do-Systems sprechen, darf man eine wichtige Frage nicht ignorieren – das Verhältnis zum Tod. Und gerade jetzt müssen wir nochmals darüber sprechen. Der Tod und die Harmonie sind verwandte Begriffe. Ein richtiges Verhältnis zum Tod organisiert unser Leben nach den Gesetzen der Harmonie der Natur. Ich frage Sie, und Sie versuchen zu antworten, erschrecken Sie nicht. Glauben Sie mir, diese Frage ist sehr wichtig für die Wiederherstellung der Gesundheit: Wie würden Sie gerne sterben? Ich etwa möchte entspannt und ohne Angst in die andere Welt treten. Ich möchte mich nicht quälen, keine Panik haben, nicht stöhnen und Angst haben. Ich weiß auch, dass die Stabilitätsreserve meines Organismus mir erlaubt, so lange zu leben, wie ich will. Und ich werde ruhig und mit Würde aus dem Leben scheiden. »Das mag bei Ihnen so sein, ich aber versuche, nicht daran zu denken«, höre ich Sie sagen. Weichen Sie der Frage nicht vorschnell aus. Denken Sie an Ihren Tod. Einige alte Traditionen sagen, dass der Tod hinter jedes Menschen linker Schulter steht. Wenn Sie die eine oder andere Handlung ausführen, denken Sie daran, wer Ihnen über die linke Schulter blickt.

Bedenken Sie, haben wir wirklich so viel Zeit für Freude, Liebe und schöpferisches Tun zur Verfügung? Nein, ich will Sie nicht erschrecken, aber denken Sie einfach darüber nach, wie man die Zeit gestalten kann, die uns gewährt ist. Lohnt es sich, das Leben für Unfug zu verschwenden in Form von Gereiztheit, Neid, Zorn, Rachegedanken, Kränkungen und Ähnlichem? Meiner Meinung nach ist es zu schade, darauf Zeit zu vergeuden. Wenn Sie gesund werden wollen, müssen Sie die Kategorie des Todes kennen und damit arbeiten. Das ist kein Paradox, sondern das natürliche Gesetz des Lebens. Können Sie den Tod verneinen? Ich zweifle daran. Er aber kann Sie verneinen, wenn Sie sich nicht rechtzeitig auf eine Begegnung vorbereiten. Viele Weise stellten sich die Frage: Was ist der Tod? Alle Versuche der Beschreibung sind Versuche, auf eine wichtige Frage zu antworten. Wie soll ein Wesen existieren, das von der Unausweichlichkeit des Todes weiß? Wie kann man diese Unausweichlichkeit so annehmen, dass sie nicht irritiert, sondern im Gegenteil wesentlich zu einem vollwertigen Leben verhilft? Wir urteilen wie folgt: Der Tod kommt unvermeidlich irgendwann zu jedem von uns, und um keine Angst vor ihm zu haben, müssen wir unser Bewusstsein und Unterbewusstsein daran gewöhnen, dass das eines Tages eintritt. Die Frage ist nur: wie gewöhnen? Stellen Sie sich vor, dass man Sie neben einen riesigen wütenden Wachhund gesetzt hat. In der ersten Zeit wird die Angst Ihr Herz klopfen lassen allein wegen der Anwesenheit des Tieres. Allmählich adaptiert sich das Bewusstsein an die Nachbarschaft. Dasselbe geschieht auch mit dem Bewusstsein des Wachhundes. Nach einer bestimmten Zeit können Sie schon mit ihm kommunizieren. Wenn Sie einige Tage mit ihm verbracht haben, werdet ihr wohl Freundschaft schließen. Genauso ist es mit dem Tod. Man kann den Gedanken an den Tod nicht wegjagen. Im Gegenteil, die Anwesenheit des Todes sollte man jeden Tag spüren. Und eines Tages hat man keine Angst mehr!

Aber es drängen sich Fragen auf. Wozu soll man sich an die Unvermeidlichkeit des Todes gewöhnen? Warum soll man sich daran gewöhnen, das Leben von seinem verbleibenden Rest aus zu betrachten? Was bringen derartige Übungen? Die Antwort: Die Anerkennung des Unvermeidlichen macht all unsere Handlungen richtig vom Standpunkt der großen Harmonie aus betrachtet. Man kann nicht länger alle Dinge auf morgen verschieben. Morgen kann es zu spät sein. Alle Beziehungen – mit Menschen, mit der Natur, mit der Umwelt und schließlich mit der Biosphäre werden Sie aufbauen wie ein letztes Mal, sorgfältig, mit Liebe, ohne Aufschub auf später. Genau das bringt Ihnen die Bewusstmachung des Todes. Früher, in einer Zeit ständiger Kriege, hat man diese Haltung der Gedanken, dieses Selbstbewusstsein kurz den »Weg des Kriegers« genannt.

Es ist der Weg der PFLICHT. Es ist der Weg der EHRE. Der Tod, so seltsam das klingen mag, gibt uns gewaltige Möglichkeiten. Jeden Tag, wenn man aus dem Haus geht, sollte man daran denken, dass uns ein Lebensbegleiter erwartet, der die ganze Zeit auf die Uhr schaut, uns zurechtweist und uns Fragen stellt. Gestern und morgen sind eine Illusion. Die eine Zeit ist schon vergangen, die andere noch nicht eingetreten. Mit Hilfe der gestrigen Ereignisse lernen wir und erinnern uns mit Dankbarkeit an die Lehre, die wir im richtigen Augenblick erhalten haben. Auf das Morgen sind alle unsere Bemühungen gerichtet. Aber wir leben heute, hier und jetzt, in dieser Minute.

Gedanken über den Tod führen zur Harmonie, also zur Gesundheit

Wie sind Sie, wenn Sie an den Tod denken? Beantworten Sie diese Frage. Das hilft, den Weg zur Gesundheit zu finden. Zum Abschluss dieses Kapitels lernen wir, über den Tod nachzudenken, lernen wir, uns nicht vor ihm zu fürchten. Ich schlage vor, nun zu meditieren.

Meditation »Begegnung mit dem Tod«

Wählen Sie einen Ort, an dem Sie ungestört sind. Setzen Sie sich bequem hin. Schließen Sie die Augen. Machen Sie eine oder zwei Ihnen geläufige Atemübungen, z.B. die Atmung nach dem Sam-Chon-Do-System oder die meditative Atmung durch den Solarplexus (Sonnengeflecht; vgl. nächstes Kapitel). Legen Sie fest, wo im Raum sich Ihr Tod befindet.

Drehen Sie sich mit dem Gesicht zum Tod und betrachten Sie ihn

Ja, drehen Sie sich um, nicht in Gedanken, sondern tatsächlich. Jetzt sitzen Sie ihm gegenüber von Angesicht zu Angesicht. Schauen Sie ihn sich an. Wie tritt er Ihnen entgegen? Schauen Sie ihn sich gut an. Er ist real und steht neben Ihnen. Haben Sie keine Angst vor ihm, er ist kein Feind. Er symbolisiert nur den Übergang des Menschen in eine andere Qualität, er hilft dem Menschen dabei.

Erkennen Sie den Tod als Ihren Freund

Erkennen Sie den Tod als Freund. Denken Sie sich: »Früher oder später treffe ich ihn in der Realität.« Vielleicht ist das nicht so schrecklich, wie wir zu denken gewöhnt sind? Die Reste der Angst vergehen. Sie hatten Angst vor dem Unbekannten, und jetzt kennen Sie sein Gesicht. Eine innere Ruhe bringt das Gefühl der eigenen Würde und Weisheit mit sich. Denken Sie darüber nach, vielleicht ist das Treffen am Ende des Lebens ein Tor in eine unbekannte, aber keine schreckliche Welt. Verneigen Sie sich tief vor dem Tod, wie vor einem weisen Lehrer. Er kann es werden, wenn Sie das wünschen. Wünschen Sie Ihrem Tod alles Gute. Danken Sie ihm dafür, dass er Ihnen seine Aufmerksamkeit geschenkt hat. Verabschieden Sie sich, und kehren Sie in die Ausgangsposition zurück. Nach einer kurzen Pause und einer Atemübung nach Sam Chon Do kehren Sie zurück zu Ihren Alltagsgeschäften.

Und jetzt erzähle ich Ihnen ein Gleichnis eines Menschen, der sich an den Tod erinnerte: Ein Derwisch bestieg ein Schiff, um auf Reisen zu gehen. Als er von den Passagieren erkannt wurde, wandten sich viele von ihnen um Rat an ihn, und er antwortete jedem mit denselben Worten: »Wisse, dass dein Ende unvermeidlich ist, denke an den Tod.« Niemand achtete auf den seltsamen Rat. Unterwegs erfasste ein schrecklicher Sturm das Schiff, und es drohte unterzugehen. Matrosen und Passagiere fielen in Panik auf die Knie und fingen inbrünstig an zu beten, doch der Derwisch saß ruhig auf seinem Platz und dachte über etwas nach. Schließlich ließ der Sturm nach, und die Passagiere, die langsam zu sich zurückfanden, bemerkten die Ungerührtheit des Derwischs. »Ist Ihnen nicht aufgefallen, dass nur die Bretter des Schiffes uns vom Tod getrennt haben?« – »Doch, natürlich, ich weiß das, aber im alltäglichen Leben weiß ich immer, dass etwas noch weniger Stabiles mich von ihm trennt.«

Der Tod geht an keinem von uns vorbei, deshalb ist es besser, den Tod anzunehmen und zu positiven Zwecken zu nützen, als zu versuchen, nicht an ihn zu denken und gleichzeitig eine furchtbare Angst vor ihm zu haben. Viele Weise haben gelehrt, dass man die Tatsache des Todes nützen kann.

Fassen wir zusammen: Emotionen und Gefühle

Blicken wir zurück. Sie haben von der heilsamen Kraft der Gefühle erfahren, von ihrer Wechselbeziehung mit und wechselseitigen Abhängigkeit von unserem Körper. Sie haben gelernt, die Emotionen zu steuern, die Flexibilität der Psyche zu entwickeln, mit einem Wort, Sie haben Fertigkeiten zum Umgang mit den Gefühlen als Medizin erworben, die es erlauben, den Organismus auf Gesundheit einzustimmen. Sie haben verstanden, wie dieses Instrument mit den Prinzipien des Systems koordiniert ist.

Sie haben sich mit den erhabenen Gefühlen bekannt gemacht: der Kreativität, der Liebe, der Harmonie. Jedes von ihnen besitzt eine enorme heilkräftige Ladung. Sie haben einige Übungen zur Annäherung an diese erhabenen Gefühle gelernt. Aber die Übungen können die eigentlichen Gefühle nicht ersetzen. Ich würde mich nicht wundern, wenn Sie mir sagten, dass eine Übung nicht die erforderliche Stimmung hervorgerufen hat. Das ist kein Grund zur Verzweiflung. Hauptsache ist, dass Sie beim Ausführen der Übung den inneren Vektor gezeichnet haben. Sie haben in Ihrem Bewusstsein die wichtigsten erhabenen Gefühle vereinigt. Sie haben getan, was Sie im aktuellen Stadium des Lernens erreichen konnten. Wenn all dem so ist, dann ist der Rest eine Frage der Zeit! Wenn Sie hartnäckig sind und alle Methoden zum Umgang mit den Emotionen beherrschen, werden Sie knapp vor dem Ziel stehen – der vollständigen Gesundheit.

Gehen wir zur nächsten Komponente des Systems über – der Atmung. Erinnern Sie sich an die drei Vektoren auf dem Weg zur Gesundheit: die Emotionen, die Vorstellungskraft und die Übungen. Alle weisen den richtigen Weg.

KAPITEL 6

WIR VERWANDELN DIE ATMUNG IN EINE MEDIZIN

Die Atmung und die vier Prinzipien des Systems

Die Atmung ist ein weiteres Instrument der Umstimmung des Organismus in Richtung Gesundheit. Sie ist eine weitere Medizin, von der uns die Pharmazeuten nichts erzählen. Und zwar, weil ihnen diese Medizin das Brot wegnimmt. Wohin mit den Bergen von Tabletten, Pulvern und Nahrungsergänzungsmitteln, wenn sich der Mensch durch Atmung heilt? Ich habe persönlich nichts gegen Pharmazeuten, aber ohne äußerste Not greife ich nicht auf ihre Hilfe zurück. Auch Sie können ohne sie auskommen, wenn Sie sich alle Methoden des ganzheitlichen Systems aneignen. Aber haben Sie keine Eile: Für den, der jahrelang an Tabletten gewöhnt ist, empfiehlt es sich nicht, diese abrupt abzusetzen. Für den Anfang reicht es, sie zu reduzieren – und sie nicht mehr zu allen Mahlzeiten einzunehmen. Aber kehren wir zur Atmung zurück. Die Atmung ist mit sämtlichen Prozessen im Organismus verbunden – das leuchtet ein. Außerdem ist die Atmung eine Quelle von Energie und eine Methode, diese zu verteilen. Das heißt, die richtige Atmung sichert die richtige Verteilung der Energie, die richtige Balance. Und eine richtige Verteilung der Energie unterstützt eine starke Gesundheit. Das ist das ganze Schema der Heilwirkung!

Wie ist die Atmung in das System der vier Prinzipien integriert? Wir atmen, also freuen wir uns. Eigentlich ist es genau so. Die richtige Atmung und natürlich die meditative Atmung richten den Organismus auf Freude aus, auf die richtige Wahrnehmung der Wirklichkeit. Wieder beobachten wir den Rückkoppelungseffekt. Hätten wir von Geburt an das richtige Atmen gelernt, wäre das eine hervorragende Unterstützung zur Erhaltung der Gesundheit gewesen. Aber nachdem die Mehrheit von uns viele Jahre so atmet, wie es uns gerade kommt, müssen wir die Reihenfolge umkehren: Atemtechniken lernen, um im Körper Heilungsprozesse zu wecken und die Fähigkeit in Gang setzen, uns auf einer tiefen physiologischen Ebene zu freuen. Die richtige Atmung wirkt wie ein künstliches Lächeln – sie ruft unwillkürlich Freude hervor.

Das zweite Prinzip des Systems ist das Verfolgen eines konkreten Ziels. Ein Ziel beim Lernen der richtigen Atmung ist es, dem Organismus den natürlichen Rhythmus der Wechselwirkung mit der Natur, mit der Umwelt zurückzugeben. Atmung ist Rhythmus, ist ein ständiges Sammeln und Verstoffwechseln von Sauerstoff. Eine falsche Atmung führt zur Störung dieses Rhythmus, das heißt, zur Störung der Harmonie. Außerdem kann man ohne Kenntnis der richtigen Atmung eine bestimmte, einzigartige Art der Massage nicht durchführen, welche den Organismus ohne chirurgischen Eingriff von innen heilt und von der noch die Rede sein wird: die kontaktlose Massage.

Wenn Sie sich an das dritte Prinzip erinnern – die Bewegung –, so ist die Atmung ein Teil der Körperübungen. Die richtige Atmung organisiert alle physischen Prozesse im Organismus und erhöht den Effekt aller Übungen um ein Mehrfaches.

Und die Reinigung des psychischen Raumes ist eine unmittelbare »Verpflichtung« der meditativen Atmung und kann in allen Winkeln des Organismus wirksam werden, egal auf welche Hindernisse und »Pfropfen« sie stößt. Denn wer atmet ruhig und gleichmäßig? Derjenige, der sich im seelischen Gleichgewicht befindet, in einem harmonischen Zustand. Das erhabene Gefühl der Harmonie stellt sich ohne eine harmonische Atmung nicht ein. Wer lernt, die Atmung zu steuern, kann seinen psychischen Zustand kontrollieren.

Chvan-Atmung und meditatives Atmen

Neue Möglichkeiten – das ist mein Lieblingsthema. Es ist immer nützlich, Altes zu wiederholen, aber das Neue zieht uns durch seine Unbekanntheit und die bunten Perspektiven an. Diese Empfindung trügt nicht. Wenn man dem Menschen nichts Neues gibt, wird ihm langweilig, und das ist sehr gefährlich für die Gesundheit. Deshalb knüpfen wir jetzt ein wunderbares Netz aus der schon bekannten Atmung und neuen Kenntnissen und fangen in diesem Netz eine Unzahl von Krankheiten und Leiden.

Vollständige Atmung

Die jahrelange Beschäftigung mit dem Sam Chon Do zeigt, dass es – bevor man irgendwelche speziellen Atemtechniken erlernt – wichtig ist, an der Amplitude der Atmung zu arbeiten. Das ist identisch mit der Arbeit an der vollständigen Atmung. Diese Technik kommt aus dem Yoga und ist eine Art zu atmen, bei der der Atmungsapparat vollständiger einbezogen wird. Sie denken, dass Sie ganz annehmbar atmen, dass es fürs Leben reicht. Aber die Frage stellt sich: Für welches Leben?

Die vollständige Atmung hilft, Luft und Energie richtig zu verteilen. Teilweise sind professionelle Sänger und Vortragsredner mit dieser Atemtechnik vertraut.

Die vollständige Atmung befreit von Schlacken und mobilisiert Kräfte

Die vollständige Atmung mobilisiert erstens die Reserven des Organismus. Diese brauchen wir, weil wir in uns eine Menge neuer Fähigkeiten entdecken werden, zu deren Realisierung Kraft erforderlich ist. Das »Tor« zu den neuen Möglichkeiten des Organismus ist die vollständige Atmung.

Zweitens reinigt die vollständige Atmung den Organismus von Schlacken, von Überbleibseln der Tätigkeit unserer Psyche. Dies ist eine Reinigungsmethode von mehreren, von denen teilweise schon die Rede war. Wenn Sie daher das Gefühl haben, es sei an der Zeit, sich von Gereiztheit, von Müdigkeit, von Wut und anderen psychischen Schlacken zu befreien, so wenden Sie die vollständige Atmung an – sie wird Sie durchströmen, sie wird Sie komplett durchwehen.

Vollständige Atmung ist optimale Atmung

Das Yoga hält die vollständige Atmung, welche unterschiedliche Arten der Atmung kombiniert (obere, mittlere, tiefe Atmung), für optimal. Doch was ist obere, mittlere und tiefe Atmung?

Die obere Atmung umfasst den oberen Teil des Brustkorbs und der Lunge. Beim Einatmen heben sich die Rippen, die Schlüsselbeine und die Schultern und füllen nur einen Teil der Lunge mit Luft.

Mittlere oder Zwischenrippenatmung: Beim Einatmen heben sich die Rippen und erweitern den Brustkorb, das Zwerchfell kommt in Bewegung, und der Bauch wird nach vorne geschoben. Der Mittelteil der Lunge wird mit Luft gefüllt. Sie ist ebenso wie die obere Atmung eine oberflächliche.

Die untere oder Bauchatmung bringt den unteren Teil des Brustkorbs und der Lunge in Bewegung. Der Bauch bewegt sich dabei nach vorne und hinten und das Zwerchfell nach oben und unten.

Die Technik der vollständigen Atmung

Führen wir also eine vollständige Atmung durch. Wir verwenden alle drei Arten: die obere, die mittlere und die untere. Diese Technik wird in jeder Lage angewendet – im Sitzen, im Stehen, im Liegen und in Bewegung. Man kann fast in jeder Lage richtig atmen.

Nach dem Ausatmen langsam einatmen und bis sechs oder acht zählen. Erst füllt sich der untere Teil der Lunge, der Bauch bewegt sich nach vorne. Dann kommt der Mittelteil dran: Der Brustkorb beginnt sich zu weiten. Die letzte Etappe: Der obere Teil der Lunge füllt sich mit Luft. Beim langsamen Ausatmen ziehen wir erst den Bauch ein und lassen dann Rippen, Brustkorb und Schultern locker.

Diese kleinen wellenartigen Bewegungen beim Aus- und Einatmen erlauben es, die Atmung in einen gleitenden, ununterbrochenen Prozess zu verwandeln, bei dem das Einatmen fließend ins Ausatmen übergeht und umgekehrt. Bei dieser Art zu atmen sind heftige Stöße des Atmungsapparats und seine übermäßige Anspannung ausgeschlossen. Eine solche Atmung integriert den ganzen Atmungsapparat und sättigt den Organismus mit einer optimalen Menge Sauerstoff. Die vollständige Atmung stimuliert den Stoffwechsel, kräftigt die Immunabwehr, wirkt positiv auf das endokrine System, die Arbeit des Herzens etc., ganz zu schweigen von der vollständigen Versorgung mit Energie.

Aber Achtung! Vergessen Sie nicht, dass ausnahmslos alle Übungen, Meditationen und andere Techniken in freudig-heilsamer Stimmung auszuführen sind, unter Verwendung des Bildes der Vollkommenheit. Wenn Sie mit voller Brust einatmen, denken Sie daran, wie schön Sie sind!

Die Aneignung der meditativen Atmung (Tao-Technik)

In früherer Zeit konnte ein guter Arzt aufgrund der Atmung viele Krankheiten feststellen. Wer richtig atmet, fühlt sich munter und gesund, wer nicht, dem verderben Stimmung und Wohlbefinden. Jede Störung in der Funktion des Organismus ruft eine Störung im Atemrhythmus hervor. Und umgekehrt. Es handelt sich um den gleichen Rückkoppelungseffekt wie zwischen Tränen und Traurigkeit, zwischen Lächeln und Freude. Die Atmung ist die Stimmung des Organismus, Einstimmung auf heilkräftige Energie, die im Universum gelöst ist. Am effektivsten ist hier die meditative Atmung. Wer sie beherrscht, fühlt, wie sich das Bewusstsein verändert bzw. regeneriert und in direkter Konsequenz der gesamte Organismus. Die meditative Atmung wird nicht nur durch die Einfachheit ihrer Ausführung und ihre gesundende Kraft definiert. Sie ist eine erstaunliche Möglichkeit zur Gesundung der inneren Organe, die auch in scheinbar unzugängliche Ecken des Organismus hineinwirkt. Ihrem Wesen nach ist sie ein Weg zu Gesundheit und Jugend!

Ich unterscheide fünf Stufen des Erlernens dieser Atmung, und Sie sollten sie – vielleicht schon zum wiederholten Male – durchgehen, vielleicht mit einer neuen Sicht auf den Prozess und neuen Instrumenten zu seiner Vervollkommnung.

Erster Schritt: Atmung durch den Finger

Wir konzentrieren uns auf unseren Zeigefinger.

Wir beobachten unsere Atmung. Wir beschleunigen sie nicht, halten sie nicht zurück und verlangsamen sie nicht. Wir beobachten nur. Einatmen – ausatmen, einatmen – ausatmen … Bei jedem Atemzug verlängern wir die Dauer des Ausatmens. Jetzt lassen wir die Lider sinken und entspannen die Augen.

Wir stellen uns in Gedanken die ausgeatmete Luft vor. Wir färben sie mit einer Farbe nach Wahl ein, welche uns eben in den Sinn kommt. Dabei registrieren wir am Rande des Bewusstseins, dass uns das Einatmen Kühle bringt und das Ausatmen Wärme abführt. Wir beobachten weiter mit unserem geistigen Auge den Atemprozess. Wir erhöhen ein wenig die Deutlichkeit und Fülle der Farbe des Luftstroms. Die farbige Darstellung des Prozesses ist nicht so wichtig, aber sie hilft, das Wesen der Methode zu begreifen. Sobald Sie sie beherrschen, ist das Einfärben nicht mehr notwendig.

Und jetzt richten wir das Ein- und Ausatmen auf den Finger. Wir stellen uns vor, dass die Luft durch den Finger einströmt und auch ausströmt und nicht durch Mund oder Nase.

Das Einatmen kühlt den Finger und versorgt ihn mit frischer Energie. Beim Ausatmen wird die energetische Schlacke zusammen mit ihrer Wärme aus dem Finger entsorgt.

Zweiter Schritt: Atmung durch die Hand

Wir atmen eine Zeit lang mit dem Finger, nur ein paar Minuten, um uns daran zu gewöhnen. Dann atmen wir durch die Handfläche, durch das Handgelenk, durch den ganzen Arm. Sobald diese Fertigkeit gut eingeübt ist, machen wir ein kleines Experiment: Wir atmen durch eine unserer Handflächen und fixieren unsere Aufmerksamkeit ausschließlich auf das Ausatmen, während wir das Einatmen quasi nicht bemerken. Wir stellen uns vor, wie mit jedem Ausatmen ein kleiner Rest Wärme in der Hand bleibt. Die Hand fängt augenblicklich an, warm zu werden. Halten wir diesen Moment fest.

Und jetzt wiederholen wir die Übung auf andere Weise: Ohne das Ausatmen zu beachten, halten wir in der Hand nur die Kühle des Einatmens fest. Nach ein, zwei Minuten haben wir das Gefühl, dass die Hand kälter geworden ist (in Wirklichkeit mag sie normale Temperatur haben, aber die Empfindung wird eindeutig sein: Wärme, Kälte).

Dritter Schritt: Wir atmen mit dem Solarplexus (Tao-Technik)

Wir konzentrieren uns auf das Sonnengeflecht.

Wir beobachten unsere Atmung. Wir versuchen, sie weder zu beschleunigen noch anzuhalten oder zu verlangsamen – wir beobachten sie nur. Einatmen – ausatmen, einatmen – ausatmen ... Mit jedem Atemzug verlängern wir das Ausatmen in Gedanken ein wenig. Wir schließen die Augen und versuchen, sie zu entspannen.

Wir arbeiten ebenso wie immer und registrieren die Kühle des Einatmens und die Wärme des Ausatmens. Wir lenken beide Richtungen des Atemzyklus auf das Sonnengeflecht. Wir stellen uns vor, dass die Luft durch das Sonnengeflecht strömt. Auch das Ausatmen geschieht durch dieses, als würden wir Mund und Nase nicht verwenden.

Das Einatmen kühlt das Sonnengeflecht und sättigt es mit frischer Energie. Zusammen mit der Wärme des Ausatmens werden Abfälle und energetische Schlacken über das Sonnengeflecht ausgeschieden.

Vierter Schritt: Atmung durch die energetischen Zentren (Tao-Technik)

Wir konzentrieren uns auf das meditative Atmen (man kann die Augen schließen). Wir gehen alle energetischen Zentren durch, vom ersten bis zum dreizehnten.

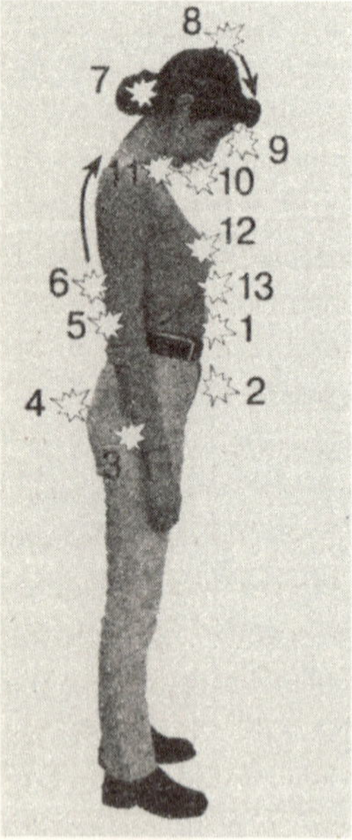

1. *Nabel*
2. *Zwei Handbreit unter dem Nabel bei Männern, eine Handbreit bei Frauen*
3. *Damm*
4. *Steißbein*
5. *Hüfte*
6. *Wirbelsäule auf der Höhe des Sonnengeflechts*
7. *Kleinhirn*
8. *Scheitel*
9. *Drittes Auge*
10. *Berührungspunkt der vertikal gehaltenen Zunge mit dem Gaumen*
11. *Schilddrüse*
12. *Thymus*
13. *Sonnengeflecht*

Konzentrieren wir uns auf das erste energetische Zentrum. Aufmerksam, wie bei den vorhergehenden Stufen, beobachten wir unsere Atmung.

Wir richten unsere Atemzüge auf das erste energetische Zentrum. Wir stellen uns vor, dass die Luft durch das erste energetische Zentrum strömt und ebenso hinausströmt und nicht durch den Nasen-Rachen-Raum. Das Einatmen umspült das energetische Zentrum mit Kühle und sättigt es mit frischer Energie. Das Ausatmen erwärmt und entsorgt die verarbeitete energetische Schlacke aus dem ersten energetischen Zentrum.

Genauso arbeiten wir mit allen folgenden energetischen Zentren, bis zum dreizehnten.

Nach dieser meditativen Atmung mit den Energiezentren versuchen wir das, was wir hilfsweise Einflusszonen-Atmung nennen.

Fünfter Schritt: die Einflusszonen-Atmung – Arbeit am kranken Organ

Wir haben uns zu etwas Neuem vorgearbeitet. Wenn wir mit der meditativen Atmung an einem bestimmten Organ arbeiten, sollten wir vermeiden, die Energie unmittelbar auf dieses Organ zu richten. Deshalb richten wir unsere Atmung auf seinen Umkreis, auf die Einfluss- bzw. Beeinflussungszone des Organs. Auf jeden Fall muss man, wenn man mit der meditativen Atmung arbeitet, die Lage der inneren Organe kennen. Wir haben es mit mächtigen Energien zu tun, Fehler in der Richtung sind zu vermeiden. Wenn man die Leber mit der Milz verwechselt – wo richtet man dann seine Atmung hin? Die meditative Atmung soll sich genau auf das Ziel richten, sonst kann sie gefährlich werden. Ein Mensch mit großer Leber weiß, wo sie liegt, aber er weiß häufig überhaupt nicht, wie das leidende Organ aufgebaut ist. Und was sich in seiner Nachbarschaft befindet. Aber das Wissen darum ist zwingend erforderlich. Sie sollten also gewissenhaft mit einem anatomischen Atlas oder etwas Vergleichbarem arbeiten.

Studieren Sie genau den Aufbau des Organs, das Sie beunruhigt. Etwa die Leber, die Milz oder die Bauchspeicheldrüse. Lesen Sie nach, wie das Organ funktioniert, welche Funktionen es erfüllt. Bringen Sie unbedingt die Lage des Organs auf der Abbildung mit Ihrem Körper in Beziehung. Stellen Sie sich die reale Größe des Organs vor. Und noch besser ist es, ein Ultraschallbild zu machen und mit eigenen Augen sein krankes Organ zu sehen, seinen realen Umfang, seine Lage etc.

Die Praxis der Einflusszonen-Atmung. Erste Stufe

Sie sitzen ruhig da, niemand stört Sie, nichts lenkt Sie ab. Wir machen Atemgymnastik. Wir fangen an, neben das kranke Organ hinzuatmen. Wie macht man das? Bei der vorherigen Übung haben wir mit dem Finger, mit der Hand und mit dem Sonnengeflecht geatmet. Jetzt atmen wir mit der Umgebung, in der das zu behandelnde Objekt liegt. **Denken Sie aber immer daran, dass die meditative Atmung niemals auf zwei verbotene Zonen gerichtet werden darf: die Herzgegend und den Bereich des Gehirns!** Wir stellen uns vor, dass das Ein- und Ausatmen neben dem kranken Organ erfolgt. Angenommen, Sie sind beunruhigt über den Zustand Ihrer Leber: Sie sollten die meditative Atmung nicht sofort auf das kranke Organ richten, denn sie ist eine sehr starke Medizin. Stellen Sie sich vor, zum Beispiel durch die rechte Körperseite zu atmen. Oder durch das Gebiet, das direkt unter der Leber gelegen ist. Das Einatmen kühlt diese Seite (oder die entsprechende ausgewählte Stelle), es kitzelt sogar ein wenig. Das Ausatmen wärmt. Machen Sie fünf bis sechs Atemzyklen. Trainieren Sie diese Fertigkeit an anderen Stellen des Organismus.

Die Praxis der Aneignung der meditativen Einflusszonen-Atmung. Zweite Stufe

Wir fahren mit der meditativen Atmung fort. Wir atmen weiter neben dem kranken Organ. In unserer Vorstellung beobachten wir ständig das kranke Organ. Wir beginnen, mit dem Bild der Vollkommenheit zu arbeiten. Wir haben schon mehrfach von den heilenden Eigenschaften der Vorstellungskraft gesprochen. All das ist unmittelbar mit dem Bild der Vollkommenheit verbunden. Wir verknüpfen die Arbeit am kranken Organ mit der Arbeit mit dem Bild der Vollkommenheit – das gibt dem Organ ein Programm zur Genesung.

Die Möglichkeit, jünger zu werden!

Das klingt doch verlockend, finden Sie nicht? Aber wenn Sie sich über mich bereits eine Meinung bilden konnten, dann wissen Sie, dass ich mit solchen Dingen nicht scherze. Richtig zu atmen heißt, jünger zu sein. Wenn ich sage, wir werden jünger, bedeutet das, dass wir eine reale Chance haben, jünger zu werden. Wir bringen die Prozesse der Verjüngung über die Atmung in Gang! Die Übung, die ich hier nenne, ist am besten spätabends auszuführen. Nachts schlafen wir und hindern nicht die Prozesse der Verjüngung am rechten Fortgang.

Machen Sie sich ein Gedankenbild von sich selbst – der erste Schritt der verjüngenden Atmung

Rufen Sie in der Erinnerung Ihr eigenes Bild als junger und vor allem glücklicher Mensch wach! Machen Sie das Ganze in Farbe, und vergrößern Sie das Bild! Ihre Energie darf ruhig farbig wirken. Stellen Sie sich diese farbige Energie vor, als wäre sie Wasser, das immer mehr wird! Aber haben Sie keine Eile! Bringen Sie diese Wasserenergie in einem speziellen Aquarium unter. Hat es geklappt? Lassen wir dieses Bild und das Aquarium vorläufig stehen, Sie haben im Moment etwas anderes zu tun.

Zweiter Schritt der verjüngenden Atmung

Wir beginnen mit der meditativen Atmung. Erst durch den Finger, dann die Hand, zuletzt durch das Sonnengeflecht.

Dritter Schritt der verjüngenden Atmung

Während wir weiter durch das Sonnengeflecht atmen, rufen wir im Gedächtnis unser energetisches Aquarium wach. In Gedanken platzieren wir es im Bereich des Sonnengeflechts und fahren mit dem meditativen Atmen fort.

Vierter Schritt der verjüngenden Atmung

Wir beobachten, wie das Atmen durch das Sonnengeflecht die Wasserenergie im ganzen Körper verteilt. Der Druck der Atmung füllt das energetische Wasser in die Arme bis zu den Fingerspitzen, dann in alle Organe des Rumpfes, zuletzt in die Beine bis zu den Zehenspitzen. Wir beenden die Übung und richten unsere Aufmerksamkeit auf etwas anderes. Dabei vergessen wir aber nicht, dass wir eine starke verjüngende Ladung erhalten haben!

Die verjüngende Atmung führt, wenn sie kontinuierlich zusammen mit den anderen Methoden praktiziert wird, zu erstaunlichen Ergebnissen. Man wird mindestens ein Dutzend Jahre jünger, nicht nur innerlich, sondern auch äußerlich. Falten glätten sich, die Augen fangen zu glänzen an, Farbe kommt ins Gesicht. Ich habe das immer wieder bei Menschen erlebt, die schon das Kreuz gemacht bzw. mit ihrem Leben abgeschlossen hatten.

Neue heilsame Formen der Atmung: die Arbeit mit Tönen und Vibrationen

Im Folgenden lernen wir, mit Tönen zu arbeiten, die ebenfalls einen Sonderfall der Atmung darstellen. Wir werden mit der Lunge, den Nieren, der Leber und mit dem Herzen arbeiten, mit der Milz und der Bauchspeicheldrüse. Dann setzen wir die Arbeit mit der Atmung fort – mit dem konkreten Ziel, glücklich zu sein. Wir werden die heilsamen Kräfte von Emotionen und Atmung maximal mobilisieren. Konkret werden wir lernen, unsere Stimmung zu ändern, überflüssiges Fett zu »verbrennen« und die Beziehung zu den Menschen ins Lot zu bringen! Und schließlich lernen wir, »Energiefäden« herzustellen, die uns erlauben, unser Leben zu steuern. So viele Ziele setzen wir uns, da bleibt nur noch daran zu erinnern, was wir dafür brauchen:

- Freude an den Veränderungen,
- Unterstützung der Veränderungen durch Körperübungen
- einen gereinigten psychischen Raum, der bereit ist, neue, heilkräftige Eindrücke einzulassen.

Grundlage ist das alte System des Taoismus

Mein Gesundheitssystem hat sehr viel Respekt vor alten Lehren, besonders vor dem Taoismus. Auch Ihnen schlage ich jetzt das Erlernen einer Tao-Praxis vor, die eine unmittelbare Beziehung zu den heilsamen Eigenschaften der Atmung hat: Die Rede ist von den heilsamen Möglichkeiten der Töne. Man kann Atmung und Ton verbinden und ihre Kraft zur Heilung einsetzen.

Den Menschen sind seit Urzeiten verschiedene Methoden der Einwirkung auf den Organismus bekannt. Diese Methoden waren allerdings meist einem engen Kreis von Auserwählten vorbehalten. Jetzt ist Ihre Zeit gekommen. Erinnern Sie sich, wie angenehme Musik auf Sie wirkt. Wie heilsam gewöhnliche Töne sein können! Eine geliebte Stimme, das Zwitschern der Vögel, das Rascheln von Laub, das Geräusch des Regens ... Nicht umsonst raten kluge Ärzte, den Heilungsprozess mit angenehmen Tönen zu begleiten.

Ein Wort zum heilenden Einfluss des Schreiens

Denken wir an die Atmung nach dem System Sam Chon Do, eine grundlegende Praxis, die mit einem dreifachen Schrei endet. Der Schrei hat eine enorme Bedeutung für die Energetik des Menschen. Nicht von ungefähr schreien Menschen, wenn ihnen angst und bange wird! Wir entlasten die Psyche und befreien uns zusammen mit dem Schrei von überflüssiger Angst, von überschüssigem Adrenalin im Blut. Wenn wir mit einem Schrei Entzücken äußern, schützen wir gleichzeitig den Organismus vor Überanspannung. Mit einem Wort, wir reinigen den psychischen Raum, wie es das vierte Prinzip des Systems fordert. Der Schrei ist eine besondere Vibration, die mächtige energetische Zentren aktiviert. Wie kann man diese Kraft effektiver nützen?

Nicht nur ein lauter Ton kann Heilung bringen. Man muss nicht unbedingt schreien. Es gibt Techniken, die es erlauben, auf eine Erkrankung mit Hilfe des einen oder anderen Tons einzuwirken, der laut ausgesprochen sein kann oder aber geflüstert, sodass er kaum vernehmbar ist. Bald werden Sie sich diese Techniken aneignen.

Der heilsame Mechanismus der Töne: Ein Ton, den ein Mensch von sich gibt, ist nicht einfach ein Ton

Warum hat ein Ton besondere Eigenschaften? Nach den Gesetzen der Biologie, die wir in der Schule gelernt haben, ist ein vom Menschen hervorgebrachter Ton einfach eine bestimmte Frequenz von Vibrationen der Luft, ausgelöst durch die Stimmbänder. So ist es wohl. Und wenn wir den Kammerton nehmen, so ist das wirklich einfach ein Ton. Aber wir sind ja keine Stimmgabel, nicht irgendein Stück Metall! Unser Ton ist lebendig, erfüllt von Energie. Zu jedem Ton, den der Mensch von sich gibt, kommen verschiedene Energien: die Energie des Fühlens, die Energie des Willens, die Energie der Gedanken, die Energie des Geistes. Der Mensch kann keinen Ton teilnahmslos produzieren wie eine Stimmgabel, weil er ein komplexeres und außerdem denkendes System ist. Der reproduzierte Ton weckt augenblicklich Energien, er weckt sie aktiv und mächtig. Und diese machtvollen Prozesse geschehen außerhalb wie innerhalb des Menschen. Mit Tönen ist demzufolge ein gewaltiges Heilungspotenzial verbunden!

Ein vom Stimmapparat des Menschen produzierter Ton ist eine Vibration

Der Ton, den der Mensch produziert, ist nicht einfach ein Ton, sondern eine Vibration, buchstäblich von Gedankenenergie durchdrungen. Wenn man den Ton auf eine bestimmte Art ausrichtet, kann man auf die negative Energie eines Gedankens einwirken, die die Ursache für eine Krankheit war, diesen Gedanken zerstören und mehr noch – das Organ, welches der Energie bedarf, mit der erforderlichen Energie »aufladen«. Ein Ton ist eine Art zu atmen. Wenn man die Kraft des Atmens mit der Kraft des Tons kombiniert, kann man erstaunliche Heilerfolge erzielen.

Sechs heilsame Töne

Jedes Organ, ob gesund oder krank, vibriert auf einer bestimmten Frequenz. Und deshalb kann die Erzeugung eines bestimmten Tones das eine oder andere Organ stimulieren und zu seiner Heilung beitragen. Die alte Praxis des Taoismus kannte sechs beim Ausatmen erzeugte heilende Töne. Ein paar Anmerkungen dazu: Diese Töne wirken auf die Lunge, die Nieren, die Leber, das Herz, die Milz und die Bauchspeicheldrüse; sie regulieren den Energiestoffwechsel des Organismus. Sie vertreiben die Hitze sowie das Kranke und Verlebte aus den Organen.

Sehr wichtig ist es, auch wenn einem gar nichts wehtut, sich alle Töne anzueignen. Der einzigartige Wirkungskomplex aus dem Taoismus wirkt auf die wichtigsten Organe sowie die Energetik des Menschen. Die Harmonie dieser Bausteine sichert uns Genesung oder Festigung der Gesundheit. Wir dürfen nicht vergessen, dass die Übungen sich erst allmählich zu einem ganzen Komplex entwickelt haben. Die Zeit selbst – jahrhundertealte Praktiken – hat das System der Töne geschaffen. Deshalb ist es erforderlich, die Übungen in der Reihenfolge zu machen, in der sie angeordnet sind. Davon hängt die FOLGERICHTIGE Ingangsetzung der Gesundungsprozesse des Organismus ab. Das heißt: Sogar dann, wenn man Probleme mit der Leber hat oder mit dem Herzen und nicht mit der Lunge, so ist mit der Aneignung der Übungen so anzufangen, wie es das Buch vorschlägt – also mit der Lunge –, und die weiteren Übungen werden angehängt. Erst dann konzentriert man sich auf die Übung, die das kranke Organ heilen soll. Aber am Anfang ist es wichtig, ALLE Prozesse der Selbstheilung in Gang zu setzen.

Der erste heilsame Ton – der Ton der Lunge

Der erste, für die Lunge heilsame Ton erinnert an das Zischen einer Schlange und wird beim Ausatmen produziert: S-s-s-s-s-s-s. Wir produzieren ihn nur beim Ausatmen!

Es reicht, diese Übung zu machen, um Probleme mit der Lunge loszuwerden. Aber diese Medizin kann auch verstärkt werden. Zum Beispiel beschleunigt und steigert die Ausführung einiger Bewegungen deutlich die Wirkung der heilenden Töne auf die Lunge.

Wie der heilsame Ton der Lunge erzeugt wird

Wir arbeiten im Sitzen. Wir sitzen bequem auf einem Stuhl. Die Augen sind geöffnet. Die Hände liegen auf den Knien, mit den Handflächen nach oben.

Wir konzentrieren uns auf die Lunge. Wir versuchen uns vorzustellen, wie ihre beiden Flügel angeordnet sind, wir versuchen, sie in uns zu spüren. Wenn das schwerfällt, stellen wir uns einfach ein Bild der Lunge vor, wie sie in unserem Brustkorb liegen mag.

Wir atmen tief ein und zählen bis vier. Wenn wir uns diesen Übungskomplex aneignen, schalten wir in den ersten drei Tagen das Zwerchfell nicht in den Atmungsprozess ein. Am vierten Tag aktivieren wir beim Einatmen das Zwerchfell, und der Brustkorb bleibt dafür in Ruhe. Jetzt fügen wir der Übung noch ein Element hinzu – wir führen zusammen mit dem Einatmen eine Bewegung aus: Aus der Ausgangsstellung (Hände auf den Knien) heben wir die Hände bis auf Augenhöhe. Auf Augenhöhe drehen wir die Hände so, dass die Handrücken zum Körper schauen. Wir heben sie über den Kopf und verfolgen die Bewegung mit den Augen. Die Kiefer sind geschlossen, aber ohne Druck. Die Zungenspitze berührt das Zahnfleisch an den unteren Vorderzähnen. Die Stellung der Lippen: ein weiches halbes Lächeln. Die

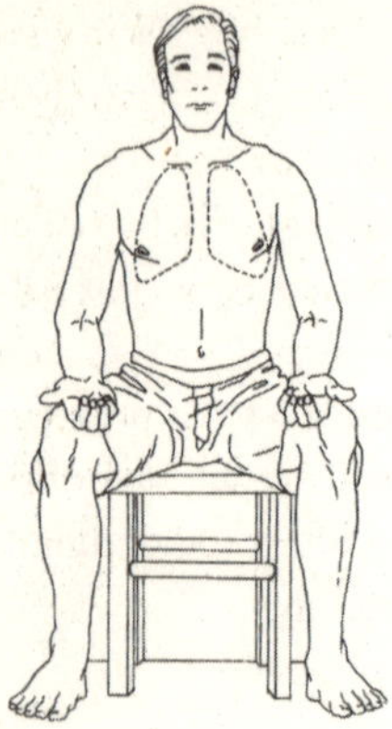

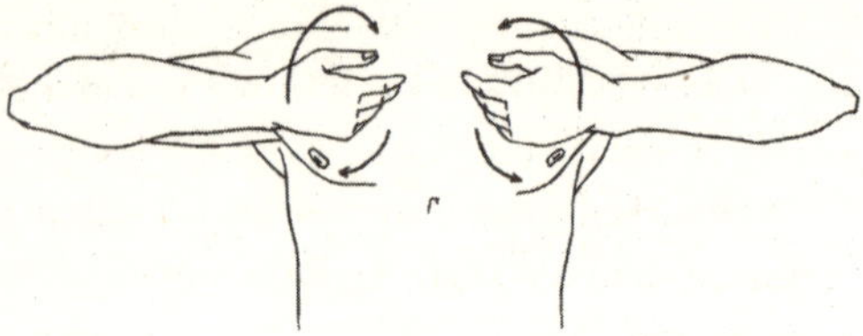

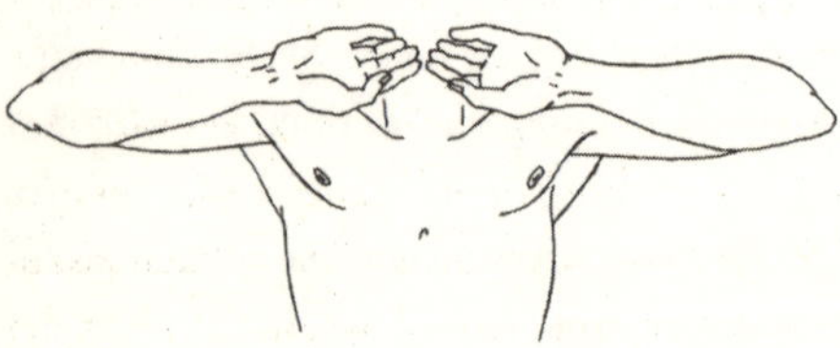

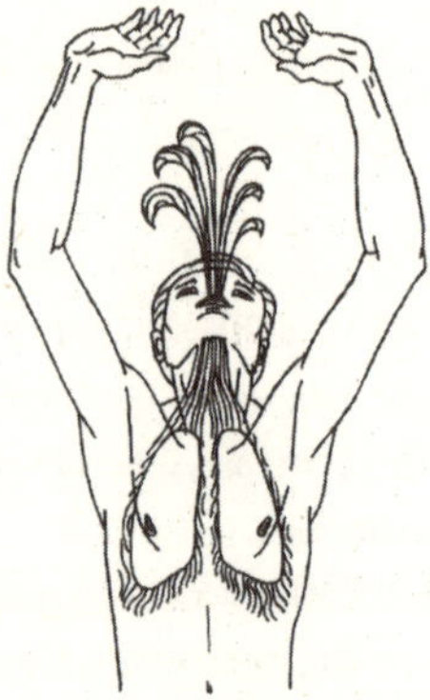

Lippen sind leicht geöffnet. Die Luft strömt beim Ausatmen durch die Zähne.

Auch beim Ausatmen zählen wir bis vier. Wir atmen aus und produzieren den S-s-s-s-s-Laut. Allmählich – sobald dies automatisch erfolgt – produzieren wir den Ton so leise, dass er kaum noch hörbar ist. Ihnen wird scheinen, dass die Lunge selbst diesen Ton von innen von sich gibt. Während des Ausatmens stellen wir uns vor, wie das Brustfell, das die Lunge umgibt, Wärme ausstrahlt. Stellen wir uns vor, dass die Lunge mit weißem Licht erfüllt ist (weiße Farbe mit metallischem Glanz). Das Ausatmen ist abgeschlossen, und die Hände sinken in die Ausgangsposition zurück – auf die Knie.

Wir pausieren kurz und machen gewöhnliche Atemzüge. Wir wiederholen die Übung mit Bauchatmung. Während einer Übungseinheit wiederholen wir diese Atemübung mindestens drei Mal.

Sie brauchen keine Angst zu haben, etwas falsch zu machen oder nicht gut genug. Wichtig ist, sich an die Methode zu gewöhnen. Allmählich lernen Sie, die Übung so auszuführen, als hätten Sie sie schon immer gekonnt. Wichtig ist, den einzelnen heilsamen Ton mindestens drei Mal täglich erklingen zu lassen. Beim Üben selbst empfehle ich sogar bis zu sechs Mal, aber sobald Ihnen alle sechs Töne geläufig sind, gilt die Zahl drei. Solange Sie nur den ersten heilsamen Ton beherrschen, geben sie ihn dreimal täglich je drei Mal von sich.

Übungskomplex zur Verstärkung des lungenstärkenden Tons

Ich habe zur Verstärkung der Atemübungen die Methode des Klopfens gewählt, weil sie unkompliziert ist und tatsächlich sehr effektiv wirkt. Jede Übung dieses Komplexes hilft dem Organismus, Schlacken loszuwerden, befreit die Blutgefäße von Plaque usw. Aber das ist nicht der ganze Effekt – es kommen die Massagefunktion und, wie gesagt, eine Verstärkung der Atemübungen dazu.

Vorbereitung auf das Klopfen: Reiben der Hände und Arbeit mit der heißen Kugel

In den Übungsstunden werden uns oft einfache Übungen helfen, die im Zusammenhang mit Klopfen stehen. Damit sie effektiver werden, wärmen wir uns die Hände, indem wir sie reiben. Ich schlage eine ausführlichere Variante der Übung vor, die auch Elemente von Atemtechnik enthält. Es genügt, sie einmal pro Woche auszuführen.

Wir reiben uns die Hände vor der Brust. Wir reiben sie durch Vor- und Zurückbewegungen. Die heißen aneinanderliegenden Handflächen halten wir auf Herzhöhe. Wir öffnen die Hände auf zwei bis drei Zentimeter Abstand, die Fingerspitzen berühren einander beinahe. Wir stellen uns vor, dass zwischen den beiden Händen eine warme Kugel liegt. Wir fühlen, dass etwas zwischen den Händen ist. Die Empfindungen können unterschiedlich sein. Wichtig ist nur, dass Sie eine Art Knäuel von Energie spüren. Wir konzentrieren unsere Aufmerksamkeit und unseren Blick auf diese Phantasiekugel. Sie liegt jeweils im Zentrum der beiden Hände. Allmählich beginnt die Kugel zu wachsen, sie bildet sich aus der Energie, die aus den erwärmten Händen tritt. Der Durchmesser der Kugel wächst von zwei bis drei Zentimeter auf zehn bis zwölf Zentimeter. Bewegen Sie die Hände langsam auseinander, und schauen Sie, wie groß Sie die energetische Kugel machen können. Wenn Sie das Maximum erreicht haben, merken Sie sich die Größe. Dann fangen wir an, die Kugel allmählich zu verkleinern. Indem wir die Hände mit leichten Vibrationsbewegungen wieder zusammenführen, verkleinern wir die Kugel, so als würden wir sie pressen, verringern wir ihren Umfang.

Man kann mit der energetischen Kugel experimentieren: Führen Sie die Hände zusammen, fühlen Sie, wie die Kugel sie federnd auseinanderbringt. Versuchen Sie, die Kugel zu heben oder sinken zu lassen, beobachten Sie Ihre Empfindungen. Trainieren Sie eine gewisse Zeit auf diese Weise.

Wir beenden die Übung im Sitzen. Wir bringen die Hände in die Ausgangsposition zurück. Wir führen sie mehrmals auseinander und zusammen. Wir legen die Hände nach oben geöffnet auf die Knie. Beim Einatmen holen wir Energie in die Hände, beim Ausatmen geben wir sie ab. Bekannte Empfindungen, nicht wahr?

Die Klopfmethode hilft dem Ton, die Lunge zu heilen

Das Klopfen fördert die Entfernung der Toxine aus dem Gewebe. Schütteln und Vibration helfen dabei, Schlacken aus Organen und Gewebe »herauszuschütteln«. Solche Übungen sind vor oder nach den

Atemübungen durchzuführen. Das Klopfen selbst dauert 15–20 Sekunden. Man kann nicht nur mit der Handfläche klopfen, sondern auch mit der Faust, aber in unserem Fall wirkt die Handfläche.

Die Übung wird im Sitzen ausgeführt.

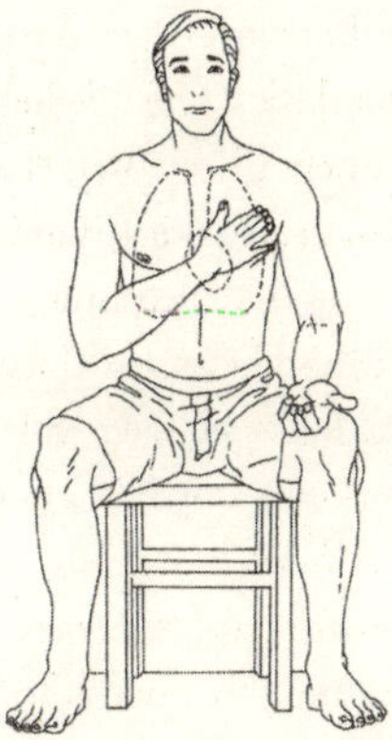

Wir erwärmen die Hände, indem wir sie reiben. Wir stellen uns vor, wo die Lunge liegt. Wir klatschen so stark mit der Handfläche auf die Brust, dass es gerade noch nicht unangenehm ist. Frauen sollten nicht direkt auf die Brust klatschen, sondern daneben. Dann klatschen wir mit der linken Hand über dem rechten Lungenflügel. Während wir klatschen, richten wir aus der Hand Energie in die Gegend der Lunge, auf welche wir einwirken wollen.

Die Bauchatmung hilft dem Ton, die Lunge zu heilen

Die Bauchatmung erinnert sehr an die vollständige Atmung, von der weiter oben die Rede war. Wir verstärken mit der Technik der Bauchatmung den Effekt der Übung mit dem heilenden Ton der Lunge und führen so eine originelle Selbstmassage des Atemapparats durch. Diese Atempraxis soll die richtige, für den Organismus natürliche Atmung beibringen. Kleiner Tipp: Führen wir die Übungen fröhlich durch, ohne Anstrengung, mit einem Wort – in einer heilsamen Stimmung.

Setzen Sie sich bequem hin. Mit dem Ausatmen ziehen Sie den Bauch ein, sodass er sich maximal der Wirbelsäule nähert. Das ist ganz einfach. Der nächste Schritt erfordert wohl etwas Training. Zuerst entspannen wir den Brustkorb. Dann versuchen wir, Brustkorb und Brust einzuziehen. Nicht anstrengen. Es reicht, wenn man in dieser Phase der Übung eine leichte Anspannung in der Brust fühlt. Langsam atmen wir durch die Nase ein. Brust und Bauch verändern ihre Position kaum, sie bleiben flach. Die Lunge füllt sich mit Luft, dann drückt das Zwerchfell nach unten, und der Bauch bläht sich auf. Stellen Sie sich vor, dass sich die Bauchhöhle aufbläst wie ein Luftballon und sich nach allen Seiten ausbreitet, nicht nur nach vorn. Dabei sollte nur der unter dem Nabel gelegene Teil des Bauches in Bewegung sein. Die Übung ist nun komplett. Wir atmen langsam aus, wobei wir allmählich die Bauchmuskeln verkürzen – das Zwerchfell entspannt sich. Leise, langsam und fließend atmen wir ein und aus. Ein- und Ausatmen sollten nach Möglichkeit von gleicher Dauer sowie leise und unmerklich sein. Wenn Ihnen das gelungen ist – bravo!

Wenn wir diese Übungskombination einstudieren, führen wir sie anfangs jeweils drei Mal durch, mindestens. Das Ziel sind neun Atemzyklen bei jeder Trainingseinheit, insbesondere wenn im Anschluss die weiter unten beschriebenen Übungseinheiten für die anderen Organe angehängt werden.

Der heilsame Ton der Nieren

Die Nieren sind in der Lehre des Tao ein Speicher potenzieller Energie. Bei ihrer Arbeit verwandeln die Nieren die »Lagerstätten des zu gewinnenden Brennstoffs« in Energie. Für diesen Prozess ist die Bauchatmung besonders wirksam, weil sie neben ihrer »eigentlichen« Aufgabe auch noch die Nieren massiert. Es vollzieht sich ein Prozess der Umwandlung von »Brennstoff« in Energie, die den Organismus erfüllt.

Wir machen uns nun mit dem zweiten heilenden Ton bekannt: Der Ton lautet »Tschuäi«. Dabei wird die erste Hälfte schnell ausgesprochen, um sich dann in den zweiten Teil hinüberzuziehen: Tsch-u-Ä-ä-ä-i. Das ist der Ton der Nieren.

Wir konzentrieren uns auf die Nieren, die symmetrisch an beiden Seiten der Wirbelsäule unterhalb des Brustkorbs liegen.

Wir sitzen auf einem Stuhl, die Beine zusammen (Knie und Unterschenkel berühren sich jeweils). Wir atmen tief, zum Beispiel mittels der Bauchatmung. Beim Ausatmen neigen wir den Körper nach vorne und umfassen die Knie mit den Armen, wobei wir die Finger verschränken. Wir ziehen den Rücken, in der gebeugten Position verharrend, gleichsam nach hinten, als wollten wir ihn ausstrecken. Man sollte eine Anspannung im Rücken spüren, an der Stelle der Nieren. Ohne den Kopf zu heben, schauen wir – nur die Augen rollend – nach oben, dann neigen wir den Kopf ein wenig, aber ohne Anspannung. Wir atmen langsam aus, und zwar so leise wie möglich. Beim Ausatmen produzieren wir den Ton der Nieren: Tsch-u-Ä-ä-ä-i. Während wir den heilsamen Ton produzieren, ziehen wir den Bauch an die Wirbelsäule (den Teil davon, der sich zwischen dem unteren Rand des Brustkorbs und dem Nabel befindet). Wir ziehen den Bauch ein und stellen uns vor, wie aus dem Gewebe, das die Nieren umgibt, ein Überschuss an Wärme oder Kälte (je nachdem was Sie fühlen) herausgepresst wird. Das Ausatmen befördert die verarbeitete Energie aus den Nieren hinaus.

Nun stellen wir uns beide Nieren vor, wie sie von einer Wolke aus saphirfarbenem Blau eingehüllt sind. Beim Ausatmen verlassen Ängste und Schmerzen die Nieren. Das Ausatmen ist abgeschlossen. Wir kehren in die Ausgangsposition zurück und sitzen gerade, die Augen geschlossen. Wir atmen frei. Wir konzentrieren uns darauf, was mit den Nieren geschieht: Sie haben einen frischen Zustrom an Energie bekommen, welche jetzt in ihnen verteilt wird.

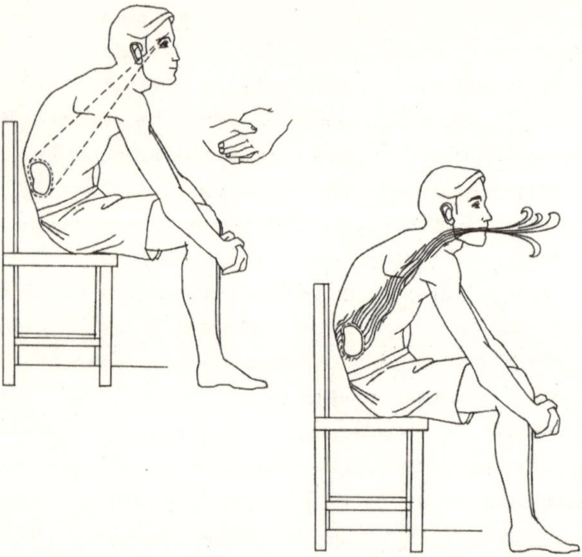

Führen Sie die Übung nochmals durch, und wiederholen Sie den heilsamen Ton der Nieren mindestens drei Mal. Im Winter sollte man diese Übung häufiger machen, da nach der Lehre des Tao diese Zeit ungünstig für die Nieren ist.

Reinigung der Nieren – Klopfmethode

Wir reiben die Hände, bis sie heiß sind. Wir ballen die Fäuste. Wir legen die Fäuste mit der Rückseite auf den Rücken, und zwar auf die Nierengegend. Wir klopfen mit der Rückseite der Fäuste auf die Nierengegend. Es sollte beim Klopfen zu keinen unangenehmen Empfindungen kommen. Dann reiben wir die Hände, bis sie sehr heiß sind. Wir legen die Handflächen so auf den Rücken, dass sie beide Nieren bedecken. Jetzt streichen wir einige Minuten mit den Händen über diese Stelle und erwärmen die Nieren.

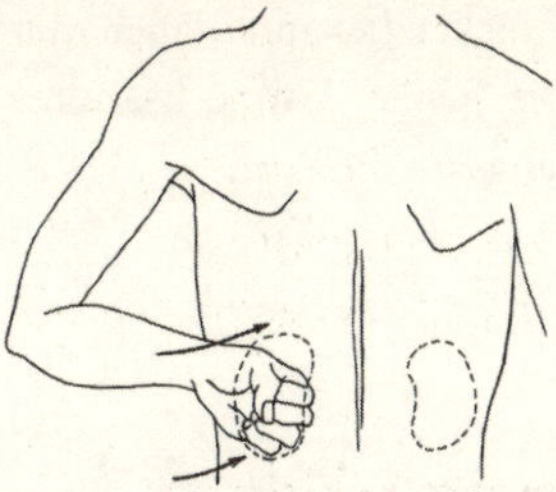

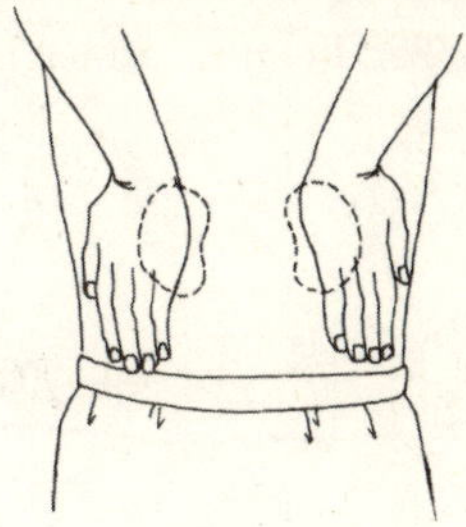

Der heilsame Ton der Leber

Die alten Tao-Lehrer waren der Meinung, dass sich Wut, die vom Menschen erlebt wird, in der Leber anreichert und das Organ davon hart wird. Die Rückkehr zum natürlichen Zustand der Leber bzw. die Stimulierung ihrer Arbeit unterstützt eine Übung, in der wir den heilenden Ton der Leber verwenden. Diese Übung hilft, negative Emotionen loszuwerden und sie in positive zu verwandeln. So verwandeln wir etwa aufgestaute Wut in Güte.

Wir machen die Übung im Sitzen. Der erste Teil erfolgt beim Einatmen.

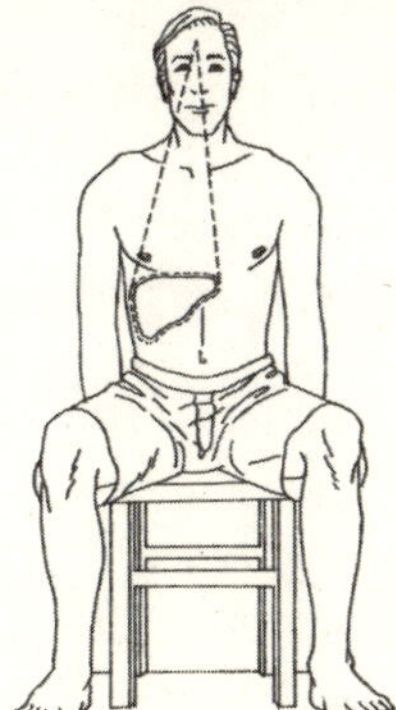

Wir sitzen gerade, die Hände hängen locker herunter, aber mit vom Körper abgewandten Handflächen. Die ganze Aufmerksamkeit gilt der Leber. Beim Einatmen heben wir langsam die Arme.

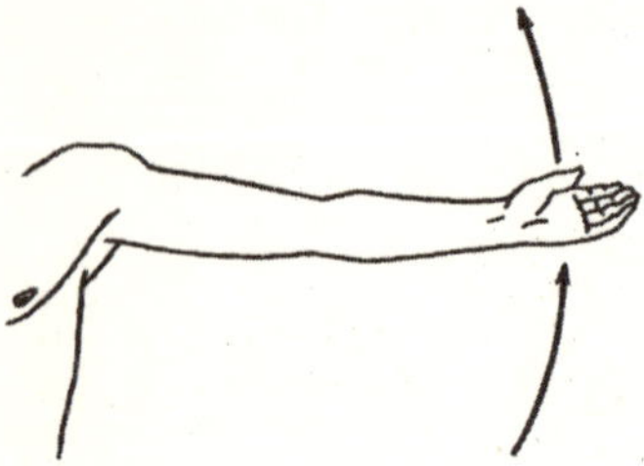

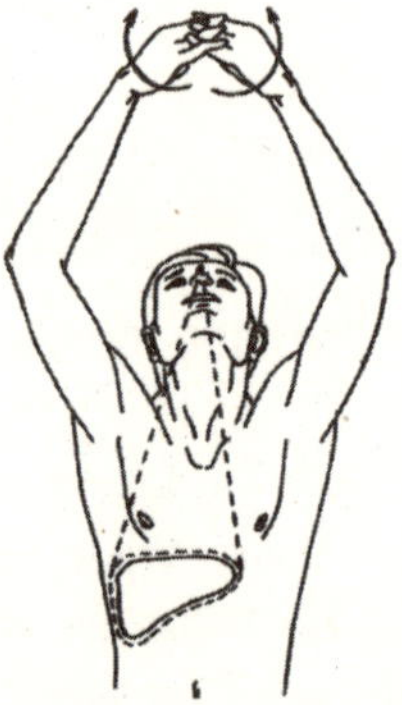

Wir führen sie über den Kopf nach oben und verschränken unsere Finger. Wir folgen den Händen mit unseren Blicken. Jetzt drehen wir die verschränkten Hände so, dass die Handflächen nach oben schauen. Wir ziehen die Hände, insbesondere die Handwurzeln, nach oben.

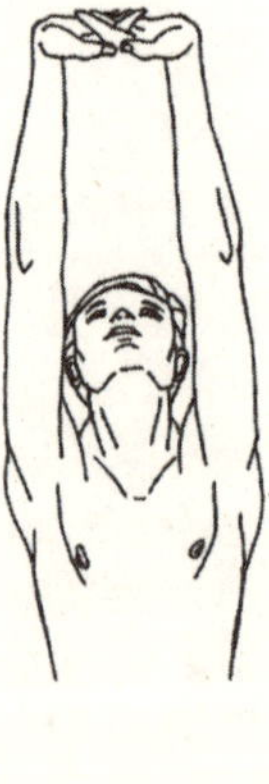

Nun müssen wir uns in der Hüfte etwas biegen – und zwar nach links, um die rechte Seite besser zu dehnen, wo die Leber liegt. Die Augen sind weit offen, unter langsamem Ausatmen produzieren wir kaum hörbar den heilenden Ton für die Leber – Sch-sch-sch-sch-sch.

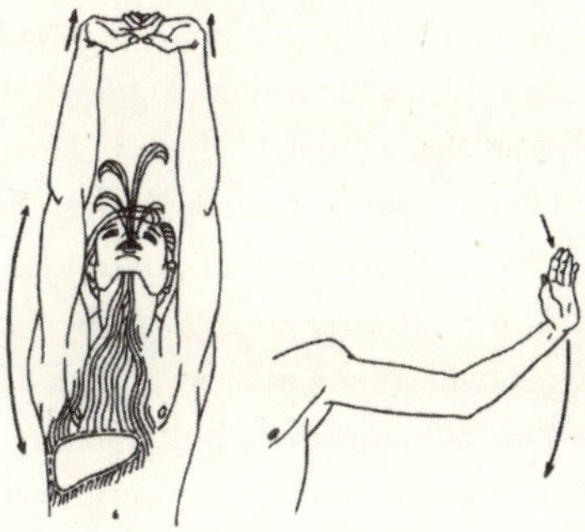

Wir stellen uns vor, dass die Leber von Gewebe umhüllt ist, von einer Art Sack. Zusammen mit dem heilsamen Ton treten aus allen Poren dieses Sacks Schlacken, Toxine, negative Emotionen aus, die sich dort angesammelt haben. Die Leber ist von einem smaragdgrünen Schein umgeben, das reine grüne Licht umfließt sie von allen Seiten. Beim Ausatmen verlässt die Wut als grauer Rauch die Leber, sie strömt durch die Poren der Haut nach außen.

Das Ausatmen ist abgeschlossen, wir trennen die Finger und lassen langsam die Hände in die Ausgangsposition sinken. Wir atmen auf gewöhnliche Art, ohne die Leber aus den Gedanken zu entlassen. Wir machen die Übung mindestens drei Mal täglich.

Sie kennen jetzt drei heilsame Töne: den Ton der Lunge, den Ton der Nieren und den Ton der Leber. Sie sollten sie täglich produzieren. Sie wirken wohltuend, auch ohne zusätzliche, unterstützende Bewegungen. Nach dem System des Tao, in Bezug auf die Zusammenarbeit der Organe und Körperteile, ist die Leber mit den Augen verbunden. Machen wir ein paar Übungen für die Augen, und wirken wir auch dadurch auf die Leber ein.

Alte Methode zur allgemeinen Reinigung

Dem alten Gesundheitssystem des Tao zufolge können Tränen Schlacken aus dem Körper beseitigen. Nicht die Tränen, die uns beim Weinen kommen, sondern »künstliche«. Wenn wir zum Beispiel lange auf einen Punkt schauen, beginnen die Augen zu tränen. Diese Tränen sind salzhaltiger und können einen unangenehmen Geruch haben. Das geschieht deshalb, weil in derartigen Ausscheidungen Schlacken und Toxine enthalten sind, die der Organismus zusammen mit den Tränen ausscheidet. Dieser Umstand liegt einer einfachen Übung zugrunde, die ich nun vorschlagen will. Wenn man sie regelmäßig und über einen ausreichend langen Zeitraum ausführt, hilft auch sie, den Organismus von Schlacken zu befreien, das heißt ihn zu verjüngen.

Wir schauen nach vorne. Wir heben einen Zeigefinger so, dass er im Blickfeld des Auges liegt. Am besten in einer Entfernung von 15-20 cm.

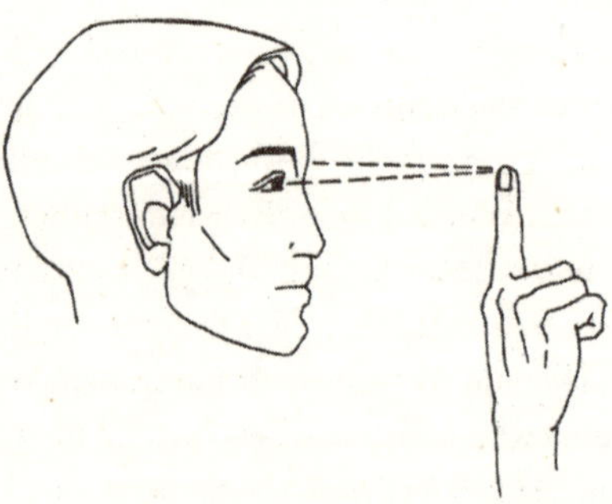

Jetzt atmen wir tief ein und konzentrieren den Blick auf die Fingerspitze. Wir schauen auf den Finger, seine Spitze, aufmerksam, ohne zu zwinkern. Bevor wir ausatmen, halten wir den Atem einige Sekunden an. Und dann atmen wir langsam aus. Wir atmen mit einer tiefen Bauchatmung. Vor dem Ausatmen halten wir, wie gesagt, den Atem einige Sekunden an.

Hatten Sie irgendwelche Empfindungen in den Augen? Gewöhnlich kommt es nach einer bestimmten Zeit zu einem Gefühl des Brennens in den Augen. Wollten Sie blinzeln? Versuchen Sie, diesen Wunsch zu überwinden: Wir halten die Augen offen, bis sich Tränen zeigen. Hat es geklappt? Perfekt!

Nun wärmen wir die Hände auf. Die Handflächen müssen heiß werden. Wir bedecken die Augen mit den warmen Handflächen. Die Augen saugen wie ein Schwamm die Wärme auf – es ist Energie.

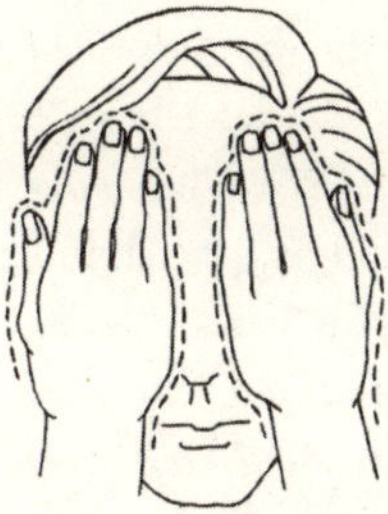

Unter den gesenkten Lidern machen wir ein paar Kreisbewegungen mit den Augäpfeln. Wir drehen die Augen erst gegen den Uhrzeigersinn, dann im Uhrzeigersinn. Jeden Zyklus führen wir wenigstens drei Mal durch. Wir machen die Übung täglich, wenigstens eine Woche lang.

Man kann die Übung auch in etwas anderer Form praktizieren. Zum Beispiel kann man als Konzentrationspunkt statt dem Finger einen Punkt wählen, z.B. an der Wand, oder das Blaue in einer Kerzenflamme. Man könnte sich auch auf die eigenen Augen konzentrieren – im Spiegel.

Allmählich, wenn wir die Übung besser beherrschen, dehnen wir ihre Dauer auf bis zu 15 Minuten (oder sogar noch länger) aus. Wenn diese Übung ganz zur Gewohnheit geworden ist, sollte man sie mehrmals pro Woche wiederholen.

Der heilsame Ton des Herzens

Der Lehre des Tao zufolge liegt das emotionale Zentrum des Menschen im Herzen. Darum muss man es rein halten. Außerdem ist es wichtig, das Herz als ohne Unterbrechung arbeitendes Organ zu unterstützen. Diesen Aufgaben ist eine Übung mit dem heilenden Ton des Herzens gewidmet. Das Organ, das mit dem Herzen verbunden ist, ist die Zunge. Deshalb werden neben der Übung mit dem heilsamen Ton des Herzens Übungen empfohlen, die die Zunge stärken, aber davon später.

Die Übung für das Herz ist der Übung für die Leber recht ähnlich. Jedoch neigen wir uns beim Produzieren des Tons für das Herz – H-A-U-u-u-u-u – nach rechts und nicht nach links wie bei der Leber.

Wir machen die Übung im Sitzen. Der erste Teil erfolgt beim Einatmen, der zweite beim Ausatmen, wie auch bei den vorhergehenden Übungen. Wir sitzen gerade, die Arme hängen locker herab, die Handflächen zeigen nach außen. Die ganze Aufmerksamkeit gilt dem Herzen.

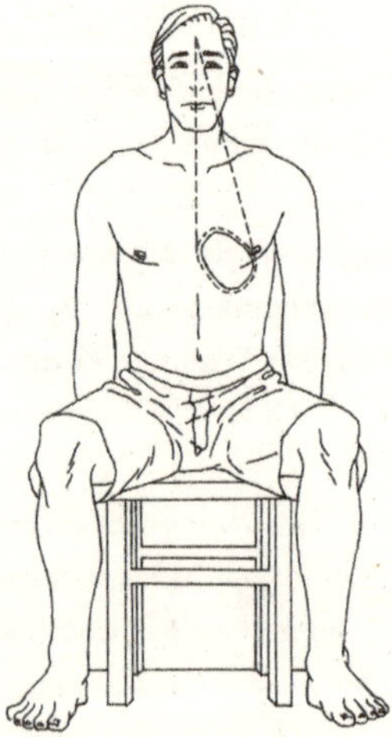

Zusammen mit dem Einatmen heben wir langsam seitlich die Arme. Sobald sie über dem Kopf sind, verschränken wir die Finger. Wir folgen den Händen mit unseren Blicken. Dann drehen wir die verschränkten Hände mit der Handfläche nach oben. Wir ziehen die Hände nach oben, besonders die Handwurzeln. Jetzt müssen wir uns etwas in der Hüfte beugen, und zwar nach rechts, um die linke Seite leichter zu dehnen, wo das Herz liegt. Die Augen sind weit geöffnet, durch die runden Lippen produzieren wir kaum hörbar ausatmend den heilenden Ton des Herzens: H-A-U-u-u-u-u.

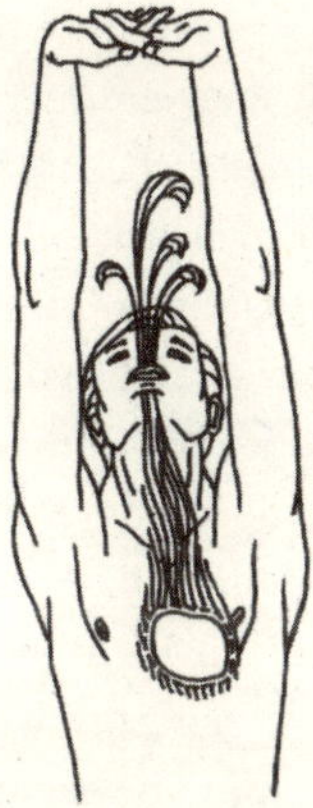

Wir stellen uns vor, dass das Herz in Gewebe eingehüllt ist, eine Art Sack. Zusammen mit dem heilenden Ton treten aus allen Poren dieses Sacks ein wenig überflüssige Hitze und negative Emotionen aus, die sich da angesammelt haben. Das Herz ist von einem roten Schimmer umgeben, reines rotes Licht umfließt es von allen Seiten. Zusammen mit dem Ausatmen, unter Beseitigung überflüssiger Hitze, verlassen Hass, Grausamkeit, Ungeduld und Hochmut das Herz.

Das Ausatmen ist abgeschlossen, wir lösen die Hände voneinander und lassen sie seitlich in die Ausgangsposition sinken. Wir bleiben eine Weile sitzen und stellen uns das Herz vor, das von einem hellen und reinen roten Licht umgeben ist. Das Herz ist von positiven Emotionen erfüllt. Güte und Liebe, Lebensfreude und die Bereitschaft zum Handeln erfüllen das Herz.

Die Übung wird mindestens drei Mal ausgeführt. Sie ist nicht nur zur Stärkung des Herzens empfohlen, sondern auch bei Angina und bei entzündetem Zahnfleisch. Sie hilft außerdem, die Stimmung zu heben, wenn man niedergeschlagen ist.

Übungen für die Zunge

Wie bereits erwähnt, ist das mit dem Herzen verbundene Organ die Zunge. Es ist deshalb völlig natürlich, dass wir beim Üben für die Zunge auch indirekt auf das Herz wirken.

Die Übung selbst ist nicht kompliziert, aber sehr wichtig für die Gesundung. Wir legen die Zunge zwischen die Innenseite der Lippen und die Vorderseite der Zähne, oben oder unten. Dann führen wir mit der Zunge kreisförmige Bewegungen aus. Auf diese Weise massieren wir das obere und das untere Zahnfleisch. Wir machen die Kreisbewegungen neun Mal, jeweils in beiden Richtungen. Dann nehmen wir die Zunge hinter die Zähne. Die Zungenspitze berührt das obere Zahnfleisch. Wir machen kreisförmige Bewegungen in die eine und in die andere Richtung – mindestens sechs Mal. Es ist unwichtig, mit welcher Richtung man anfängt. Wichtig ist nur, dass in beiden Elementen der Übung beide Bewegungsrichtungen ausgeführt werden.

Während der Übung spüren wir einen Zustrom an Speichel. Das ist auch das Ziel unseres Tuns. Wir fangen an, den Unterkiefer zu bewegen. Wir tun so, als könnten wir den Speichel kauen. Wir kauen den Speichel. Dann drücken wir mit der Zungenspitze direkt über den oberen Zähnen nach oben auf den Gaumen. Gleichzeitig strecken wir den Nacken und heben das Kinn. Der Hals hat sich gleichsam gedehnt, ist länger geworden. Wir stellen uns vor, dass man uns am Kopf nach oben gezogen hat. Jetzt spannen wir die Kehle an und schlucken geräuschvoll den angesammelten Speichel. Wir versuchen, seinen Weg zu verfolgen. Er bewegt sich die Speiseröhre entlang, bis er im Magen landet. Indem wir uns so zwingen, bei angespannter Kehle zu schlucken, nehmen wir der Kehle die Spannung und lockern eine weitere Muskelgruppe. Erinnern Sie sich, was wir über Muskelverspannungen gelernt haben? Ziemlich häufig leidet gerade diese Körperregion an dem von uns erlebten Stress!

Wir kräftigen die Zunge

Wir fahren fort mit dem Zungentraining und damit auch der Kräftigung des Herzens.

Einatmen. Beim Ausatmen strecken wir die Zunge heraus. Aus Leibeskräften ziehen wir die Zunge nach unten und strecken sie so weit wie möglich hinaus. Danach versuchen wir, so gut wie möglich den hinteren Zungenrücken an den Gaumen anzunähern. Gleichzeitig machen wir Folgendes: Während wir den Zungenrücken nach oben pressen, ziehen wir den After ein und spannen den Kehlkopf an.

Wir entspannen uns und machen eine Atempause. Wir machen die Übung ein bis zwei Mal.

Der heilsame Ton für Milz und Bauchspeicheldrüse

Der Lehre des Tao zufolge erzeugt die Milz Antikörper, die den Körper vor verschiedenen Krankheiten schützen können. Nahe der Milz liegt die Bauchspeicheldrüse. Ihre Hauptfunktion ist es, Insulin zu erzeugen. Ein Überfluss davon oder ein Mangel bringen den Körper schwer in Bedrängnis. Die alten Heilkundigen betrachteten diese beiden Organe aufgrund ihrer benachbarten Lage zuweilen als ein einziges. Deshalb unterstützt die Übung mit dem fünften heilenden Ton sowohl das eine wie auch das andere Organ. Den fünften heilenden Ton vergleichen die Kenner dieser Heilpraxis mit dem Schrei der Eule: H-U-u-U-u-u.

Der Körperteil, der mit Milz und Bauchspeicheldrüse in Verbindung steht, ist der Mund, genau genommen sind es die Lippen. Manchmal heißt es auch, man könne sämtliche Gesichtsmuskeln auf die Bereiche beziehen, in denen Milz und Bauchspeicheldrüse gelegen sind.

Wir machen die Übung im Sitzen, die Füße etwa schulterbreit auseinander. Die Hände liegen auf den Oberschenkeln, Handflächen nach oben.

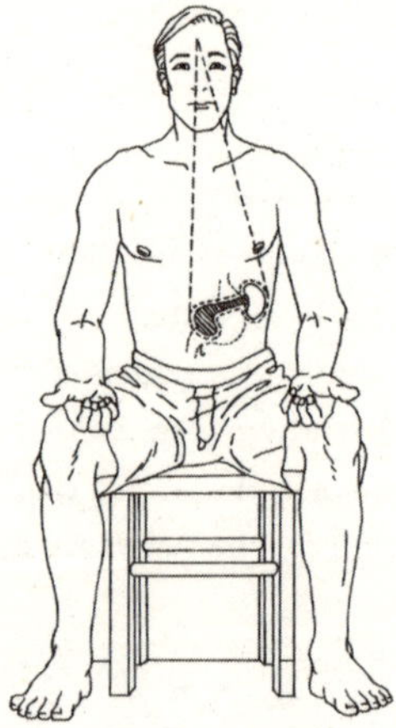

Versuchen wir, uns so präzise wie möglich die Milz vorzustellen, ebenso ihre Lage. Sie liegt auf der linken Seite, im oberen Teil des Bauches und im unteren Bereich des Brustbeins. Stellen wir uns auch die Bauchspeicheldrüse vor. Sie liegt auf Höhe des Magens, in der Körpermitte. Wir erinnern uns nun, wie die Bauchatmung funktioniert. Wir atmen tief ein, legen die Handflächen auf das Sonnengeflecht, Daumen und kleiner Finger sind eingezogen, während die übrigen Fingerspitzen auf das Zentrum des Sonnengeflechts gerichtet sind. Wir drücken mit den Fingern auf das Sonnengeflecht, und beim Ausatmen sagen wir kaum hörbar: H-U-u-U-u-u. Nach dem Ausatmen neigen wir uns etwas nach vorne.

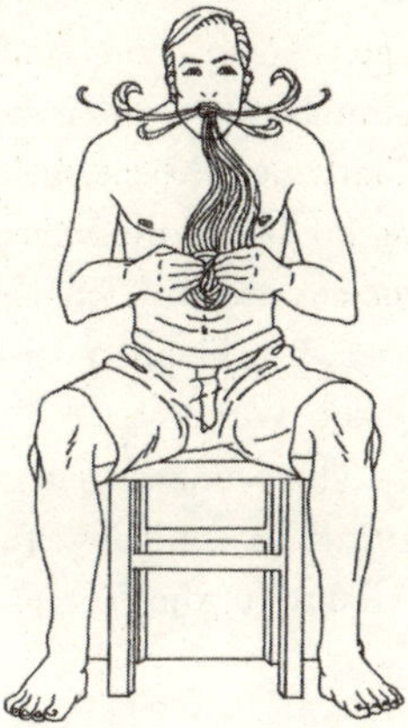

Stellen wir uns vor, dass die Milz und die Bauchspeicheldrüse von Gewebe umhüllt sind, einer Art Sack. Zusammen mit dem heilenden Ton treten aus diesem Sack in kleinen Dosen überschüssige Hitze und negative Emotionen aus, die dort angesammelt sind. Milz und Bauchspeicheldrüse sind von einem gelben oder goldenen Schein umgeben, ein klares gelbes bzw. goldenes Licht umfließt sie von allen Seiten. Beim Ausatmen verjagt der heilende Ton den Überschuss an Hitze, und Unruhe und Selbstmitleid verlassen Milz und Bauchspeicheldrüse.

Kehren wir in die Ausgangsstellung zurück. Wir sitzen gerade, die Füße stehen etwa in Schulterbreite, die Hände liegen auf den Oberschenkeln, Handflächen nach oben. In Gedanken halten wir Milz und Bauchspeicheldrüse. Es umfängt sie ein reines gelbgoldenes Licht. Wir spüren, wie diese Organe Gutwilligkeit, Offenheit für neue Gedanken, Empfindungen und Menschen erzeugen sowie ein Gefühl von Gerechtigkeit (sich selbst und der Umgebung gegenüber).

Während einer Sitzung wiederholen wir die Übung mindestens drei Mal.

Reinigung des Zahnfleisches: Übung zur Vibration des Zahnfleisches und Klopftechnik

Wir kräftigen das Zahnfleisch. Wir wirken dabei außerdem auf Milz und Bauchspeicheldrüse ein, weil diese Organe auch mit dem Zahnfleisch verbunden sind. Die Übung ruft eine leichte Vibration hervor und ähnelt der uns bereits bekannten Klopf- bzw. Klatschtechnik. Sie ist sehr einfach auszuführen: Wir klappern leicht mit den Zähnen. Am Anfang der Übung sind die Vorderzähne aktiv. Und zwar 18 Mal. Dann werden die Seitenzähne einbezogen. Wir klappern ebenfalls mindestens 18 Mal. Um die Wirksamkeit dieser Übung zu verstärken, ist es hilfreich, auch die Übung für die Zunge auszuführen (Schlucken des Speichels).

Gehen wir nun zur Technik des Klopfens über, welches die Wirkung der vorhergehenden Übungen intensiviert. Die heilenden Eigenschaften dieser Vibration rufen wir diesmal durch Klopfen hervor. Wir reiben die Hände, bis sie heiß sind. Dann klopfen wir mit dem Zeigefinger, dem Mittel- und dem Ringfinger (egal welcher Hand) um die Lippen und wirken dabei auf das obere und untere Zahnfleisch ein.

Der heilsame Ton des Dreifacherwärmers

Dreifacherwärmer – so raffiniert nennt sich im Tao-System der Kreislauf der Energie im menschlichen Organismus. Verkürzt ausgedrückt geht es um die Aufteilung des Körpers in drei Teile. Zum oberen – dem heißen – Bereich gehören im Taoismus Hirn, Herz und Lunge. Der mittlere – warme – Bereich umfasst Nieren, Leber, Milz, Bauchspeicheldrüse und Magen. Und der untere – kalte – Bereich besteht aus dem Unterbauch, Dick- und Dünndarm, der Harnblase und den Geschlechtsorganen. Um die Temperatur in allen drei Körperregionen zu regulieren, wird der heilende Ton des Dreifacherwärmers verwendet.

Zusammen mit dem Ton steigt die heiße Energie in die kälteren Abschnitte hinab, und die kalte Energie steigt über das Verdauungssystem nach oben.

Die Übung mit diesem heilenden Ton beseitigt sehr gut Stress. Wenn man die Übung vor der Nachtruhe macht, ist ein tiefer und ruhiger Schlaf garantiert. Der Ton für den Dreifacherwärmer klingt wie folgt: H-Ä-ä-ä-ä-ä-ä.

Übung für den Energieausgleich

Wir machen die Übung im Liegen. Man kann sie auch sitzend ausführen, doch dann muss man sich auf die Stuhllehne stützen. Die Arme liegen neben dem Körper, die Handflächen zeigen nach oben. Wir führen eine vollständige Atmung durch, die Luft füllt die unteren und oberen Bereiche der Lunge.

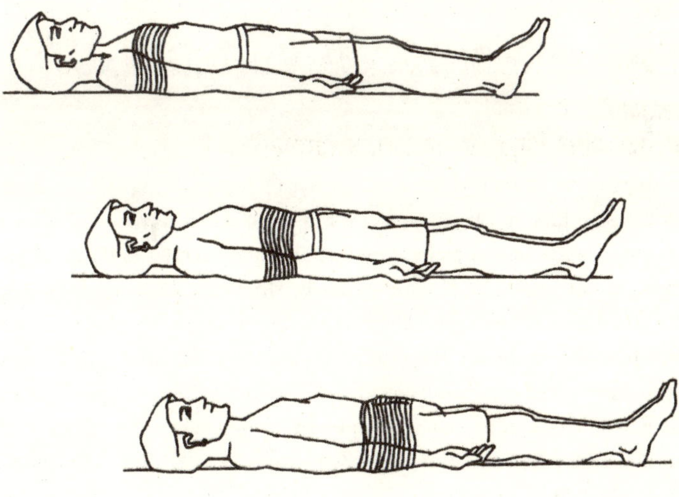

Beim Ausatmen produzieren wir kaum hörbar den Ton des Dreifacherwärmers: H-Ä-ä-ä-ä-ä.

Gleichzeitig mit dem heilenden Ton ziehen wir den oberen Brustkorb ein, sodann den Mittelteil und schließlich den Unterbauch. Es ist, als würde sich etwas Voluminöses, ein runder Stein oder etwas Ähnliches, durch Ihren Körper wälzen und die Luft aus Ihnen hinauspressen. Der Prozess beginnt beim Scheitel Ihres Kopfes und durchläuft systematisch alle Bereiche des Körpers bis zum Unterbauch. Anschließend atmen wir auf gewöhnliche Art. Während dieser kleinen »Pause« stellen wir uns vor, dass die Organe, mit denen wir zu arbeiten gelernt haben, sich entspannen. Wir wiederholen die Übung mindestens drei Mal pro Sitzung.

Jetzt kennen wir alle sechs heilenden Töne. Sie können nur mit den Tönen arbeiten, aber die Töne auch durch die vorgeschlagenen Übungen ergänzen. Machen Sie es so, wie es Ihnen Ihr Körper einsagt.

Zur Verstärkung der Übung für den Dreifacherwärmer wird gewöhnlich die Übung für die Halswirbelsäule empfohlen. Ihre Beschreibung findet sich im Kapitel mit den Körperübungen.

Wir atmen mit der Wirbelsäule – die weitere Regulierung der Energetik

Zu guter Letzt bietet uns das alte Tao-System eine Übung, die uns hilft, den Energiefluss im Organismus zu regulieren: Wir lernen das Atmen durch die Wirbelsäule. Dem Wesen nach unterscheidet es sich nur geringfügig von einer der Varianten der meditativen Atmung. Man entspannt dabei die Rückenmuskeln und massiert das Rückgrat, was immer einen Zuwachs an Kraft und Gesundheit bedeutet. Außerdem wirkt diese Übung wohltuend auf Schilddrüse und Nebennieren. Um den Effekt der Übung noch zu steigern, atmen wir zuerst nach dem Sam-Chon-Do-System und schließen daran die Atmung durch die Wirbelsäule an.

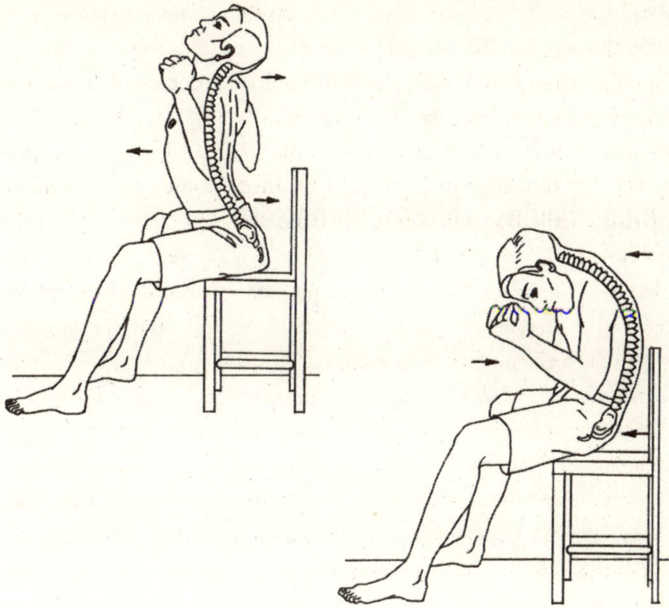

Wir sitzen auf einem Stuhl. Wir machen zunächst mindestens einen Atemzyklus nach Sam Chon Do und entspannen uns nach dem Ausatmen, bevor wir die Wirbelsäule beatmen.

Beim Einatmen biegen wir das Kreuz durch. Die Arme sind angewinkelt, die Hände bilden Fäuste und befinden sich auf Schulterhöhe. Die Schulterblätter werden zusammengeführt, sodass sie sich fast berühren. Der Kopf ist nach oben gerichtet. Wir drücken den Nacken in die Schultern und beißen die Zähne zusammen. Die Wirbelsäule bildet einen Bogen. Im Grunde ist das unsere Pose, wenn wir lange am Schreibtisch saßen: Wir wollen uns dehnen und die steifen Muskeln lockern. Wir atmen aus. Jetzt krümmen wir den Rücken, er rundet sich, der Kopf hängt nach unten. Ellbogen und Fäuste halten wir jetzt vor die Brust. Wir versuchen, die Brust in uns hineinzudrücken und unser Kinn in der Brust zu versenken. Wie ein Igel versuchen wir, uns zu einer Kugel zu rollen. Dabei müssen wir keine Muskeln anspannen. Alle Probleme der Wirbelsäule nimmt die ausströmende Luft beim Ausatmen mit sich fort. Wir wiederholen die Übung mindestens neun Mal während einer Sitzung.

Atmung, die das Schicksal verbessert

Ich habe einzigartiges Material durchgearbeitet und berichte gerne darüber. Es geht um absolut ungewöhnliche Möglichkeiten der Atmung. Glauben Sie an Wunder? Was immer Sie antworten, Sie werden daran glauben müssen. Man kann ja das Offensichtliche nicht leugnen. Gesundheit und gutes Aussehen stehen am Anfang der Arbeit. Aber natürlich ist eine schlanke Taille nicht das einzige Ziel unserer Übungen. Sie ist nur eine Möglichkeit, dem Menschen Jugend und Gesundheit zurückzugeben. Unser System stellt auch schwierigere Aufgaben. Nicht wenige Jahre des Experimentierens vergingen auf der Suche nach einem optimalen Komplex von Übungen. Viele Methoden wurden überprüft und grundlegend verändert. Nach zwei Generationen von Schülern unserer Schule verglichen wir die Ergebnisse und ersetzten einige Übungen durch neue. Heute kann ich endlich den Algorithmus der Lösung einiger Lebensaufgaben auf dem Silbertablett servieren. Die Umsetzung ist nicht so leicht, aber wenn man das Ziel richtig setzt und darauf zugeht und dabei die Prinzipien des Systems beachtet, dann gelingt alles. Man kann sich, wenn man das will, verändern, und zwar so, wie man es wünscht. Aber das scheint zu viel verlangt – Sie sagen: »Ich weiß nicht, was ich mir wünschen soll!« Sie wissen es nicht? Und Ihre Figur, die kaum noch erkennen lässt, wie Sie in besseren Zeiten ausgesehen haben? Und die Beziehung zu den Menschen, und die Schwankungen der eigenen Stimmung? Schon heute haben Sie die Möglichkeit, mit diesen Problemen zurechtzukommen.

Atmung, die die Figur verändert

Es ist schwer, glücklich zu sein, wenn man den eigenen Körper nicht verändern, nicht erziehen kann. Nein, hier geht es nicht um Bodybuilding. Obwohl Bewegung immer eine Komponente der Gesundung bleibt – wir vergessen das nicht. Und nichts und niemand befreit Sie von den Übungen!

Es ist allgemein bekannt, dass viele Entdeckungen in verschiedenen Gegenden der Erde gleichzeitig gemacht werden. Man denke an die Beiträge zur Erfindung des Radios durch Popow und Marconi oder der Glühbirne durch Edison und Jablotschkow. Neben den Forschungen der Sam-Chon-Do-Schule, die sich auf östliche Methoden stützt, bemühen sich gleichzeitig viele westliche Forscher, östliche Gesundheitssysteme anzuwenden. Ich habe nicht die Absicht, mich mit Greer Childers um den Ruhm des Erfinders zu streiten. Auch sie arbeitet bekanntlich mit Kombinationen von alten östlichen Atemtechniken und »modernen« Körperübungen. Als ich mich bereits mit einer ähnlichen Methode beschäftigte, erfuhr ich von ihrem System namens »Bodyflex«. Die Ähnlichkeit unserer Methoden bedeutet nicht, dass sie identisch sind. Die Wahrheit ist immer eine, und jeder erreicht den Gipfel auf seinem Weg. Aber das Wesen, die Hauptaussage unserer Suche ist gleich: Der Mensch ist zu vielem fähig. Und die Atmung kann dem Menschen Verlorenes zurückgeben und Zerstörtes wiederherstellen. Wir werden über die Wiederherstellung der verlorenen Form sprechen und darüber, wie man dem Körper die frühere Leichtigkeit und Geschmeidigkeit zurückgeben kann.

Wie kann eine Atemübung die Figur wiederherstellen? Wenn man einen bestimmten Übungskomplex praktiziert, sättigt man den Organismus mit Sauerstoff und hilft ihm, Fettüberschüsse zu verbrennen. Das heißt, man verbessert den Stoffwechsel. So muss man das Fett nicht mit Messern herausschneiden oder mit Schläuchen absaugen. Meiner Meinung nach sind solche Methoden eine Verhöhnung der Gesundheit! Am besten ist es, die Übungen morgens auf nüchternen Magen zu machen. Es leuchtet ein, dass zu jeder anderen Tageszeit der Magen zumindest teilweise mit Nahrung gefüllt ist, weshalb die Übung nicht so effektiv sein wird. Wir brauchen nicht mehr als fünf bis zwanzig Minuten täglich. Man kann sich auf diese Übung beschränken. Aber wirksamer ist es, sie zusammen mit den Dehnungsübungen unserer Gymnastik aus dem Kapitel über die Körperübungen zu machen.

Befassen wir uns nun also mit der neuen Atemtechnik, die das Fett verbrennt. Die Übung ist auf den ersten Blick nicht schwierig, aber wir wollen versuchen, sie präzise zu machen. Die Ausgangsstellung kann man als eine Modifikation des Reiterstandes beschreiben: Die Beine breit, der Rücken gerade, sitzt man so in der Luft, als säße man auf einem Pferd.

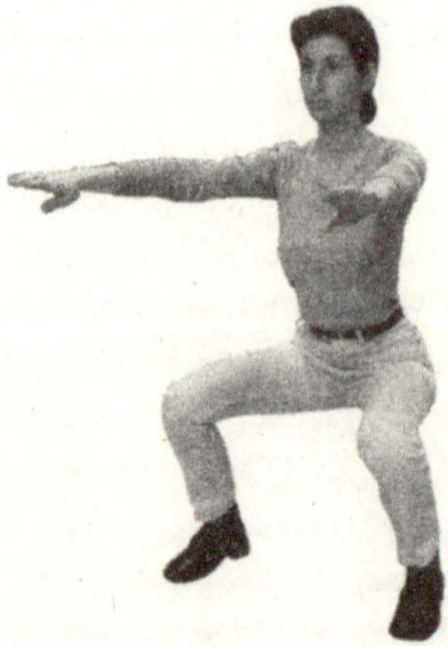

Nun neigen wir uns leicht nach vorne, die Hände stützen wir auf die Oberschenkel. Die Körperhaltung erinnert jetzt an einen Torhüter, der auf einen Angriff des Gegners wartet. Wir atmen ganz langsam aus und versuchen, die gesamte Luft aus der Lunge zu pressen. Wir atmen schnell und kurz durch die Nase ein. Als wollten wir – fließend! – eine maximale Menge von Luft in uns aufnehmen. Die Kürze des Einatmens und die durch die Nase aufgenommene Luftmenge macht das Einatmen geräuschvoll.

Die Lunge ist voller Luft, mehr hat nicht Platz. Die Lippen sind zusammengepresst. Wir bereiten uns auf das Ausatmen vor. Dabei hilft uns der untere Teil des Zwerchfells. Wir öffnen unvermittelt den Mund, und der Atem strömt geräuschvoll aus dem Mund. Der Ton gleicht einem Pfeifen aus der Lunge. Wir stoßen die Luft hinaus und spannen dabei das Zwerchfell an. Wir neigen den Kopf und halten den Atem an, wobei wir gleichzeitig den Bauch einziehen. Wir versuchen, den Bauch maximal zur Wirbelsäule zu ziehen. Dieses Element der Übung befreit die Figur vom überflüssigen Bauchfett. Wir zählen dabei bis acht oder zehn. Dann können wir uns entspannen – und wieder einatmen.

Wie man mit Hilfe der Atmung seine Stimmung verändern kann

Ich zweifle keine Sekunde daran, dass Ihre Figur schon angefangen hat, sich zum Besseren zu wandeln, aber was tun, wenn sich nicht einmal dadurch die Stimmung hebt? Kann man seine Laune schnell verändern? Kann man einen Zustand erreichen, der für die Arbeit, für die Erholung, für die Meditation, für das Erreichen von Zielen erforderlich ist? Es geht! Mit Atemtechnik:

1. Wir atmen nach Sam Chon Do und bereiten dadurch den Organismus auf die Veränderung des Zustands vor. Ich erinnere daran, dass der Übergang zwischen zwei Zuständen eine besondere Bewusstseinsform ist. Mit dieser Atemübung stimmen wir uns auf eine Arbeit ein, die Gedanken und Gefühle beruhigt und versuchen, ein Gleichgewicht und einen weisen Abstand von den alltäglichen Problemen zu bekommen. Der Schlüssel zum Erreichen dieses Übergangszustands ist die Atmung nach Sam Chon Do. Vollständig ausgeführt mit abschließendem Schrei verändert sich die Stimmung sehr schnell. Es gibt allerdings Situationen, in denen ein Schreien nicht angebracht ist – man lässt es notgedrungen weg.

2. Wir wählen eine Wunschstimmung. Es ist dabei hilfreich, an einen Menschen zu denken, der sich zumindest zeitweilig in dieser Stimmung befindet. Das kann man selbst sein oder ein Freund, Karlsson auf dem Dach oder wer auch immer.
3. Der Übergang in diese Stimmung beginnt. Wir atmen mit der meditativen Atmung durch das Bild der Stimmung aus der Vorstellung hindurch. Schon nach ein paar Sekunden meditativer Atmung – während der wir uns weiter auf die gewünschte Stimmung konzentrieren – fängt diese an, sich zu verändern!

Wie man durch die Atmung das Verhalten seines Gegenübers beeinflusst

Mit Hilfe der Atmung kann man nicht nur seinen eigenen Zustand beeinflussen. Wollen Sie lernen, auf andere Menschen Einfluss zu nehmen? Nicht mit Hilfe von schmutzigen Intrigen und Betrug, sondern mit Hilfe der Atmung? Die Technik kann man sowohl im direkten Kontakt als auch aus beachtlicher Entfernung anwenden. Zum Beispiel bei einem Telefonat. Auf den ersten Blick mag diese Technik kompliziert erscheinen. Aber wer bisher die Übungen begriffen hat, wird auch diese sehr schnell lernen.

Wichtig ist in jedem Fall, dass Sie sich klarmachen, welche Stimmung Sie bei Ihrem Gegenüber auslösen wollen – und zwar, bevor Sie die Technik anwenden. Je klarer Sie sich das vorstellen, desto besser das Ergebnis. Denken Sie an ein klares Ziel!

Stellen Sie sich auf ein Wunder ein – Einstimmung

Am Anfang der Übung müssen wir uns selbst einstimmen. Wir nützen dafür die Atmung nach Sam Chon Do. Wir brauchen die Fähigkeit des Organismus zu einem qualitativen Sprung. Ohne freudige, aktive

Stimmung wird nichts herauskommen. Stellen wir uns einen Menschen vor, den wir aus dem Sumpf einer Depression oder einer negativen Geisteshaltung »herausziehen« wollen, oder einen Menschen, mit dem wir konstruktive Arbeitsbeziehungen herstellen wollen. Arbeiten wir mit diesem Beispiel: Wir sehen vor uns einen erfolgreichen, wachen und fröhlichen Menschen. Er weiß einfach nicht, was schlechte Laune ist. Er ist munter und energisch, eingestimmt auf produktive Arbeit. Ein erfolgreicher Mensch, Fehlschläge halten ihn nicht auf, er ist fähig, alles zu überwinden. Fügen wir dem Bild noch Farbe und Realismus hinzu, versuchen wir, einige Details hervorzuheben. Dann legen wir für uns präzise fest, in welcher zeitlichen Nähe dieses Bild liegt. In der nahen Zukunft? Oder braucht es mehr Zeit für die Realisierung? Legen wir die Zeit konkret fest – einen Monat, zwei Wochen, ein halbes Jahr oder ein Jahr. Wichtig ist nur, dass man eine genaue Zeit festlegt, in der das vorgestellte Bild real wird. Dann versuchen wir, uns selbst oder den Menschen, mit dem wir den Kontakt herstellen wollen, mit dem vorgestellten Bild zu verbinden. Damit haben wir uns auf die Lösung des Problems eingestimmt und können zur ersten Stufe der Übung übergehen.

Erster Schritt – »atmen in das Bild« des erfolgreichen Menschen

Wir vergegenwärtigen uns das Bild, das in der vorbereitenden Phase der Übung entstanden ist. Es ist wichtig, dass dieser Mensch in dem Gedankenfeld, in dem sich die Zukunft abspielen soll, präsent ist. Wichtig ist auch, sich den Erfolg in der Zukunft vorzustellen, nicht in der Vergangenheit! Wir führen nun die meditative Atmung aus, gerichtet auf das Bild des künftig erfolgreichen Menschen!

Zweiter Schritt – wir knüpfen ein energetisches Band

Wir folgen dem Strom der meditativen Atmung, der auf das Bild gerichtet ist. Wir beobachten die Bewegungsrichtung des Atems. Sie wird das erste energetische Band sein.

Wir festigen das energetische Band

Jetzt müssen wir dieses Band festigen und seine energetische Stabilität erhöhen. Dazu stellen wir uns vor, dass das energetische Band in der Farbe einer Energie besonderer Kraft zu leuchten beginnt. Wir sättigen diese Farbe in maximaler Weise. Beobachten Sie, wie das Band zu leuchten beginnt!

Ein zukünftiges Ereignis verändern

Jetzt richten wir das energetische Band auf ein Ereignis, das erfolgreich verlaufen soll. Dazu denken wir an das zukünftige Ereignis, stellen es uns lebhaft vor. Dann richten wir das energetische Band auf das entsprechende Ereignis und umwickeln das Bild des Ereignisses mit diesem Band.

Wer das oben Erläuterte aufmerksam gelesen hat, begreift schnell sein Wesen und fängt an zu arbeiten. Wer aber zu bequem dazu war, wird vieles in der Übung nicht verstehen, was wiederum die machtvolle Technik vor stümperhafter Anwendung schützt. Somit montieren wir eine Art Filter vor diese Übung für faule und nicht gewissenhafte Leser: Es bleiben diejenigen, die bereit sind zu arbeiten und ihre Zukunft neu zu gestalten.

Zusammenfassung

Erinnern wir uns, was wir in diesem Kapitel gelernt haben: Wir haben die Atmung als Medizin im Rahmen unseres Gesundheitssystems verwendet. Aber am Wichtigsten ist, was Sie persönlich erreicht haben! Wir haben nicht wenige Probleme gelöst, indem wir Atemtechniken ausführten. Wir haben immer wieder neu zu atmen gelernt und wissen jetzt wesentlich mehr über das Atmen, neue Horizonte haben sich eröffnet. Wir haben die Haupttechniken unserer Schule wiederholt: die Sam-Chon-Do-Atmung und die meditative Atmung. Wir haben von heilsamen Tönen gehört und gelernt, mit ihnen zu arbeiten. Wir haben Übungen verinnerlicht, die den Heilungseffekt der heilkräftigen Töne verstärken. Wir haben die Kenntnisse der Atemtechnik vertieft. Wir haben erfahren, was vollständige Atmung (Yoga-Atmung) ist. Das Ziel dieser Atmung ist es, die ganze Amplitude der Atmung, sämtliche Atemmuskeln zu erfassen. Denn die Atmung ist auch Muskelarbeit, und diese Muskeln muss man trainieren. Erinnern wir uns an die drei Vektoren unserer Arbeit: Emotionen, Vorstellungskraft, Körperübungen (Muskelkorsett). Wir haben die Technik gelernt, wie wir den Organismus durch eine mächtige Vibration mit Energie erfüllen können – den Schrei. Einem Neuling gelingt diese Übung manchmal viel besser als jemandem, der den ganzen theoretischen Kurs absolviert hat. So macht der Neuling die unmittelbare praktische Lernerfahrung, und die Theorie kommt erst später dazu. Wir haben gelernt, mittels Atmung auf unsere Gedanken einzuwirken, mit Hilfe der Atmung abzunehmen (es klappt auch beim Zunehmen). Wir können die eigene Stimmung steuern und die Stimmung anderer Menschen. Wie stimmt man sich auf die Welle des Erfolgs ein? Darüber haben wir ebenfalls gesprochen auf den letzten Seiten. Sie können schon so vieles, es ist atemberaubend! Sie werden ein anderer Mensch.

Und jetzt, ohne all das zu vergessen, was wir schon erreicht haben, gehen wir zur nächsten Komponente des Systems über, zur Massage. Ohne richtige Atmung kämen wir damit übrigens nicht klar!

KAPITEL 7

WIR VERWANDELN DIE MASSAGE IN EINE MEDIZIN

Die Massage im Gesundheitssystem

Ein paar allgemeine Sätze zur Massage

Das nächste Instrument zur Gesundung, von dem wir sprechen werden, ist die Massage. Die kontaktlose Heilmassage ist das zentrale Kettenglied all unserer Methoden. Alle unsere Handlungen, die der Gesundung dienen, sind auf die eine oder andere Weise mit Energie verbunden. Und die Aufgabe der kontaktlosen energetischen Massage besteht darin, ein krankes Organ mit dieser Energie zu speisen und die Gesundheit zu unterstützen. »Phantastisch«, sagen alle Schüler, wenn sie davon hören. Und dann, nach ein paar Wochen, empfehlen sie schon anderen, es zu versuchen – von innen an ihre Krankheit heranzukommen. Die Krankheit rechnet nicht mit uns, sie fühlt sich wohl und macht, was ihr gefällt. Wir aber stehen ihr unerwartet gegenüber!

Alle Fertigkeiten, die mit der meditativen Atmung zusammenhängen, sind erforderlich, um die medizinische Massage wirksam zu machen. Außerdem spielt die Vorstellungskraft in dem Prozess eine entscheidende Rolle. Die gesamte Technik der energetischen Massage baut auf der Vorstellungskraft auf. Sie muss entwickelt sein, flexibel und vielfältig. Halten Sie den Höhenflug Ihrer Phantasie nicht zurück, weil Sie das so fesselt und so sehr hilft, sich stark zu fühlen!

Wir nützen wieder die Verbindung zwischen Körper und Vorstellungskraft, wie in der Übung »Herz«. Indem wir uns etwas vorstellen, zwingen wir den Organismus, auf diese Vorstellung zu reagieren und sich auf die richtige Arbeit umzustellen. Aber es gibt auch eine Art der Rückkoppelung, die ebenso zu berücksichtigen ist. Nicht nur die Vorstellungskraft wirkt auf den Zustand des Organismus, sondern auch der Körper erzeugt Bilder in unserer Vorstellung. Und das ist kein Unglück! Wir nützen diese Gesetzmäßigkeit für unsere Ziele. Wenn sich in unserem Organismus eine Krankheit verbirgt, so spiegelt sich das unvermeidlich auch in der Vorstellung. Heißt das, dass man nie wieder aus diesem Teufelskreis herauskommst? Nichts dergleichen – für uns heißt das, dass sich keine Krankheit, und sei es die versteckteste, vor uns verbergen kann. Und wir werden sie besiegen! Auf uns wartet die hochinteressante Arbeit der Dechiffrierung der Bilder, die vom Bewusstsein geboren werden. Das hilft, nicht nur die Krankheit zu finden und sie rechtzeitig loszuwerden, sondern auch, sich selbst und die Gesetze des eigenen Denkens kennenzulernen.

Wir werden unser Bewusstsein erforschen mit dem Ziel der Diagnostik und die Vorstellungskraft benützen wie eine Medizin. Denn die energetische Massage ist eine sehr starke Medizin. Und diese Medizin heilt mit Resultaten, mit denen es kein starkes Antibiotikum aufnehmen kann. Und das ganz ohne Nebenwirkungen.

Wie die Massage im Rahmen der Prinzipien des Systems wirkt

1. Jede Handlung im Rahmen unseres Systems wird in der Zone der Freude vollzogen, die energetische Massage ist keine Ausnahme. Indem wir an die Massage im Zustand einer heilsamen Stimmung herangehen, erweitern wir diese Stimmung, verbreiten sie in die entferntesten Regionen des Organismus und erfüllen alle kranken und geschwächten Organe mit Freude. Keine grobe Einwirkung: An-

stelle eines Skalpells und gewöhnlicher Medikamente haben wir die Vorstellungskraft und die alles besiegende Freude.

2. Das Prinzip, sich ein Ziel zu setzen, liegt hier auf der Hand: Man setzt sich ein Ziel in Abhängigkeit vom Niveau seiner Meisterschaft und strebt darauf zu, wobei man alle Wegmarken seines Weges im Tagebuch notiert. Man beginnt mit einem Teilziel (z.B. Schlüsselempfindungen wachrufen) und setzt sich das nächste (energetische Massage der Leber) usw.
3. Das Prinzip der Bewegung ist in diesem Fall in zwei Richtungen zu verstehen. Erstens begleiten Körperübungen all unsere Handlungen – das ist grundlegend. Zweitens ist die energetische Massage ein Eingriff in die innere Bewegung, in den Rhythmus der inneren Organe. Wir haben die außerordentliche Chance, unseren Organismus flexibel und stark zu machen und nicht nur äußerlich, sondern auch von innen auf das Muskelkorsett einzuwirken. Konnten Sie sich das bislang vorstellen? Nehmen wir als Beispiel eine schöne Bauchpresse: Machen Sie die Übung, und arbeiten Sie mit den Schlüsselempfindungen (Wärme, Kälte, Kribbeln) im Bauchraum. Das Ergebnis wird viel besser sein als beim gewöhnlichen Training.
4. Dasselbe gilt auch für die Psyche: Man kann von innen auf ihren Zustand einwirken. Überlebte negative Emotionen und Erlebnisse haben Ihren Körper geschädigt, jetzt können wir das korrigieren. Sie machen sich auf den Weg nach innen und fegen den psychischen Unrat zusammen mit den Krankheiten hinaus.

Aber setzen Sie nicht stur auf eine Methode, die Wirkung der Massage sollte durch die Arbeit an den Emotionen und allen anderen Komponenten des Systems gefestigt werden. Denn wie bei jedem System sind all seine Komponenten miteinander verbunden und voneinander abhängig. Es ist wie bei einem Kristallgitter: Wird eine Komponente entfernt, ist das Bild zerstört.

Ein paar Worte zu den Schlüsselempfindungen

Aufgabe der Massage ist es, mit Hilfe der Schlüsselempfindungen auf die entsprechenden Körperteile einzuwirken, und zwar auf alle. Schlüsselempfindungen – das sind Wärme, Kribbeln und Kälte. Eben diese Empfindungen braucht die Vorstellungskraft, um zu jedem einzelnen Organ vorzudringen, in den abgelegensten Winkel des Organismus. Denn wir können unser Inneres nicht nach außen stülpen und Leber oder Milz massieren. Aber die Vorstellungskraft kann massieren – ohne Ausstülpen! Mit einer gewissen Fertigkeit kann man sich sogar einfrieren oder kitzeln bis zum Juckreiz – ausschließlich mit Hilfe der Vorstellung. Ich mache mich nicht lustig und übertreibe auch nicht, aber die Menschen haben in der Regel keine Vorstellung von ihren eigenen Möglichkeiten. Doch die Yogis können beispielsweise ihren Körper bis zu einem Grad erwärmen, der sie feuchte Tücher trocknen lässt. Entsprechend können sie auch mit Kribbeln und mit Kälte arbeiten.

Warum haben wir gerade diese Empfindungen als Schlüsselempfindungen gewählt? Sie sind notwendig und ausreichend, um eine starke gesundheitsfördernde Wirkung auf den Organismus zu erzeugen und ihn mit Energie zu sättigen. Erinnern wir uns an den Physikunterricht in der Schule. Wärme dehnt Körper aus (z.B. Blutgefäße) und beschleunigt Stoffwechselprozesse, Kälte verengt und verlangsamt, und Kribbeln stimuliert die Arbeit des Nervensystems und wirkt ebenfalls auf den Stoffwechsel. Alles ist sehr einfach, wie alles Geniale, hier ist keine falsche Bescheidenheit angebracht. Obwohl zugegebenermaßen die Menschen diese Schlüsselempfindungen schon seit langer Zeit verwenden. Sie wussten, dass im Organismus energetische Kanäle existieren, die man auf irgendeine Weise rein halten muss, und suchten nach Methoden der kontaktlosen Reinigung. Und sie fanden sie – gerade so, wie auch wir sie heute finden. So ist die kontaktlose Massage aus alten Praktiken und modernen Forschungen entstanden. Sie ist ein Erbe unserer Vorfahren und gleichzeitig eine Entdeckung der heutigen Zeit. Ein solches Instrument bekommt man nicht alle Tage in die Hand gelegt: Schätzen und nützen Sie es!

In diesem Buch erkläre ich außer der kontaktlosen Massage auch andere Massageübungen, darunter die außergewöhnlich wirksame Tao-Selbstmassage. Hier sind Übungen zur Selbstmassage vereint, die die verschiedenen Methoden unseres Gesundheitssystems ergänzen.

Der Platz der Massage in unserem Gesundheitssystem

Wer in Lehrbüchern nachsieht, erfährt, dass Massage die Einwirkung auf verschiedene Körperbereiche des Menschen mit dem Ziel der Verbesserung von Durchblutung und Zirkulation der Lymphflüssigkeit ist. Aber die Möglichkeiten der Massage, von der wir im Rahmen unseres Systems sprechen, beschränken sich nicht darauf. Tausende Menschen haben bis heute die Massage kennengelernt, von der im Folgenden die Rede ist. Jeder, der sie anwendet, ist deutlich gesünder geworden. Und schöner. Wobei – auch die Schönheit ist ein Teil der Gesundheit. Viele wollen das nicht verstehen und quälen sich mit Liften, mit Operationen oder Hormonen. All das ist nichts im Vergleich zur natürlichen Herstellung von Schönheit. So berichten Frauen, dass im Zuge der Übungen die Haut straff wird, die Falten sich glätten. Man kann sogar auf Schrammen und Narben einwirken: Sie verschwinden dank der energetischen Massage. Wie schon gesagt, wird die Massage unter Mithilfe besonderer Empfindungen vollzogen. Diese Empfindungen sind: Wärme – W, Kribbeln – Kr und Kälte – K. Künftig werden wir sie als W, Kr und K bezeichnen.

Kontaktlose Massage und die moderne Physiologie

Bevor ich Sie mit den Hauptprinzipien der Massage bekannt mache, erlauben Sie mir, nochmals über die Physiologie zu sprechen. Ich denke, dass für meine Leser die Begriffe Energie oder gar Gedankenenergie ein wenig mythisch oder phantastisch klingen. Deshalb möchte ich genau diese Leser an einige wissenschaftlich begründete Beispiele für die Kraft der Gedanken erinnern. Wer mir nicht glaubt, soll den Gelehrten glauben. Sie haben es sich ja auch nicht leicht gemacht, bevor sie die Kraft des Gedankens als real anerkannten. Nehmen wir die einfachsten Beispiele: So ist bekannt, dass der Mensch fähig ist, mit der Kraft der Gedanken präzise Empfindungen zu erreichen, etwa geschmacklicher Art. Erinnern wir uns an die Übung »Zitrone«. Führen wir noch einen Versuch durch, der ebenfalls ein bekanntes und allgemein anerkanntes Resultat der Gedankenkraft zum Inhalt hat: Wir sitzen ruhig da und entspannen uns. Die Hände liegen entspannt auf den Knien. Der rechte Arm wird allmählich immer wärmer. Die Empfindung der Wärme erreicht die Fingerspitzen. Der ganze Arm wird noch wärmer. Und jetzt wird er auch noch ein wenig schwerer ... Wir haben uns diese Empfindungen so eindeutig vorgestellt, dass sich im Ergebnis die Handtemperatur wirklich erhöht hat. Auf dieselbe Weise kann man auch die Abkühlung eines beliebigen Körperteils erreichen. Auch andere Reaktionen sind auf diesem Weg erreichbar. Stellen wir uns zum Beispiel vor, dass jemand mit einem Grashalm über unseren Handrücken streicht. Da stellen sich die Härchen auf – wir bekommen eine Gänsehaut. Das sind Reaktionen des Organismus auf ein uns geläufiges Bild, das alte Erinnerungen zum Leben erweckt, eine mit einem Grashalm oder mit einer kühlen Brise zusammenhängende Erfahrung, die die Haut leicht abgekühlt hat. Es ist ein bedingter Reflex, wie in dem Fall mit der Zitrone. Dasselbe gilt für die jedem bekannte Empfindung des Kribbelns in einem »eingeschlafenen« Bein. Nur wenn man die Empfindung beim Namen nennt, ist man in der Lage, sie sich vorzustellen bzw. neu zu erleben. Derselbe Mechanismus, der Mechanismus des bedingten Reflexes, wirkt auch bei der kontaktlosen Massage. Aber das ist nur ein Teil des Geheimnisses. Es gibt auch noch eine andere Erklärung.

Was man in diesem Kapitel Neues findet

Nun kann man zu Recht sagen: »Ich habe von dieser Massage gelesen. Was finde ich Neues darüber in diesem Buch?«

Erstens haben wir neue Methoden zur Durchführung der Massage entdeckt und erprobt. Ich werde davon berichten. Außerdem sind in diesem Buch alle Methoden der Gesundung einschließlich der kontaktlosen Massage in das System der vier Prinzipien integriert, welches eine Art Generalschlüssel in unserem Gesundheitssystem ist. Das System muss rund sein, ansonsten hört es auf, ein System zu sein.

Zweitens wurde die kontaktlose energetische Massage ergänzt durch »äußerliche« Übungen, die den Organismus verjüngen: Ich schlage vor, die kontaktlose Massage durch die Methode des Klopfens zu ergänzen und durch andere Verfahren der Selbstmassage.

Daran kann man arbeiten. Das muss auch so sein. Wir werden weiter am eigenen Körper und Geist arbeiten, das möchte ich gleich vorausschicken. Denn was ist der Mensch ohne diese Arbeit? Ein klägliches Ebenbild dessen, was er sein könnte.

Wir lernen die kontaktlose energetische Massage (Tao-Technik)

Wir sprechen gewöhnlich von mehreren Ebenen, auf denen man sich den Umgang mit den Schlüsselenergien aneignet. Ärgern Sie sich nicht darüber, wenn Sie für eine Ebene mehrere Tage brauchen. Jeder von uns ist einzigartig, daher gibt es keine einheitlichen Rezepte, keine einheitlichen Normen. Das ist völlig natürlich.

1. Schritt: Hervorrufen der Schlüsselempfindungen (Wärme, Kribbeln, Kälte)

Wärme (W). Wir schließen die Augen und entspannen uns. Wir wählen irgendeinen Körperteil (außer Herzgegend und Gehirn). Wir stellen uns vor, dass dieser Bereich sich langsam erwärmt. In Gedanken platzieren wir ihn in ein Bündel von Sonnenstrahlen oder einen angenehm warmen Luftzug. Wir fahren fort, bis wir den Zustand eines deutlichen Gefühls der Wärme erreicht haben. Wir halten die Empfindung, konzentrieren und verstärken sie.

Kribbeln (Kr). Wir arbeiten analog zu obiger Beschreibung. Wir stellen uns vor, dass Hunderte kleine Nadeln in den entsprechenden Körperbereich stechen. Wir beenden die Arbeit, sobald die Empfindung völlig eindeutig ist.

Kälte (K). In Gedanken belegen wir die ausgewählte Körperstelle mit Eisblöcken oder waschen sie mit kaltem Wasser. Wir versuchen, ein echtes Kältegefühl zu erzielen.

2. Schritt: Hervorrufen der Schlüsselempfindungen in vorgegebenen Körperbereichen

Wir teilen den Körper in Bereiche (s. Abb. rechts).

Der Reihe nach rufen wir in jedem der Bereiche die Empfindungen W-Kr-K hervor. Jede Empfindung halten wir 30 Sekunden. Jeden Zyklus W-Kr-K führen wir drei Mal aus.

Wir rufen in einem beliebigen Körperbereich ein Gefühl von Wärme hervor. Mit dem Zustrom von Wärme erweitern sich die Blutgefäße, und das Organ wird besser mit Blut versorgt, was seine Funktion verbessert. Wenn man diese Fertigkeit beherrscht, kann man an vegetativer Dystonie und vielen anderen Krankheiten arbeiten.

Wir rufen ein Kältegefühl hervor, und die Gefäße verengen sich. Wenn man diese Methode anwendet, kann man schlaffe Blutgefäße trainieren.

Wir rufen ein Kribbelgefühl hervor und imitieren dadurch eine für den Organismus äußerst nützliche Empfindung. Erinnern wir uns, wie eine Wunde unmittelbar vor dem Zuwachsen juckt. Es ist dieses Kribbeln, von dem hier die Rede ist. Das Kribbeln stellt die Nervenverbindungen her und fördert das Wachstum der Nervenfasern.

Vergessen Sie aber nie, dass die innere Massage nicht auf die Herzgegend und das Gehirn angewendet werden darf!

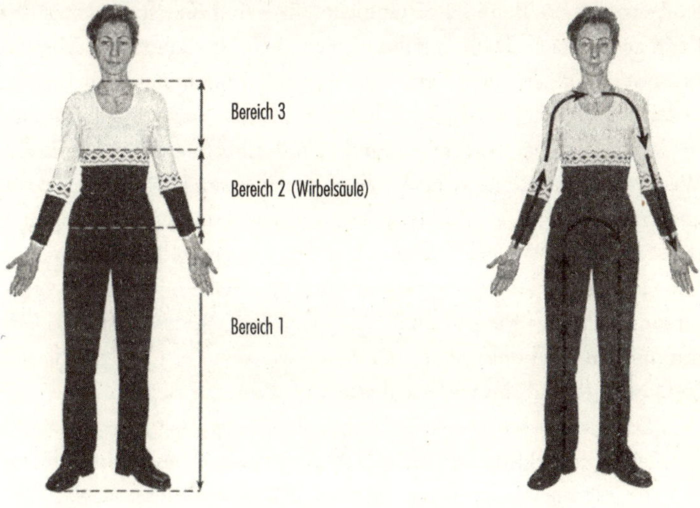

Wir machen uns in folgender Reihenfolge an die Arbeit:

1. Von den Beinen bis zum Nabel. Wir stellen uns vor, dass dieser Körperbereich in eine warme Badewanne getaucht ist – W (Wärme). Dann steigen wir aus der Wanne. Wir waren dort so lange, bis die Füße eingeschlafen sind und fühlen nun ein Kribbeln – Kr. Jetzt kommt ein Windstoß durch das offene Fenster – K (Kälte).

2. Wirbelsäule. Wir rufen in der Wirbelsäule (vom Steißbein bis zur Schädelbasis) Empfindungen hervor. Wir stellen uns vor, dass unser Rückgrat von innen erwärmt wird – W. Der erwärmte Bereich ist zehn bis fünfzehn Zentimeter breit. Analog arbeiten wir mit dem Kribbeln (als-Zwischenstufe) und mit der Kälte.
3. Arme und Schultergürtel. Beginnen wir mit dem Erwärmen (unter Vermeidung der Herzgegend), dann folgt das Kribbeln, und wir schließen mit der Kälte ab.

Zuerst werden Wärme, Kribbeln und Kälte in den Beinen, in der Wirbelsäule, in den Armen hervorgerufen, erst dann in den anderen Körperregionen. Beim selbstständigen Üben sind unbedingt Herz und Kopf auszulassen. Diese regulieren sich allein. Ihr Zustand verbessert sich mit der allgemeinen Verbesserung des Befindens des Organismus.

Ich wiederhole: Bei Kälte reduzieren sich die Gewebe im Umfang, sie dehnen sich bei Wärme aus, und beim Kribbeln vibrieren sie leicht. Wenn man der Reihe nach Wärme, Kribbeln und Kälte hervorruft, kann man die normale Funktion jedes Organs erreichen. Zunächst aber reicht es, Beine, Wirbelsäule und Arme zu massieren. Wenn man dann seine Fertigkeiten vervollkommnet hat, kann man an jedem beliebigen Organ arbeiten, an jedem unzugänglichen Bereich des Körpers. Dann nimmt man sich konkreter Probleme an, wie zum Beispiel der schlaffen Gefäßwände und ihrer massenhaften krankhaften Begleiterscheinungen. Die Gefäßschwäche kann man heilen, indem man die Elastizität der Gefäße mit Hilfe der inneren Massage durch die Empfindungen Wärme, Kribbeln und Kälte trainiert. Die kontaktlose Massage löst aber auch andere Probleme, ihre Möglichkeiten sind unbegrenzt.

Zwischenbilanz

Beim Üben bzw. Anwenden der kontaktlosen Massage setzen wir gleichzeitig bzw. automatisch auch Prozesse der Verjüngung des Organismus in Gang.

Jetzt wenden wir uns Folgendem zu:

Erstens. Wir verbinden diese Prozesse zu einem einheitlichen System von Übungen (anhand verschiedener Beispiele).

Zweitens. Wir verstärken diese Prozesse mit Hilfe neuer Methoden.

Drittens. Wir verstärken die Wirkung der kontaktlosen Massage durch andere Verfahren der Selbstmassage.

Wir wenden die erlernten Fertigkeiten der Massage an (Tao-Technik)

Wir gehen über zur Praxis des Heilens. Versuchen Sie, nach dem vorgeschlagenen Plan zu handeln, denn er ist optimal. Bald können Sie selbst den Gesundungsprozess leiten, vorläufig aber ist es vernünftiger, sich die Technik zu eigen zu machen, zu lernen und anzufangen, gesund zu werden. Ich schlage eine Variante zur schnelleren Beherrschung der Energiemassage vor, bei der man gleichzeitig lernt und aktiv seinem Organismus hilft.

Die Beseitigung von Narben

Warum schlage ich vor, dass wir am Beginn der Aneignung des Mechanismus der Verjüngung mit Narben arbeiten? Die Antwort ist einfach. Nicht nur, weil alle sie loswerden wollen. Gleichzeitig mit dem Prozess ihrer Beseitigung beginnen im Körper Veränderungen, die zur Erneuerung des gesamten Organismus führen. Das eine zieht das andere nach sich. Und diese Veränderungen ihrerseits verstärken die freudige Stimmung, den Wunsch, das Ziel zu erreichen. Wenn es uns gelingt, eine Narbe zu beseitigen, bekommt der Organismus das Kommando, sich von alten Wehwehchen und Wunden zu »reinigen«, darunter auch solchen psychischer Natur.

Eine Narbe oder die Spur einer Verletzung finden

Wir wählen eine beliebige Narbe am Körper (ihr »Alter« spielt keine Rolle). Wer keine Narben hat, suche die Spuren irgendeiner Verletzung (bei Frauen können das z.B. subkutane Risse im Gewebe nach einer Geburt sein). Wir messen die Narbe aus (auf Millimeter genau) und notieren ihre Größe.

Wir konzentrieren die Gedankenenergie auf die Narbe

Wir schließen die Augen und entspannen uns. So genau wie möglich stellen wir uns die Narbe vor, die es zu entfernen gilt.

Wir arbeiten mit den Empfindungen von Wärme, Kribbeln und Kälte

In Gedanken beginnen wir, die Stelle, an der die Narbe liegt, zu erwärmen – von den Seiten, von oben und von unten über die ganze Länge und vor allem von innen. Wenn wir eine stabile Wärmeempfindung gewonnen haben, verstärken wir die Intensität dieses Gefühls. Wichtig ist, mit voller Hingabe zu arbeiten. Wir stellen uns vor, dass im Bereich der Narbe ein kleiner Ofen glüht, in dem alles Hässliche und Überflüssige verbrennt. Wir fügen zu der Wärme die Empfindung Kr hinzu und verstärken die kombinierte Empfindung so gut wie möglich. Es ergibt sich etwas, das an das Brennen eines Pfefferpflasters erinnert, eine brennende Wärme. Im Feuer der brennenden Wärme WKr verschwinden die Zellen abgestorbener Gewebe, an ihrer Stelle entstehen junge, gesunde Zellen. Wir verstärken noch einmal die Empfindung WKr. Wir fühlen, wie unsere Haut glatt wird, elastisch und steigern die Empfindung WKr auf die maximale Stufe. Mit aller Kraft halten wir eine Zeit lang das entstandene Bild auf dem Niveau hoher Intensität: Wärme plus Wärme, plus verdoppelte Wärme, plus verdoppelte Wärme mit Kribbeln, plus noch einmal verdoppelte Wärme mit Kribbeln, plus maximal starke Konzentration von Kribbeln und Wärme.

An der Stelle der Narbe hat ein Ziehen, ein Brennen oder ein starkes Prickeln begonnen? Das sind Anzeichen dafür, dass sich unsere Gewebe regenerieren.

Am Ende der Arbeit wenden wir die »kühlende« Formel an

Wir gehen gleichsam durch sechs Stadien einer fortschreitenden Einstimmung auf ein Bild – von einer normalen Empfindung von K bis zu ihrer maximalen Konzentration, gemischt mit einer maximal deutlichen Empfindung Kr. Je stärker die Empfindung ist, desto besser. Im Idealfall soll das Bild der Wärme im letzten Stadium der Wirkung Hitze ausstrahlen, die Empfindung K die Haut kühlen wie Eis und das Kribbeln ein starkes Prickeln auslösen.

Wie man Gesicht und Hals verjüngt

Die Damen blühen sofort auf – so ist die weibliche Natur. Sie sind bereit, innerlich was auch immer zu ertragen, wenn nur äußerlich alles ideal ist. Sie sollten aber verstehen, dass alles miteinander zusammenhängt. Wenn im Inneren Krankheiten vorhanden sind, kann das Gesicht nicht jung und schön sein. Man kann das Problem der Alterung mit Hilfe einer inneren, kontaktlosen Einwirkung lösen. Die Gesichtsmassage, die unsere Schule anbietet, ist der kosmetischen Massage sehr ähnlich. Aber unsere Methode ist wesentlich effektiver. Wie wirkt die kontaktlose energetische Massage auf die Gesichtshaut? Wir verstärken den Abfluss des venösen Blutes und die Zirkulation der Lymphe. Wir aktivieren die sekretorische Tätigkeit der Talg- und Schweißdrüsen. Nicht nur die Gesichtshaut verjüngt sich, sondern der ganze Organismus: Die Anzeichen der Reizung der Hirnrinde verringern sich, Blutdruck und Pulsfrequenz normalisieren sich. Die Gesichtshaut errötet sichtbar, ihre Temperatur erhöht sich (etwa um 4°C bei jungen Frauen und um 1,5°C bei Damen ab 40). Das ist ein natürlicher Prozess und kein Kniff eines Kosmetikers. Am ersten Tag werden nur die einfachsten Übungen gemacht, allmählich kann man den Schwierigkeitsgrad steigern.

Wir bearbeiten das Gesicht mit verschiedenen Energien

1. Der Reihe nach erzeugen wir die Empfindungen W, Kr und K für je 15–20 Sekunden an verschiedenen Stellen im Gesicht, wobei wir uns streng an diese Reihenfolge halten: rechte Wange, linke Wange, Stirn, Kinn, Nase. Die Erwärmung sollte im Idealfall maximal tief wirken. Mit jeder Empfindung arbeiten wir drei bis fünf Mal.

Wir behandeln das Gesicht »mit einem Hühnerei«

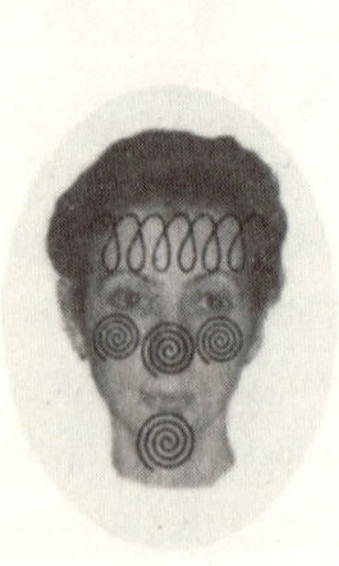

2. Mit einem Knäuel W der Größe eines Hühnereis bearbeiten wir die verschiedenen Bereiche des Gesichts. Die Reihenfolge ist dabei dieselbe: rechte Wange, linke Wange, jeweils bis zum Ohrläppchen, dann Stirn, Kinn, Nase. Es folgt die Behandlung mit Kr und mit K. Wir arbeiten drei bis fünf Mal mit jeder Empfindung, wobei wir die einzelnen Empfindungen jeweils acht bis zehn Sekunden halten.

In einer besonderen Reihenfolge verschieben wir das »Hühnerei«

3. Entsprechend der Illustration bewegen wir das »Hühnerei« mit den Empfindungen W, Kr und K den Hals entlang. Wir beginnen in der Mitte des Halses und gehen (vom Kinn weg) bis auf wenige Zentimeter unterhalb des Schlüsselbeins. Wir führen drei bis fünf Zyklen aus, jeweils zehn bis zwölf Sekunden lang halten wir die Empfindung.

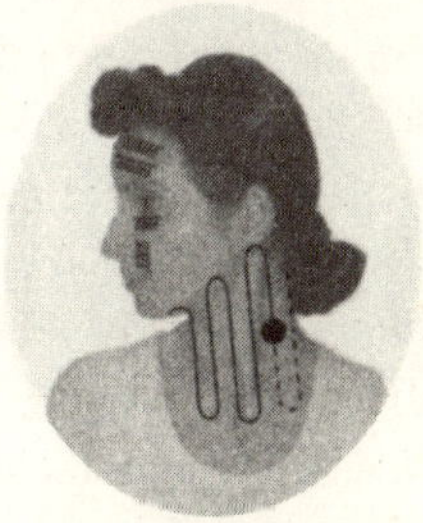

4. Weiter gehen wir analog zur vorigen Übung Empfindungen entlang des Halses von unten nach oben und zurück, und das drei bis fünf Mal.

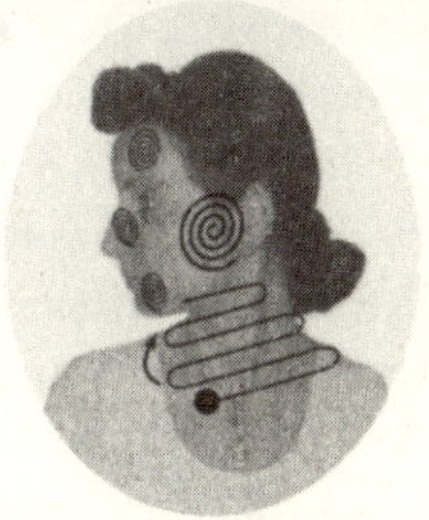

Übungen der zweiten Stufe der Gesichtsverjüngung

Der Reihe nach rufen wir die Empfindungen W, Kr, und K auf folgenden Bereichen von Gesicht und Hals hervor: Stirn, rechte Wange, linke Wange, Kinn (bis zur Schilddrüse), Nase und Hals (in Gedanken teilen wir den Hals in vier Bereiche und arbeiten der Reihe nach mit jedem Viertel).

1. Wir beginnen mit W. Jede Empfindung halten wir an der entsprechenden Stelle acht bis zehn Sekunden. Wir wiederholen die Übung drei Mal. Nach zehn bis fünfzehn Minuten sollten an jeder der bearbeiteten Stellen selbstständig die Empfindungen W und Kr auftreten.

2. Der Reihe nach wiederholen wir die Übungen 2, 3 und 4 der oben beschriebenen ersten Stufe zur Verjüngung der Gesichtshaut.

3. Wir rufen eine deutliche Empfindung W und Kr hervor und halten sie einige Sekunden lang. Dann wechseln wir plötzlich auf K und Kr, halten diese und wechseln wieder zu W und Kr. Die Wärmeempfindung W versuchen wir dabei zu verdoppeln.

4. In Gedanken ziehen wir die Haut zusammen und dehnen sie in dieser Reihenfolge: Stirn, Wangen, Tragus (kleiner Knorpel an der Ohrmuschel), Kinn, Nasengegend, Gegend der Augenhöhlen (bis zu den Brauen und bis 2 cm unter dem unteren Lid), Hals (der Reihe nach in jedem Viertel). Wir wiederholen das vier bis fünf Mal.

5. Wir stellen uns sehr kleine, fortgesetzte Zusammenzieh- und Dehnbewegungen der Haut vor (es soll sich anfühlen, als würde eine Maus über die Haut laufen). Das Zusammenziehen machen wir sanft, das Dehnen straff. Wünschenswert wäre es, die Empfindung Kr dazuzufügen, die sich mit dem Tappen der Mäusepfoten assoziieren lässt (Reihenfolge wie oben: Stirn, Wangen, Ohr, Kinn etc.). Wir wiederholen das zehn Mal (wenn wir gut geübt sind, reichen fünf Mal).

6. In Gedanken glätten, dehnen und verdichten wir die Haut. Die Bewegungen gehen von den Falten weg – senkrecht zu ihrer Anordnung.

7. Wir stellen uns jung und schön vor. Dazu würde passen, Gesicht und Hals meditativ zu beatmen (wie beim Finger!).

8. Wir glauben unerschütterlich an ein erfolgreiches Ergebnis! Erinnern wir uns: Wenn man sich gesund denkt, wird man gesünder. Nach einiger Zeit wird die Gesichtsfarbe frischer, es verschwinden die Falten, und der Prozess der Verjüngung der Haut dehnt sich auf den ganzen Organismus aus.

Gynäkologische Massage – »Imperator-Übung«

Ein hundertjähriger Mann beschloss, eine 18-Jährige zu heiraten. Auf der Hochzeit sagte ein Freund des Bräutigams, etwa in dem gleichen Alter, zu ihm: »Sie ist erst 18.« – »Und wenn?« – »Wird es eine Hochzeitsnacht geben?« – »Und wenn?« – »Und wenn das Herz stehen bleibt?« – »Was soll's. Gott hat gegeben, Gott hat genommen. Dann heirate ich eben eine andere.«

Das Alter spielt in diesem Beispiel keine Rolle. Das Alter ist ein Zustand der Seele (der Energie) des Organismus. Und das bezieht sich nicht nur auf die Männer. Liebe Damen, in den Fragen der Kultivierung der Energie, der Beseitigung von Komplexen und sexueller Unzufriedenheit möchte ich Ihre Aufmerksamkeit auf die »Imperator-Übung« lenken. Sie hilft Ihnen, Ihre Sexualität wiederzugewinnen, und das heißt, sich selbst mit Energie zu füllen, die Stimmung zu heben und schließlich gesünder zu werden. Winken Sie nicht vorschnell ab – lesen Sie erst, was ich Ihnen sagen möchte.

Mit dieser Technik können Sie herausfinden, wer die Hauptquelle der falschen Frigidität in Ihrer Familie ist. Warum ist der Liebste gleichgültig geworden, oder warum interessiert Sie das andere Geschlecht nicht mehr? Ich spreche von Scheinfrigidität, denn Frigidität ist eine falsche Programmierung des Organismus. Das ist eine sehr gefährliche Erkrankung, die die Zerstörung des Organismus in jeder Hinsicht fördert. Die schwerste Erkrankung ist die Angst, die auf Zellebene alles fesselt, nicht nur die sexuellen Bedürfnisse. Augenblicklich wird der Stoffwechsel gestört. Es folgen Spornbildung, Myom, Fibromyom, Erkrankung der Milchdrüsen, die Haltung geht verloren, die Augen werden matt, die Haut wird schlaff und vieles andere. Wenn die Sexualität verloren ist, kann dann der Körper eine Erregung hervorrufen? Nein. Dann kommt es zur Unzufriedenheit mit dem Leben im Ganzen. Daher kommen Reizbarkeit, Migräne, Depression, der Wunsch, sich zurückzuziehen, um nicht länger diese schrecklichen, dummen, glücklichen Gesichter zu sehen. Haben Sie keine Angst, glücklich auszusehen. Haben Sie keine Angst vor einem erregenden Gefühl ... Haben Sie Angst vor Depression, vor Disharmonie. Meiden Sie jene, die von Alter und von Krankheit sprechen, davon, dass schon alles vorüber ist und nicht mehr wiederkehrt usw.

Die gynäkologische und urologische kontaktlose Massage wird schon lange in unseren Kursen gelehrt. Und sie erzielt umwerfende Resultate, unabhängig vom Alter. Gehen Sie nicht davon aus, dass mit 50, 60 das Leben zu Ende ist. Unsinn! Alles fängt erst an, wenn man sich nicht den Kopf von den üblichen Normen zumüllen lässt. Die gynäkologische Massage empfiehlt sich für alle Frauen ab der Geschlechtsreife für das ganze Leben. Die einzige Gegenanzeige ist das Fehlen des Wunsches zu leben und zu lieben. Aber wenn Sie bis hierher gelesen haben, dann leiden Sie offenbar nicht an dieser Anomalie. Die Massage regeneriert die ganze Bandbreite der Gefühlsempfindungen und wirkt sehr, sehr wohltuend auf die Psyche. Außerdem kann man mit ihrer Hilfe:

1. verschiedene gynäkologische Leiden vollständig ausheilen, zum Beispiel Zysten, Myome und viele andere, die die Medizin nur beobachtet und herausschneidet.
2. allgemeine Gesundungsprozesse aktivieren. Es verschwinden Krankheiten, die Sie niemals mit Gynäkologie in Verbindung gebracht haben. Zu Unrecht!
3. die Form der Brust verbessern und das Gewicht normalisieren. Ganz zu schweigen davon, dass die Lebensfreude ansteigt. Sie werden schweben statt gehen.

Außerdem machen Sie das alles selbst. Sie müssen nirgendwo hingehen, in der Schlange stehen und sich von der Kompetenz des Arztes abhängig machen. Sie kennen Ihre Probleme am allerbesten, auch wenn Sie das vor sich selbst verbergen. Schauen Sie dem Problem ins Gesicht!

Vorbereitung auf die Massage

Sie wissen, dass die kontaktlose Massage eine Methode ist, den Status der Energetik zu verbessern. Das ist in erster Linie wichtig. Sie haben gelernt, mit den Schlüsselempfindungen W, Kr und K zu arbeiten, Sie wissen, wie man verschiedene Organe massiert. Sie werden deshalb auch jetzt zurechtkommen.

Es empfiehlt sich, die gynäkologische Massage in einem Zustand der Meditation durchzuführen. Am besten ist es zu liegen, die Augen zu schließen und die Knie anzuwinkeln. Alle fremden Gedanken – weg damit, es bleibt nur einer: Ich bin jung, schön und gewollt … Es ist wichtig, sich auf die erotische Welle einzustimmen, sich in Erregung zu versetzen – dafür muss man sich nicht schämen. Denken Sie an die eindrucksvollsten erotischen Episoden in Ihrem Leben. Fällt Ihnen nichts ein? Dann denken Sie sich etwas aus, wie es hätte sein können. Wie schön das war, wie angenehm … Bremsen Sie sich nicht selbst, erlauben Sie den Komplexen nicht, die Sexualität niederzuhalten. Das Bild sollte so stark sein, dass Ihr Körper darauf reagiert, und zwar in Form einer Kontraktion der Gebärmutter. Die Gebärmutter kontrahiert immer spontan – Sie können sie nicht zwingen. Aber Sie können sie dahin führen. Die Gebärmutter kontrahiert während eines Orgasmus acht bis zwölf Mal. Das sind sehr mächtige Kontraktionen. Der Sinn unserer Massage ist es, ohne Berührung auf die Gebärmutter einzuwirken, um sie zu »überreden«, hunderte Male zu kontrahieren, schwächer als beim Orgasmus, aber nahe dran. Sagen Sie nicht »Ich brauche das nicht«, denn Sie wissen, was Sie brauchen, wovor Sie aber Angst haben. Es spielt keine Rolle, dass Sie schon lange »nichts wollen«, dass Sie das »hundert Jahre nicht mehr gemacht« haben. Alles kann man korrigieren, und konkret sich selbst. Auch bei Ihnen wird es klappen, denn jede Frau träumt davon zu lieben und geliebt zu werden.

Die »Imperator-Übung«
Merken Sie sich, in welchem Zustand Sie an die Arbeit herangehen. Nach einigen Tagen vergleichen Sie, und Sie werden keinen Zweifel mehr haben. Tausende Frauen sind schon mit ihrer Aufgabe zurechtgekommen.

Also, fangen wir an. Wir treten in die heilsame Stimmung ein und geben ihr eine erotische Note. Die Augen sind geschlossen, Sie sitzen oder besser liegen. Wir sammeln Wärme in der Nähe der Harnblase (die Gebärmutter liegt zwischen Harnblase und Mastdarm) und in der Kreuzgegend. Das dauert etwa 30 Sekunden. Die Wärme sollte gut spürbar sein, angenehm. Wir halten die Empfindung 30–60 Sekunden, dann verstärken wir sie maximal und ergänzen mit Kribbeln. Die Empfindung W+Kr ist angenehm, versuchen Sie, sie deutlicher zu machen und gleichzeitig die Erregung zu halten. Die Erregung verbindet sich mit dem Kribbeln, beide Empfindungen verstärken sich und wachsen an, nach 30-60 Sekunden sollte sich eine angenehme Taubheit in der Gegend der Harnblase zeigen – ein kaum wahrnehmbares Zittern. Das ist der Moment, an dem die Kontraktionen der Gebärmutter starten. Und sie fangen wirklich an – von sich aus und über eine lange Dauer. Sie verlieren sich nicht, Sie halten sie durch Ihren Wunsch. Sie können sich mit Hilfe einiger Kontraktionen der Bauchmuskeln oder der Scheidenmuskeln unterstützen! Etwa die Hälfte der Kontraktionen führen Sie mit der Empfindung Wärme durch, die andere Hälfte mit Kribbeln. Sie enden immer mit Kribbeln. Nach der Unterbrechung des Pulsierens sammeln Sie das Kribbeln im Gebiet der Harnblase und halten es eine bis eineinhalb Minuten lang. Hauptsache, dass Sie sich nicht aufregen, sich nicht verkrampfen und nicht zu schnell arbeiten. Die Gebärmutter lässt sich leicht »starten«, wenn:

1. das Niveau der Wärmeempfindung ausreichend ist,
2. der richtige Rhythmus der Muskelkontraktion von Damm und Bauchpresse gewählt wurde,
3. alle störenden Gedanken beseitigt sind.

Sie arbeiten bis zu dem Gefühl einer leichten angenehmen Müdigkeit. Nicht mehr als 500–600 Kontraktionen pro Tag und nicht öfter als einmal pro Tag. Übertreiben Sie nicht! Vor Ihnen liegen eine Menge Möglichkeiten, Ihre Kräfte zu erproben. Nach einiger Zeit werden Sie auf diese Weise drei bis fünf Mal pro Woche trainieren können – bis zur vollständigen Heilung. Und im Weiteren werden Sie selbst entscheiden, der Organismus wird es Ihnen eingeben, wann es nötig ist, die Übung zu machen und die energetischen Reserven aufzufüllen.

Letztlich gelingt die Übung immer

Das ist die reine Wahrheit. Manchmal klappt alles gleich, manchmal nach zwei Wochen. Hauptsache ist, das Üben nicht bleiben zu lassen und an den Erfolg zu glauben. Und suchen Sie nicht in der Übung nach Fehlern, sondern im eigenen Kopf! Was häufig bremsend wirkt, sind die falsche Erziehung der Frauen, die Unkenntnis des eigenen Körpers und der eigenen Wünsche, innere Verbote und fremde Meinungen. Aber nichts kann eine Frau hindern, Frau zu sein. Schauen Sie in den Spiegel, sehen Sie sich mit neuen Augen an. Sie sind geschaffen, eine Frau zu sein, also seien Sie eine. Das Äußere und das Alter haben noch niemanden daran gehindert, sich zu verlieben und glücklich zu sein.

Wir unterstützen die Wirkung der inneren Massage durch die »äussere« Massage

Wir vergessen nicht die äußere Massage, so einzigartig und effektiv die innere Massage auch ist. Winken Sie niemals ab bei einer Sache, die seit Jahrhunderten erprobt ist! Die Menschen haben sich immer mit Massage geheilt, und was hätten wir ihnen voraus, um das nicht nötig zu haben? Oder sind Sie schon in idealer Weise gesund und jung? Aber auch in diesem Fall müssen Sie etwas tun, um Ihre Gesundheit zu erhalten.

Vergessen Sie auch nie, dass Sie alle Übungen im Energiefeld der heilsamen Stimmung und mit dem Bild der Vollkommenheit vor Augen durchführen sollten. Ich hoffe, dass Sie ohnehin daran denken. Aber eine Erinnerung kann niemals schaden. Die heilsame Stimmung und das Bild der Vollkommenheit sollten Sie immer begleiten. Wir arbeiten ja mit der Vorstellungskraft – also verstärken wir ihre Wirkkraft mit Hilfe der richtigen Stimmung und einem Bild, das auch für sich schon ein Schlüssel zur Heilung ist. Der Zustand der Freude und des Lächelns sind unser einziger Zustand während der Übungen (und noch besser jederzeit). Erinnern Sie sich, wie Emotionen und Muskelkorsett einander beeinflussen? Bei der Ausführung egal welcher Übung ist dieser Gedanke eine gewaltige Unterstützung.

Bevor ich Ihnen aber im nächsten Kapitel einige Einzelübungen zur Selbstmassage sowie Übungskomplexe dazu vorstelle, möchte ich Ihnen erklären, wie man einige bereits bekannte Techniken ergänzen kann. Zum Beispiel die heilsamen Töne, die wir im letzten Kapitel behandelt haben, durch die Fingermassage.

Die energetische Massage der Hände

Was bringt die Massage der Hände?

Die Massage der Hände kräftigt und stimmt unseren Organismus auf die Gesundheit ein. Sie verbessert Atmung und Blutkreislauf, regeneriert die Ausgewogenheit und den optimalen Arbeitsrhythmus dieser lebenswichtigen Systeme und stärkt die Muskeln des ganzen Körpers. Außerdem aktiviert die Massage der Hände die Energie, die in unserem Körper zirkuliert, indem sie energetischen »Stau« auflöst. Häufig sind solche Blockaden im Handgelenk zu finden, wo sie den freien Energiefluss behindern.

Die Technik der Handmassage

Vor der eigentlichen Massage der Hände müssen die Handflächen energetisch aufgeladen werden – durch die Übung mit der Energiekugel, oben beschrieben im Kapitel über die Atmung.

Wir verschränken fest die Finger beider Hände. Die Handflächen zeigen in Richtung Körper. Langsam, aber mit Nachdruck, ziehen wir sie auseinander und massieren auf diese Weise die Finger. Wir ziehen so lang wie möglich und nehmen dann die Hände mit einem Ruck auseinander. Wir wiederholen die Übung.

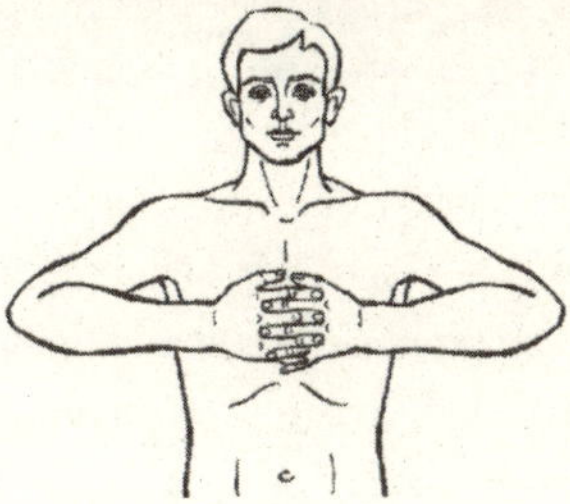

Anschließend beschäftigen wir uns mit jedem Finger einzeln. Wir stärken damit die Blutversorgung, wirken auf die Nervenenden ein und verbessern dadurch die Arbeit verschiedener Organe.

Sie wissen bereits, dass die taoistische Praxis einige Heiltöne nutzt, die mit wichtigen inneren Organen verbunden sind. Wenn wir einen bestimmten Ton aussprechen, wirken wir wohltuend ein auf die Lunge, das Herz, die Leber, die Nieren, die Milz und die Bauchspeicheldrüse usw. Jetzt erfahren Sie, dass man die Wirkung des Tons verstärken kann, wenn man bestimmte Übungen macht. Auch jeder Finger der Hand entspricht wichtigen Systemen des Organismus. So wirken wir, wenn wir den Daumen massieren, auf Milz und Bauchspeicheldrüse ein. Die Massage des Zeigefingers hat eine Wirkung auf die Lunge. Der Mittelfinger ist für das Herz verantwortlich. Der Ringfinger für die Leber. Und die Massage des kleinen Fingers wirkt sich auf die Nieren aus. So können wir, wenn wir die Finger bearbeiten, die inneren Organe erreichen – gleichzeitig mit den heilsamen Tönen oder einfach durch Fingermassage.

Wir verhaken einen Finger der einen Hand mit dem entsprechenden Finger der anderen. Wir ziehen mit Nachdruck, bis die Finger sich jeweils frei machen.

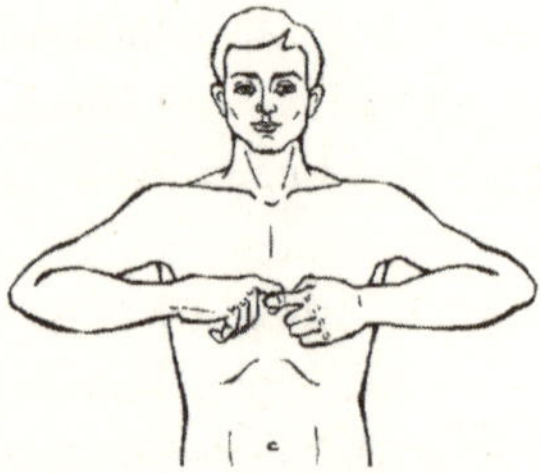

Wir massieren jede Fingerspitze der einen Hand mit den Fingerspitzen der anderen Hand. Danach bearbeiten wir jeden Finger von der Spitze bis zur Wurzel. Wir massieren langsam und gründlich, sodass auf jeden Finger gleichmäßig eingewirkt wird. Anschließend nehmen wir den Finger, der gerade bearbeitet wird, zwischen Zeige- und Mittelfinger der anderen Hand. Wir ziehen an ihm, wobei wir ihn erst an der Wurzel und zuletzt an der Spitze beim äußersten Glied fassen. Dabei drehen wir ihn leicht. Wir arbeiten langsam, ohne Hast.

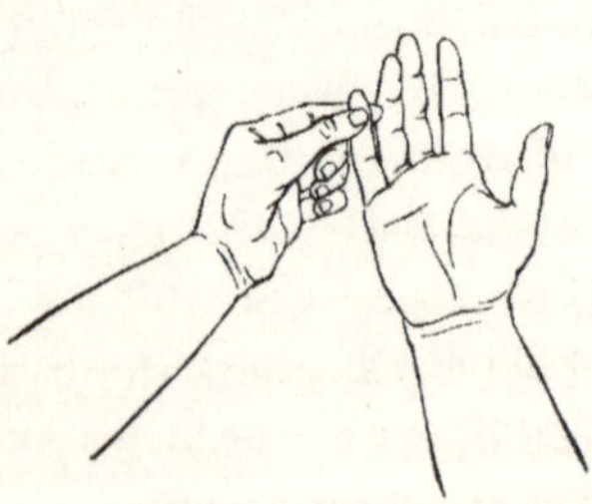

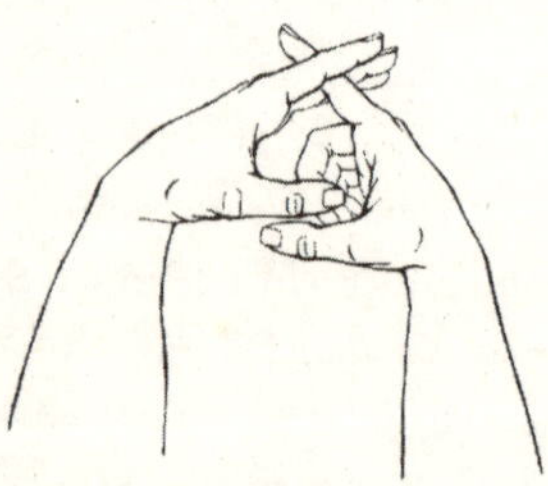

Danach machen wir uns an die Innenseite der Hand. Wir massieren sie mit Zeigefinger und Daumen – zwischen jedem Knochen der Mittelhand.

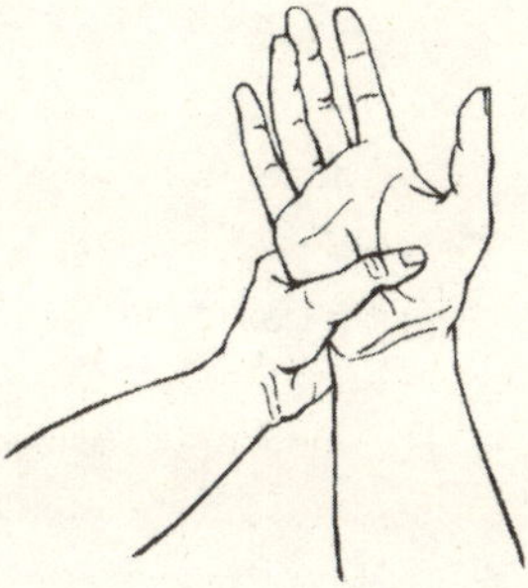

Wir bearbeiten die Handfläche. Wir massieren mit dem Daumen der anderen Hand (man kann auch mit dem großen Gelenk des gekrümmten Zeigefingers massieren). Sorgfältig und kräftig bearbeiten wir den Daumenballen und die Ballen an der Basis der anderen Finger. Wir bearbeiten auch den Raum zwischen den Fingern. Achten Sie auf all die kleinen Muskeln zwischen den Knochen, die diese von der Basis des Gelenks bis zu den Fingern umgeben.

Beim Massieren atmen wir leicht und gleichmäßig: Einatmen durch die Nase, Ausatmen durch den Mund.

KAPITEL 8

ÜBUNGSKOMPLEXE ZUR SELBSTMASSAGE

Ich erläutere in diesem Kapitel einige Übungskomplexe aus dem Osten. Sie sind einfach auszuführen und gleichzeitig effektiv. Dabei wechseln sich Verfahren zur Selbstmassage mit einer einfachen Gymnastik ab. Wir beschäftigen uns mit einem Massagekomplex aus dem Qigong und einem Gesundungskomplex aus dem Tai-Chi. Und ich mache Sie bekannt mit einem Komplex von Massageverfahren zur Unterstützung in Stresssituationen. Ich werde Sie auch die tibetische Gymnastik lehren, die man morgens im Bett macht. Das sind einfache, aber wirksame Massageverfahren, die für Munterkeit sorgen. Sie ergänzen sich wunderbar mit der energetischen Massage.

Der Tao-Komplex der Selbstmassage

Fünf Lehren zur Verjüngungsmassage aus dem Taoismus

Der Mensch kann sehr lange leben. Warum nützen wir das nicht? Schuld daran sind unsere Ignoranz, Bequemlichkeit, die Gewohnheit, »so wie alle« zu leben. Aber wie kann man zu der von der Natur vorgegebenen Norm der Lebensdauer zurückkehren? Heftige Freude oder grenzenlose Trauer – starke Emotionen können das emotionale Gleichgewicht zerstören. Nehmen wir noch die übliche Ignoranz bezüglich unserer Gesundheit hinzu, schlechte Gewohnheiten etc. Um solch zerstörerische Extreme der Emotionen zu vermeiden, muss man lernen, sie zu lenken. Das haben wir auch gemacht. Und nun fahren wir fort mit der Aneignung der Gesetze der Selbstregulierung, der Regulierung der eigenen Gesundheit. Wichtig ist zu verstehen: Die Aufmerksamkeit für uns selbst, für unsere Gedanken und unsere Haltung hilft uns, viele Krankheiten zu vermeiden. Die vorgeschlagenen Übungen helfen dabei, die Selbststeuerung zu erlernen – auf unterschiedlichen Ebenen: in Schwung zu kommen, wenn man müde ist; sich zu entspannen, wenn man angespannt ist; die Gesundheit des einen oder anderen Organs ohne Einnahme von Medikamenten zu unterstützen etc.

Um Gesundheit und Jugend zu erhalten, ist es nötig, in einem für den menschlichen Organismus natürlichen Rhythmus zu leben. Wichtig ist es, einige Regeln zu lernen. Sie lauten in der taoistischen Lehre wie folgt:

1. Glaube an dich!
2. Handle konsequent und Schritt für Schritt.
3. Überwinde deine negativen Seiten: Ärger, Wut, Neid. Zügle deine Wünsche. Ärger und andere zerstörerische Emotionen machen deinen ganzen Übungsweg zunichte.
4. Stelle dir beim Üben vor, jung zu sein und zu lächeln.
5. Führe eine Massage oder eine Übung so aus, dass die Bewegungen fließend und nicht abgehackt sind.

Kommt Ihnen etwas bekannt vor? Es zeigt, wie universell die Bedingungen zur Erhaltung von Jugend und Gesundheit des menschlichen Organismus sind. Wir werden noch des Öfteren darauf stoßen, wie verschiedene Gesundheitssysteme von ein und demselben sprechen: aufmerksam zu sich selbst zu sein, nicht bequem zu sein, seinen Geist zu vervollkommnen und nicht zu vergessen, die erworbenen Fertigkeiten zu üben.

Widmen wir uns jetzt der Massage. Vor der Ausführung jeder Art von Massage, ob Einzelübung oder Komplex von Übungen, muss man sein Hauptinstrument vorbereiten – die Arme, vielmehr die Hände, die Handflächen – und zwar durch Energetisieren, durch Übungen, wie im letzten Kapitel beschrieben.

Ein Übungskomplex aus dem Qigong

Massage der inneren Organe nach Qigong

Dieses System arbeitet mit der Energie, die den Menschen erfüllt. Die Übungen ergänzen das bereits Gelernte. Wir führen die Massagebewegungen sanft aus, die Hand kann sich dabei in einem geringen Abstand zur bearbeiteten Körperregion befinden. Man kann bei voller Bekleidung arbeiten. Das System aktiviert die innere Energie.

Das Herz

Stellen wir uns das Herz vor: wo es liegt, wie es in etwa aussieht, und konzentrieren wir unsere ganze Aufmerksamkeit darauf. Wir legen eine Hand etwas unterhalb der Brust auf den Körper. Die andere Hand legen wir darüber. Männer legen die linke Hand unter die linke Brustseite und die rechte Hand darüber. Frauen legen die linke Hand über die rechte, ebenfalls unterhalb der linken Brust. Wir beginnen, kreisförmig zu massieren. Zwölf Bewegungen nach links und zwölf Bewegungen nach rechts. Beim Ausführen der kreisförmigen Bewegung verstärken wir die Wirkung der Massage durch eine besondere Akzentuierung der Atmung. Nach drei Kreisen machen wir dreimal eine »Punktatmung«: ein kurzes tiefes Einatmen und Ausatmen. Die nächsten drei Kreise und wieder ein dreifaches kurzes, tiefes Ein- und Ausatmen. Und so weiter. Spüren wir, wie unsere körpereigene Energie der massierenden Hand folgt. Pro Sitzung führen wir mindestens drei derartige Zyklen aus. Dabei orientieren wir uns an unserem eigenen Befinden und machen mehr oder weniger derartiger Kreise. Wenn Sie das Gefühl haben, dass Sie länger massieren können, dann machen Sie das, zum Beispiel ab der zweiten oder dritten Massagesitzung. Halten Sie sich an das Prinzip: schrittweise und konsequent!

Die Leber

Die Leber mildert und reguliert die Aktivität der Lebensenergie. Deshalb ist es so wichtig, dieses Organ in seinem gesunden Zustand zu unterstützen. Stellen wir uns die Leber vor: wo sie liegt, wie sie aussieht. Konzentrieren wir unsere Aufmerksamkeit auf die Leber. Legen wir eine Hand rechts unter die letzte Rippe. Die andere Hand legen wir darauf. Männer legen die linke Hand unter die Rippe und die rechte obenauf. Frauen umgekehrt. Wir beginnen eine kreisförmige Massage. Zwölf Bewegungen im Uhrzeigersinn und zwölf Bewegungen dagegen. Beim Ausführen der Kreisbewegungen verstärken wir auch hier die Wirkung der Massage durch die schon erwähnte »Punktatmung«. Nach drei Kreisen mit der massierenden Hand führen wir dreimal eine »Punktatmung« aus, d.h. drei Mal kurz und tief ein- und ausatmen. Die nächsten drei Kreise – und wieder drei Mal kurz ein- und ausatmen. Und so weiter. Wir richten uns nach unserem eigenen Befinden. Man kann mehr oder weniger solcher Kreise machen. Spüren wir, wie unsere körpereigene Energie der massierenden Hand folgt. Stellen wir uns vor, dass unter der Einwirkung der Massage die Energie sich in die Leber hineinbewegt, von dort nach unten strömt und Schlacken mitführt. Pro Sitzung sollten wir mindestens drei derartige Zyklen ausführen.

Die Lunge

Stellen wir uns die Lunge vor: wo sie liegt, wie sie aussieht und konzentrieren wir unsere Aufmerksamkeit auf sie. Legen wir beide Hände auf die Lungengegend. Wenn ein bestimmter Bereich der Lunge angegriffen ist, so legen wir unsere Hände darauf. Fangen wir an, mit kreisförmigen Bewegungen zu massieren. Zwölf Bewegungen nach links und zwölf nach rechts. Während dieser Kreisbewegungen verstärken wir ihre Wirkung wiederum durch eine Punktatmung. Nach drei Kreisen machen wir drei Mal eine »Punktatmung«, also drei Mal kurz ein- und ausatmen. Wieder drei Kreise und wieder drei Zyklen »Punktatmung«. Und so weiter. Wir orientieren uns am eigenen Befinden. Man kann die Anzahl der gezogenen Kreise erhöhen oder reduzieren. Spüren wir, wie die körpereigene Energie den kreisenden Händen folgt. Stellen wir uns weiter vor, dass die Energie sich unter der Einwirkung der Massage in die Lunge hineinbewegt. Füllen wir die eventuell angegriffenen Bereiche mit Energie. In einer Sitzung führen wir mindestens drei derartige Zyklen aus.

Milz und Bauchspeicheldrüse

Die alten Mediziner waren der Auffassung, dass die Milz Antikörper bilde, die den Organismus vor einigen Erkrankungen schützen. Neben der Milz befindet sich die Bauchspeicheldrüse. Ihre Hauptfunktion ist es, Insulin zu erzeugen. Ein Überfluss oder ein Mangel an Insulin bedroht den Organismus mit ernsthaften Erkrankungen. Aufgrund der Kenntnis von der Nähe der beiden genannten Organe zueinander, betrachteten die Alten diese beiden zuweilen als ein einziges Organ. Die Gesundungsübungen oder Massagetechniken gelten deshalb oft für beide Organe gleichermaßen.

Stellen wir uns die Milz und die Bauchspeicheldrüse vor, wo sie liegen, wie sie aussehen. Sie befinden sich auf der Linie, die den Nabel mit der Mitte der unteren linken Rippe verbindet, etwa in der Mitte dieser Linie. Konzentrieren wir unsere Aufmerksamkeit auf diese Organe und legen eine Hand auf diese Stelle. Die andere Hand legen wir darauf. Männer legen die linke Hand auf die Milzgegend und die rechte darüber. Frauen umgekehrt. Wir beginnen die Massage mit kreisförmigen Bewegungen. Zwölf Bewegungen nach links und zwölf nach rechts. Während wir die Kreisbewegungen ausführen, verstärken wir die Wirkung der Massage durch Punktatmung. Nach drei Kreisen folgen drei Zyklen der »Punktatmung«, also drei Mal tief ein- und ausatmen. Dabei konzentrieren wir uns auf Milz und/oder Bauchspeicheldrüse. Stellen wir uns vor, dass Energie diese Organe erfüllt. Die nächsten drei Kreise und wieder drei Zyklen der »Punktatmung«. Und so weiter. Wir orientieren uns am eigenen Wohlbefinden. Man kann auch mehr oder weniger Kreise ziehen. Spüren wir, wie unsere körpereigene Energie der massierenden Hand folgt. Stellen wir uns weiter vor, dass die Energie sich unter dem Einfluss der Massage in die Milz und die Bauchspeicheldrüse hineinbewegt. Führen wir pro Sitzung mindestens drei Zyklen des oben beschriebenen Vorgangs durch.

Tibetische Massage: Wie man sich massiert, ohne vom Bett aufzustehen

Das ist der Traum aller Faulpelze! Oder leider doch nicht. Diese Massage haben tibetische Mönche erfunden, die man keineswegs Faulpelze nennen kann. Ihr Morgen beginnt sehr früh. Wir müssen uns nicht genauso anstrengen, aber denken Sie nicht abschätzig über diese Massage. Ich stelle eine vereinfachte Variante der Übungen vor. Sie kann von einem Kind wie auch einem Erwachsenen und sogar einer betagten Person ausgeführt werden.

Nach dem Aufwachen machen wir im Bett einfache Übungen. Wir arbeiten mit geschlossenen Augen. Wir konzentrieren die Aufmerksamkeit auf die jeweils auszuführenden Bewegungen. Wir legen die Hände an die Ohrmuscheln. Die Daumen liegen hinter den Ohren, die Zeigefinger »durchwandern« die ganze Ohrmuschel, und zwar von oben nach unten. Das Ganze wiederholen wir dreißig Mal. Diese Reize machen uns wach und beugen außerdem der Bildung von Runzeln im Gesicht vor, sie massieren die Gesichtsnerven, stärken Zahnfleisch und Zähne, verbessern das Sehvermögen und aktivieren die Blutzirkulation in der Schläfengegend.

Wir legen die rechte Hand auf die Stirn, die linke Hand darüber. Bewegen wir die Hand nach rechts und links, nicht weniger als zwanzig Mal in jede Richtung. Dabei streift der kleine Finger die Augenbrauen. Diese Übung verstärkt die Blutzirkulation, beseitigt Kopfschmerzen und Schwindelgefühle.

Jetzt gehen wir zur Augenmassage über. Ich erinnere daran, dass wir die Übung mit geschlossenen Augen machen, sobald wir uns auf die Ausführung der Bewegungen konzentriert haben. Wir massieren die Augen mit der Rückseite der angewinkelten Daumen. Wir arbeiten mit kreisförmigen Bewegungen. Mindestens fünfzehn Kreise werden ausgeführt. Diese Übung schützt vor verschiedenen Erkrankungen der Augen, verbessert das Sehvermögen und beruhigt das Nervensystem.

Wir massieren den Hals. Abwechselnd führen wir die linke und die rechte Hand den Hals entlang nach unten. Die Hand umfasst dabei den Hals. Mindestens zwanzig Mal ist jede Hand dran. Die Übung wirkt positiv auf Stoffwechselprozesse und die Arbeit der inneren Organe.

Wir massieren den Bauch. Wir legen eine Hand auf den nackten Bauch, Männer die rechte, Frauen die linke Hand. Die andere Hand legen wir jeweils darauf. Wir arbeiten rund um den Nabel mit Kreisbewegungen im Uhrzeigersinn. Diese Bewegung führen wir mindestens dreißig Mal aus. Die Übung verstärkt die Blutzirkulation, normalisiert den Prozess der Resorption der Nahrung, verbessert die Peristaltik des Darms, stärkt die Bauchmuskeln und normalisiert die Arbeit der inneren Organe.

Auf dem Rücken liegend ziehen wir den Bauch ein, bewegen ihn so weit wie möglich in Richtung Wirbelsäule, dann schieben wir ihn so weit wie möglich nach vorne. Diese Bewegung wiederholen wir mindestens zwanzig Mal. Es wird einfach großartig sein, wenn Sie anfangen, diese Übungen zwei bis drei Mal am Tag zu machen. Mit ihnen lösen wir den Stau in Galle und Blutgefäßen. Wir aktivieren die Bewegung der Lymphe. Wir beseitigen Übergewicht, indem wir die Arbeit von Leber und Darm normalisieren.

Vergessen Sie nicht, die Übungen mit geschlossenen Augen zu machen und sich auf die Ausführung der Übungen zu konzentrieren. Auch bei der folgenden: Auf dem Rücken liegend ziehen wir die Knie an und drücken sie fest an die Brust. Die Ferse eines angewinkelten Beins schlagen wir auf den Po. Wir strecken das Bein plötzlich aus und lassen es sinken. Wir machen diese Bewegungen je fünfzehn Mal mit jedem Bein. So kräftigen wir die Bauchmuskeln, massieren die inneren Organe und die inneren Sekretionsdrüsen.

Es ist Zeit aufzustehen. Wir setzen uns im Bett auf, die Beine lassen wir hängen. Das linke Bein legen wir auf das rechte Knie und massieren mit der rechten Hand den gewölbten Teil der Fußsohle. Wir wechseln die Beine und massieren mit der linken Hand den rechten Fuß. Die Übung reguliert die Arbeit des Herzens. Außerdem hilft sie bei einer Entzündung der Beingelenke, bei Rheumatismus und Gicht.

Die nächste Übung wird ebenfalls im Sitzen ausgeführt. Wir verschränken die Finger beider Hände, führen sie hinter den Nacken und massieren diesen mit kreisförmigen Bewegungen. Wir führen mindestens zehn Kreisbewegungen aus. Die Übung verbessert die Durchblutung des Kopfes, verstärkt die Bewegung der Gehirnflüssigkeit. Sie wirkt ausgezeichnet auf Hals und Brust.

Wir vollenden den Übungskomplex mit einer Massage des Innenohrs. Die Hände liegen auf den Ohrmuscheln, die Finger beider sich beinahe berührenden Hände liegen im Nacken. Abwechselnd klopfen wir mit den Fingerspitzen auf den Nacken. Die Übung regt den Nackenbereich der Hirnrinde an. Außerdem wirkt sie wohltuend bei Ohrgeräuschen, sie beugt Taubheit vor und hilft bei Kopfschmerzen.

Tai-Chi-Massage

Dieser Übungskomplex ist wie der tibetische eine der besten Möglichkeiten, wach zu werden und damit eine großartige Variante der Morgengymnastik. Die Übungen schenken uns Wachheit und Sicherheit. Sie aktivieren die wichtigsten Systeme zur Lebenserhaltung des Organismus. Zum Beispiel eine morgendliche Atemübung: Eine kräftige

Bauchatmung am Morgen kann man sich leicht angewöhnen – auch das ist eine Art Massage!

Wir arbeiten nochmals mit den Ohrmuscheln, welche bekanntlich der Sitz unzähliger bioaktiver Punkte sind. Diese beeinflussen unterschiedliche Organe und Körperteile. Zum Beispiel stimulieren wir mit der einfachsten Massage der Ohrmuscheln, wie sie weiter unten angeführt ist, die Tätigkeit der Nebenniere. Außerdem kann man mit der Massage der Ohrmuscheln positiv auf die Nasenschleimhaut einwirken und somit auf Schnupfen, Erkältung, Angina und sogar Allergien.

Die Bewegung der Zunge zur Massage des Zahnfleisches hilft der Vorbeugung von Erkrankungen des Magens und des Zwölffingerdarms, der Niere und der Harnblase sowie der Beseitigung eines Staus in Leber und Gallenblase. Demselben Ziel dienen das Aufblasen der Backen – so einfach! –, die Massage von Nase und Brauen, die Bauchmassage und die Übungen für die Bauchhöhle usw. Sie finden hier auch Übungen zur Vorbeugung von Störungen des Gehörs und Sehvermögens.

Das Reiben der Hände, mit dem jede Übung beginnt, kann zum Beispiel den Hang zum Aufbrausen besiegen. Es ist bekannt, dass die Fingerspitzen direkt mit dem Hirn verbunden sind. Das heißt, das Händereiben fördert das psychische Gleichgewicht. Diese Besonderheit der Fingermassage wird seit alter Zeit im Osten von Kaufleuten angewendet. Die häufig praktizierte Übung hilft ihnen, einen kühlen Kopf zu bewahren und Ausgeglichenheit im Verhandeln mit besonders anspruchsvollen Kunden zu erlangen. Deshalb ist ein Kaufmann, der sich die Hände reibt, keinesfalls ein Spekulant, der seine Vorfreude auf einen leicht erzielten Gewinn genießt. Es ist ein Mensch, der seine Psyche in Ordnung bringt. Die aktive Wirkung der Massage auf die Hand, und insbesondere auf die Fingerspitzen, ist somit förderlich für die psychoemotionale und körperliche Gesundheit.

Der Übungskomplex empfiehlt sich sowohl für Erwachsene als auch für Kinder. Er ist ziemlich dynamisch, obwohl man, wenn man ihn ausführt, keine abrupten Bewegungen machen muss.

Die Hauptübungen der Tai-Chi-Massage

Wir führen alle Übungen mit Ausnahme der letzten im Sitzen durch. Vor Beginn der Massage aktivieren wir die Hände. Wir reiben sie so lange, bis sie heiß sind.

Diese Übungen erfordern eine gewisse Konzentration. Vor Beginn sitzen wir mit halb geschlossenen Lidern da und denken an etwas Angenehmes. Wir überprüfen nochmals, ob wir bequem sitzen, die Beine leicht auseinander, die Hände auf den Knien. Wir schließen die Augen, atmen einige Male tief ein und aus, etwa fünfzehn bis zwanzig Mal. Beim Einatmen runden wir den Bauch, beim Ausatmen ziehen wir ihn ein. Auf diese Weise massieren wir die Bauchhöhle. Mit Daumen und Zeigefinger reiben wir die Rückseite der Ohrmuscheln. Nicht weniger als zwanzig »Abreibungen« erhält jedes Ohr. Dann legen wir die Hände so auf die Ohren, dass die Ohrmuscheln bei der Bewegung der Hände mitbewegt werden. Die Bewegung der Hände nach unten biegt auch die Ohrmuscheln nach unten, die Bewegung nach oben bringt sie wieder in ihre normale Form. Diesen Vorgang wiederholen wir mindestens zwanzig Mal mit jedem Ohr.

Wir beißen die Zähne mindestens zwanzig bis dreißig Mal zusammen. Dann folgt ein Zähneklappern mit dreißig bis vierzig »Anschlägen«.

Mit der Zunge malen wir ein »O«, indem wir hinter den Lippen die Vorderseite des oberen und dann des unteren Zahnfleischs massieren. Wir beginnen mit drei O-Bewegungen und kommen irgendwann, zum Beispiel am zehnten Übungstag, auf zwanzig O-Bewegungen. Bei der Bewegung der Zunge bildet sich Speichel. Wir sammeln ihn, und nach dem Ende der Massage schlucken wir ihn.

In mittlerem Tempo blasen wir die Backen auf und massieren sie dabei mit Luft. Das machen wir dreißig bis vierzig Mal.

Wir massieren die Nase. Wir legen dazu die zwei Glieder der beiden Daumen mit der Rückseite auf die Nasenflügel. Wir massieren die

Nase und bewegen dabei die Daumenglieder nach unten, zu den Mundwinkeln hin, und nach oben. Wir beginnen die Bewegung an der Nasenwurzel. Wir arbeiten in mittlerem Tempo mit leichtem Druck. Wir führen mindestens fünfzehn bis zwanzig Durchgänge nach unten und nach oben aus.

Wir massieren die Brauen. Die Augen sind geschlossen. Wir arbeiten wieder mit dem Daumenrücken und seinen zwei Gliedern. Wir massieren von der Nasenwurzel zu den Schläfen und zurück. Es wird mit leichtem Druck gearbeitet. Wir machen zwanzig bis dreißig Durchgänge von der Nasenwurzel zu den Schläfen hin und zurück.

Durch Streicheln massieren wir den behaarten Teil des Kopfes. Mit der rechten oder linken Hand fahren wir von der Stirn zum Nacken und zurück, und zwar zehn bis fünfzehn Mal. Dann wirken wir auf die Stelle ein, wo Kopf und Halswirbel zusammentreffen. Wir machen dabei etwa fünfzehn bis zwanzig Sekunden lang eine vibrierende Bewegung.

Wir massieren die Augen. Wir arbeiten mit den Augäpfeln hinter geschlossenen Lidern. Wir führen langsame kreisförmige Bewegungen im Uhrzeigersinn aus. Dann machen wir dieselben Bewegungen gegen den Uhrzeigersinn. Mindestens zehn Drehungen in jede Richtung. Wir reiben die Hände und massieren ganz sanft mit den warmen Händen die geschlossenen Augen. Dann öffnen wir die Lider und blinzeln ein paar Mal.

Wir setzen die Augenmassage mit geöffneten Augen fort. Wir arbeiten mit den Augäpfeln, bewegen sie nach rechts und links. Nun ziehen wir den rechten Arm zur Seite, auf Schulterhöhe. Der Kopf ist unbewegt, die Augen schielen nach rechts. Der Blick konzentriert sich auf die Fingerspitzen der rechten Hand. Wir bewegen die Hand horizontal nach links, bis zur linken Schulter. Dann führen wir sie in die Ausgangsposition zurück. Die Augäpfel folgen der Hand und verlieren die Fingerspitzen nicht aus dem Blick. Die Bewegung der Hand nach links und zurück bezeichnen wir als einen Zyklus. Wir machen zumindest fünf solcher Zyklen. Wir wiederholen den gleichen Vorgang mit der linken Hand. Wir folgen ihr mit den Augen – der Blick konzentriert sich auf die Fingerspitzen der linken Hand. Der Kopf ist unbeweglich. Wir machen ebenfalls mindestens fünf Zyklen.

Wir fahren fort mit der Massage der Augen. Der Kopf bleibt unbewegt. Wir ziehen einen Arm nach vorne und etwas nach außen (z.B. den rechten Arm nach rechts). Der Arm ist leicht nach außen gekrümmt, die Finger sind leicht gespreizt. Wir wählen einen Punkt, auf den wir unseren Blick konzentrieren. Das kann ein Fingernagel sein, etwa am Mittel- oder Zeigefinger. Wir fixieren den Blick auf diesen Punkt. Langsam nähern wir die Hand dem Gesicht an und führen die Finger praktisch bis zur Nase. Wir bewegen die Hand in die Ausgangsposition zurück. Annähern und Entfernen der Hand (unter Beobachtung des gewählten Fixpunktes) betrachten wir als einen Zyklus. Wir führen mindestens zehn bis fünfzehn solcher Zyklen aus. Wir wechseln den Arm. Wir machen dieselbe Bewegung mit dem anderen Arm. Wieder fixieren wir den Blick auf einen Punkt, am besten einen Fingernagel. Langsam nähern wir die Hand an und entfernen sie wieder, wobei wir den Punkt bei unbewegtem Kopf im Auge behalten. Wir machen wieder zehn bis fünfzehn Zyklen.

Wir massieren das Gesicht. Wir nehmen ihm Müdigkeit und Anspannung nach getaner Arbeit. Wir massieren das Gesicht mit beiden Händen, wobei wir Wangen, Stirn und Schläfen einbeziehen. Es sind Bewegungen wie beim Waschen. Wir arbeiten von unten nach oben. Wir »waschen« uns nicht weniger als fünfzehn bis zwanzig Mal.

Wir massieren den Nacken. Die verschränkten Finger legen wir in den Nacken. Die Massage vollzieht sich durch eine Gegenbewegung. Die verschränkten Finger versuchen, den Kopf zur Brust zu drücken, aber der Hals drückt den Kopf aktiv nach hinten. Auf diese Weise bleibt der Kopf beinahe in der Ausgangsposition und neigt sich nur ein wenig nach hinten. Wir arbeiten in mittlerem Tempo und führen nicht weniger als zehn bis fünfzehn Bewegungen aus.

Wir massieren die Schulter. Mit der rechten Hand reiben wir mit kreisförmigen Bewegungen den Bereich der linken Schulter. Dann wechseln wir die Hand. Mit kreisförmigen Bewegungen reiben wir die rechte Schulter. Erst ganz leicht, fast ohne Berührung. Dann beschleunigen wir die Handbewegung und erhöhen den Druck bei der Massage. Jeder Schulter widmen wir nicht weniger als zwanzig Minimassagen.

Wir arbeiten mit den Muskeln von Rücken und Bauch. Wir ziehen die zusammengelegten Hände nach oben rechts und heben uns mit der Pobacke vom Stuhl ab. Dann dehnen wir uns nach links oben, ebenfalls mit entsprechendem Abheben vom Stuhl. Wir kehren in die Ausgangsposition zurück. Wir machen die beschriebene Bewegung nach rechts oben und links oben abwechselnd mindestens zehn Mal auf jeder Seite.

Wir arbeiten mit den Seitenmuskeln des Rückens und den Schultergelenken. Die Arme sind halb angewinkelt. Wir bewegen abwechselnd den linken und dann den rechten Arm nach vorne und den anderen Arm nach hinten – wie ein Sportler beim Laufen. Das Bewegungstempo ist mäßig. Wir machen zumindest zwanzig bis dreißig solcher abwechselnder Bewegungen.

Wir massieren den Bereich des Kreuzbeins. Wir neigen uns leicht nach vorne. Die warm geriebenen Hände legen wir auf die Kreuzgegend. Wir reiben das Kreuz von unten nach oben. Eine Hand liegt auf dem höchsten erreichbaren Punkt am Rücken, die andere auf dem Kreuz. Die Hände bewegen sich beim Reiben aufeinander zu. Wir beginnen in der Rückenmitte an der Wirbelsäule und führen die Hände allmählich in der Kreuzgegend zur Seite. Den Reibeweg von der Wirbelsäule zu den Seiten nennen wir einen Zyklus. Wir arbeiten mit Druck, in mittlerem Tempo und nicht weniger als zwanzig bis dreißig Zyklen lang.

Wir massieren den Bauch. Wir reiben ihn mit der Hand, mit mäßigem Druck. Wir machen spiralförmige Bewegungen im Uhrzeigersinn im Bauchbereich. Wir beginnen um den Nabel herum zu reiben und arbeiten uns spiralförmig bis an die Ränder des Bauches vor. Dann wandern wir allmählich, in einer rückläufigen Spirale, zum Nabel zurück. Mindestens dreißig Zyklen werden ausgeführt.

Wir arbeiten mit den Muskeln von Bauchpresse und Kreuz. Die Übung machen wir im Sitzen. Wir legen die Hände auf die Oberschenkel. Dann versuchen wir, den Oberkörper aus dem Kreuz heraus nach hinten zu drehen. Am Anfang der Übung drehen wir uns nicht stark, aber schnell. Allmählich vergrößern wir die Amplitude der Bewegung und führen größere Drehungen aus. Je stärker die Drehung, desto langsamer wird gearbeitet. Dann verkleinern wir die Amplitude wieder und beschleunigen sie dabei. Wir machen fünfzehn bis zwanzig »angefangener Kreise« in die eine Richtung und ebenso viele in die andere. Am Ende der Übung folgt ein rhythmisches, gleichzeitiges Einziehen von Damm und After, fünfzehn bis zwanzig Mal.

Wir arbeiten mit den Muskeln von Rücken, Bauchpresse und Beinen. Wir sitzen auf dem Boden, nach hinten gelehnt und gestützt auf unsere Hände, die sich hinter dem Rücken befinden. Abwechselnd strecken wir ein Bein nach vorne, strecken die Fußspitze und kehren in die Ausgangsstellung zurück. Wir führen mindestens fünfzehn bis zwanzig Bewegungen mit jedem Bein aus.

Wir massieren die Kniegelenke. Wir reiben die Hände. Die heißen Hände legen wir auf die Knie. Wir reiben die Knie mit kreisförmigen Bewegungen, mäßigem Druck und in mittlerem Tempo.

Wir massieren die Fußsohlen. Vor der Massage erwärmen wir unsere Hände durch Reiben. Wir sitzen auf dem Boden, etwa wie auf türkische Art, aber die Beine überkreuzen sich nicht. Die Fußsohlen berühren sich beinahe. Die Hände halten die Füße so, dass die Daumen jeweils auf der Fußsohle liegen und die übrigen Finger auf dem Fußrücken. Mit den Daumen massieren wir die Sohlen, angefangen von den Zehen bis zur Ferse und zurück. Wir arbeiten in mittlerem Tempo.

Wir massieren den Bauch. Wir setzen uns bequem hin, die Beine leicht auseinander, die Hände auf den Knien. Wir schließen die Augen und atmen tief ein und aus, etwa fünfzehn bis zwanzig Mal. Beim Einatmen runden wir den Bauch, beim Ausatmen ziehen wir ihn ein. Wir massieren auf diese Weise die Bauchhöhle. Damit haben wir die Übung wiederholt, mit der der Übungskomplex begonnen wurde.

Eine munter machende Massage ist die Klopfmethode. Wir sitzen, die Beine leicht gespreizt. Mit beiden Händen klopfen wir uns leicht das Gesicht: Wangen, Stirn, Wangen. Dann klopfen wir uns am Hals entlang, über die Brust, den Bauch, die Gesäßbacken, die Schenkel. Jede der erwähnten Stellen beklopfen wir zumindest zehn Mal.

Die letzte Übung machen wir in Bewegung. Wir gehen durchs Zimmer, und heben dabei die Knie hoch an. Wir versuchen, mit den Knien den Bauch zu berühren. Frei und weit strecken wir die Arme aus. Das Gehtempo ist am Anfang der Übung langsam. Dann beschleunigen wir unseren Schritt und verlangsamen ihn wieder. Dabei atmen wir frei, ohne die Luft anzuhalten.

Massage zur Unterstützung in Stresssituationen

In diesem Übungskomplex verwenden wir Massageverfahren aus dem Tai-Chi. Womöglich kennen Sie schon die eine oder andere Übung. Hier reiben wir uns nicht die Hände, da es beruhigende Übungen sind. Im Gegenteil, müssen wir einen Überschuss an Energie loswerden.

Wir schütteln mehrmals die Hände aus und befreien uns so von überschüssiger Energie.

Wir entspannen die Wirbelsäule und schütteln uns mit dem ganzen Körper. Das ist ein wenig so, wie wenn sich ein Tier – etwa ein Hund – schüttelt, wenn es aus dem Wasser steigt. Ein solches Ausschütteln hilft, die energetischen Kanäle zu reinigen, und das hilft, sich zu beruhigen. Nach Abschluss jedes Elements schütteln wir die Hände aus, so als würden wir die Krankheiten und Probleme »abschütteln«, die während der Massage auf unsere Hände übertragen wurden.

Wir beginnen, den behaarten Teil unseres Kopfes zu massieren. Wir versenken die Finger in den Haaren und massieren die Kopfhaut. Wir arbeiten mit den Fingerspitzen – in wellen- oder kreisförmigen Bewegungen. Unter leichtem Druck führen wir die Finger vom Nacken, von den Schläfen und von der Stirn jeweils zum Scheitel. Wir machen mehrere Durchgänge, zumindest drei, in die angegebenen Richtungen.

Erneut arbeiten wir mit dem behaarten Teil des Kopfes in die angegebenen Richtungen: vom Nacken, von den Schläfen, von der Stirn zum Scheitel. Aber diesmal klopfen wir uns durch diese »Route«. Die Finger sind entspannt und halb gekrümmt. Wir klopfen leicht mit den Fingerspitzen an die Haarwurzeln. Zumindest drei Mal klopfen wir uns auf jeder der vorgeschlagenen Routen zum Scheitel durch. Und werfen überschüssige Energie ab – durch Ausschütteln.

Dann nehmen wir einzelne Haarbüschel in die Faust, ziehen daran und spüren, wie die Haut der behaarten Kopfregion angezogen wird. Wir vermeiden schmerzhafte Empfindungen. Und es versteht sich, dass wir das Kopfhaar nicht »lichten«. Nach der Übung geben wir Energie ab und schütteln die Hände aus.

Wir streichen Nacken und Hals aus. Wir arbeiten von oben nach unten, in Richtung Wirbelsäule. Wir erfassen mit der Massage auch die Schultern. Wir streichen so lange aus, bis an der bearbeiteten Stelle ein Gefühl von Wärme und angenehmer Entspanntheit eintritt. Die überschüssige Energie schütteln wir aus.

Wir massieren das Gesicht durch Ausstreichen. Wir beginnen mit der Stirn. Wir führen die Fingerspitzen in ihre Mitte. Wir massieren auf beiden Seiten in Richtung Schläfen. Nicht weniger als drei Mal streichen wir so aus. Dann schütteln wir die Hände aus.

Wir lassen die Finger etwas sinken, sie befinden sich nun auf Höhe der Brauen. Wir bewegen uns von der Nasenwurzel zu den Schläfen, wobei wir die Brauen zupfen. Nicht vergessen, die Hände auszuschütteln!

Jetzt sind wir bei den Augen. Wir schließen sie. Mit einem leichten Klopfen bewegen wir uns über die Lider. Wir wandern von der Nasenwurzel zu den Schläfen. Auch die Schläfen werden mit einem leichten Klopfen bedacht. Das Ganze machen wir mindestens drei Mal und werfen dann die »überschüssige« Energie ab.

Nun platzieren wir die Fingerspitzen unterhalb der Augen auf den jeweils obersten Punkt des Jochbeins. Wir bewegen uns an der Oberkante des Jochbeins entlang zu den Schläfen mit einem leichten Klopfen. Wir schütteln die Hände aus.

Wir machen die gleiche Übung beidseitig zwischen dem Ohr, beginnend beim Tragus, dem knorpeligen Wächter des Gehörgangs, und den Schläfen. Wir klopfen uns also vom Tragus zu den Schläfen und schütteln dann die Energie ab.

Wir führen die Fingerspitzen an den obersten Punkt der Ohrmuschel. Wir klopfen ein paar Mal mit entspannten Fingern leicht auf die Schädelknochen. Und schütteln danach die Hände aus.

Wir arbeiten mit den Ohrmuscheln. Wir legen die Hände auf die Ohrmuscheln. Wir kneten sie in verschiedene Richtungen – nach oben, nach unten, seitlich – je zehn bis zwölf Mal. Danach kneten wir mit den Spitzen von Zeigefingern und Daumen alle Bereiche der Ohrmuscheln. Das Ergebnis dieser Übung sollten »heiße« Ohren sein. Die überschüssige Energie geben wir ab.

Wir verschließen die Gehörgänge mit den Daumen. Wir versuchen, die Daumen mehrmals anzudrücken und loszulassen, sodass ein schwaches Knallgeräusch zu hören ist. Man sollte spüren, wie die Luft auf das Trommelfell schlägt.

Anschließend bedecken wir die Ohren mit den Händen, und zwar so, dass die Finger beider Hände sich im Nacken fast berühren. Wir massieren leicht das Innenohr, indem wir sanft mit den Fingerspitzen auf den Nacken klopfen. Wir geben die überschüssige Energie ab.

Wir beenden den Anti-Stress-Komplex für das Gesicht: Kräftig, aber nicht schmerzhaft, klopfen wir uns mit den Händen ins Gesicht: Wangen, Stirn etc. Wir machen das mindestens drei Mal.

Dann legen wir die Fäuste auf die Oberkanten des Jochbeins. Wir arbeiten mit den Fingerknöcheln von oben nach unten. Wir bewegen uns klopfend vom Jochbein ins Zentrum des Kinns. Den Vorgang wiederholen wir mindestens drei Mal. Wir schütteln die Hände aus, um Energie loszuwerden.

Das ist eine wirksame und unkomplizierte Methode, Stress abzubauen.

Übungskomplex aus dem Sam Chon Do zur Ergänzung der Massage

Diese im Liegen durchgeführten Übungen sind hilfreich bei eingeklemmtem Ischiasnerv, Bandscheibenvorfall, Osteochondrose, schwachen Rumpfmuskeln – und für bettlägerige Patienten:

1. So weit wie möglich die Beckengegend anheben, dann das Kreuz. Abwechselnd je zehn Mal.
2. Die Fersen an das Becken ziehen. Der Rumpf bleibt unbewegt. Die Knie langsam nach rechts legen, dann nach links – fünf Mal.
3. Einatmen und den Atem in Gedanken in die Scheitelgegend richten, das tiefe Ausatmen auf die Kreuzgegend richten und dort so lange wie möglich halten – das Ganze fünf bis sieben Mal.

Eine Variante für die Zeit, wenn die Schmerzen aus der Wirbelsäule verschwunden sind:

1. Beide Beine so hoch wie möglich in die Höhe heben, dann auf eine Seite sinken lassen und so ablegen, dass ein Bein auf dem anderen zu liegen kommt.
2. Dieselbe Übung auf der anderen Körperseite ausführen.

Erst wird die Übung drei Mal wiederholt und dann täglich eine Wiederholung hinzugefügt.

Noch eine Übung:

1. Wir sitzen im Schneidersitz und strecken die Hände so weit wie möglich nach vorne. Wir legen sie auf den Boden, wobei wir die Finger möglichst weit nach vorne strecken.
2. Wir schaukeln das Becken nach links, dann nach rechts, wobei wir uns so weit wie möglich nach vorne strecken.

Wir beginnen mit drei Wiederholungen und fügen täglich eine dazu. Die hinzugefügte Anzahl an Wiederholungen bitte mit Maß und Verstand – es soll Freude machen! – vielleicht bis zu fünf bis sieben Mal.

Übung »Goldene Kugel«

Der menschliche Körper teilt sich in drei Zonen:

1. Kopf und Hals,
2. Rumpf bis zum Kreuz,
3. Becken und Beine.

Diese Einteilung stammt von den alten Heilern in Asien. Warum ist sie gerade so? Betrachten wir den menschlichen Körper. Schauen wir uns die Finger an. Sie bestehen aus drei Gliedern. Der Arm besteht aus Hand, Unterarm und Oberarm. Die Beine bestehen aus dem Fuß, dem Unterschenkel und dem Oberschenkel. Der Körper besteht aus einem rechten Bereich, einem linken Bereich und einer Mitte. So ist es im ganzen Organismus. Der obere Teil der Wirbelsäule arbeitet für Kopf und Hals, der mittlere für die Atmungsorgane und den Verdauungstrakt, der Kreuzbereich für das Becken und die Beine. Und in der Vertikale kann man den Körper so einteilen, wie ich gesagt habe. Jetzt arbeiten wir mit jedem dieser Teile.

Wir stellen uns gerade hin. Bettlägerige können liegend mitmachen. Die Muskeln sind maximal entspannt. Die Atmung ist etwas zurückgehalten. Stellen wir ein Bild der Vollkommenheit her, so klar und schön es geht. Wir stellen uns dann jede der drei Zonen vor, wie sie von einem goldenen Ball umgeben ist. Das Licht muss jede Zelle durchtränken. Besonders die von unserem inneren Auge entdeckten schwarzen Flecken. Mit jeder Zone arbeiten wir zumindest fünf Minuten lang. Dann füllen wir die Kugeln mit leuchtendem hellblauem Licht, der Farbe der Kälte, der Frische, der Wachheit.

Übung zur Harmonisierung des ganzen Körpers

Wir machen jetzt die allerälteste Meditation. Sie ist für jene, denen häufig der Kopf schmerzt oder die schwache Atemwege haben, unter Parodontose leiden, Probleme mit dem Herz-Kreislauf-System haben oder mit den Augen, Ohren und der Wirbelsäule – und für jene, die unter Kieferhöhlenentzündung leiden, schwache Mandeln haben oder Beschwerden im Magen-Darm-Trakt.

Wir versuchen mit geschlossenen Lippen, die Zähne leicht aufeinanderliegend, eine ruhige Melodie zu summen. So tief wie möglich. Wir erfahren sogleich eine Mikrovibration im ganzen Körper. Konsonanten vibrieren im Kopf, aber Vokale vibrieren im ganzen Körper. Interessant ist dabei, dass die Vibration in den Kapillaren unseres Organismus erzeugt wird. Wer ständig mit dieser Technik arbeitet, kann die Vibration bis in die Finger- und Zehenspitzen bringen. In zwei, drei Tagen können wir erstaunliche Erfolge bei der Gesundung des Organismus spüren. Diese Übung muss man täglich machen, je fünfzehn bis zwanzig Minuten lang. Nach dreißig bis vierzig Tagen sieht man das Ergebnis. Einige bemerken schon nach sieben bis acht Tagen eine Veränderung.

Wer mit diesen Übungen arbeitet, wird verstehen, woher die Technik des Gebets und des Mantras kommt. Es ist nämlich so, dass das Gebet oder das Mantra besondere Töne oder Tonkombinationen sind, die Mikrovibrationen im Körper auslösen. Um an sich zu arbeiten, muss man den Ton herausfinden, der gerade am besten zum eigenen Organismus passt, den dieser im Moment am dringendsten braucht.

Übung für samtene Haut

Diese Übung ist natürlich für alle da, aber in erster Linie für Sie, liebe Damen. Wie viele Mittel verschwenden Sie, um Ihre Haut samten oder zumindest nicht trocken, nicht rau zu erhalten? Viele sagen, dass ihnen alle angewandten Mittel helfen. Ich bin einverstanden. Aber warum? Tatsächlich verschließt man beim Eincremen der Haut nämlich die Poren, durch welche der Körper atmen soll. Man stört den natürlichen Stoffwechsel. Aber warum wird die Haut trotzdem besser? Weil man, wenn man sie mit Creme oder Ölen behandelt, diese dabei in die Haut reibt, nicht wahr? Anders gesagt macht man beim Eincremen eine Massage. Mehr oder weniger massiert man die Kapillaren, die die Zellen nähren. Und dies ist das Wesen der Wirkung.

Wer seine Haut jung und schön machen will, wende (nur!) die trockene »Waschung« an und massiere Gesicht und Körper so, als würden sie unter der Dusche oder in der Wanne gewaschen. Reiben und massieren Sie die Haut so, dass es immer angenehm ist. Was geschieht dabei? Erstens verstärkt sich der Energieaustausch zwischen den Zellen. Zweitens werden die Kapillaren massiert, was den Stoffwechsel anregt. Wer auf Cremes und Öle nicht verzichten kann, wird sie ja doch nach kurzer Zeit mit Seife abwaschen und damit die Poren für ein normales Funktionieren reinigen. Versuchen Sie es ohne Creme, und beobachten Sie, wie die Haut und die Gefäße sich nach einiger Zeit entwickeln.

Was wir in diesem Kapitel erfahren haben

Äußerst viel Nützliches! Sie haben jetzt nicht mehr wie ein Neuling gehandelt, sondern selbst gesehen, was Sie brauchen, haben verstanden, wie wichtig es ist, jede Möglichkeit zur Gesundung zu nützen. Ich habe mich kürzer ausgedrückt, weil Sie mutiger geworden sind, sicherer und entschlossener. Beinahe bei allen haben die kontaktlosen Massagen sehr schnelle Reaktionen des Organismus hervorgerufen. Und mit der Verjüngung ging es gut voran – ein sehr begrüßenswerter Prozess. Zur kontaktlosen Massage haben wir die Kontaktmassage hinzugefügt, und das zusammen unterstützt alle Prozesse und mobilisiert den Organismus in allen Richtungen.

Aber jetzt ist es Zeit weiterzugehen – zum verantwortungsvollsten Teil des Buches. Er vereinigt in vieler Hinsicht alle Komponenten des Systems und wirkt auf alle ihre Aspekte. Wir werden über die Heilkraft der Gedanken sprechen. Das ist ein sehr wichtiges und verantwortungsvolles Thema. Und Sie sind bereit dafür.

KAPITEL 9

WIR VERWANDELN DEN GEDANKEN IN MEDIZIN

Die heilsame Kraft der Gedanken

Wir sind bei einem sehr ernsten Thema angekommen – der heilsamen Kraft der Gedanken. Die gesamte Zeit, die man mit meinen Büchern verbringt, dringt man ständig in das Wesen dieser Kraft vor. Man macht Übungen – die werden von Gedanken begleitet; man vertieft sich in Meditation – da sollte man nur bestimmte Gedanken in seinen Kopf lassen; man sucht die heilsame Stimmung, das Bild der Vollkommenheit – die Gedanken dazu werden im Kopf geboren. Je besser man sich das System aneignet, desto positiver sind die Gedanken, desto aktiver haben sie Anteil an Gesundung und Verjüngung des Organismus. Alle vier Prinzipien des Systems – die Freude, das Ziel, die Bewegung und die Reinigung des psychischen Raumes sind dem Denken unterworfen. Gedanken sind die Konzentration unserer Energie. Ein Gedanke organisiert, gibt eine Richtung vor, rettet vor dem Untergang oder – im Gegenteil – vernichtet. Gedanken in Medizin zu verwandeln, ist nicht die leichteste Aufgabe, aber niemand außer uns selbst wird das tun. Wem sonst nützt es, die Gedanken in Ordnung zu bringen? Wir sind mit ihnen allein, ganz allein. Aber wir sind weder Nörgler noch Nichtsnutze, sodass wir uns nicht von schlechten Gedanken quasi an der Leine führen lassen. Wir selbst sind Meister unserer Emotionen, Beherrscher des Atems und Kenner der Massage. Kämpfen wir mit dem Rest an Krankheit, der noch in uns steckt – besiegen wir die schlechten Gedanken in einem ehrlichen Kampf. Denn um sie zu besiegen, muss man ihnen ins Gesicht sehen.

Komplizierte esoterische Übungen erwarten Sie, und Sie sind bereit dafür. Ihre Vorstellungskraft ist ausreichend entwickelt durch die Lektüre dieses Buches. Dieser Vorstellungskraft sind alle Organe des Körpers unterworfen. Wer trotz seiner Erfahrung an der Richtigkeit derart »seltsamer« Methoden der Gesundung zweifelt, lese einfach weiter – denke darüber nach und passe es an seine Bedürfnisse an. Sie sind der Chef. Aber vielleicht ist Ihre Zeit für solche Methoden noch nicht gekommen. Ihre Übung findet Sie – zur gegebenen Zeit am richtigen Ort. Aber haben Sie keine Angst, sie auszuprobieren – geschadet haben die Übungen noch niemandem. Und denjenigen, die die Möglichkeit der Existenz eines »geheimen Wissens« zulassen, gebe ich dieses Wissen ohne speziellen Kommentar weiter. Der Glaube ersetzt viele Beweise und gibt viel Kraft – der Glaube ist eine heilkräftige Einstellung. Er ist eine der wunderbaren Formen des Denkens – intuitives Wissen. Sie werden sich jetzt in diese Welt vertiefen.

Worüber wir in diesem Kapitel sprechen werden, brauchen wir nicht nur, um die Gesundheit zu verbessern, sondern auch, um andere Ziele zu erreichen. Nach der Stärkung der Gesundheit kommt die Korrektur des Schicksals, das Eindringen in die großen Geheimnisse der Natur. Dieses Wissen interessiert nicht jeden. Viele glauben nicht. Manch einer will nicht oder hat Angst zu glauben – das ist der moderne Mensch. Ich bestehe nicht darauf. Alles hat seine Zeit. Im Leben jedes Skeptikers gibt es einen Moment, in dem das Leben nicht mehr in den gewohnten Rahmen passt, dann wendet er sich solchem Wissen zu, eignet es sich an und beginnt ein neues Leben. Die Hauptsache ist, nicht zu denken, man wüsste alles. Denken Sie daran: Der Könner weiß immer, was es im Leben zu lernen gibt. Und das Leben ist so reich an Dingen und Erscheinungen, die man ohne Übertreibung wunderbar nennen kann. Sie warten auf Sie!

Der Gedanke verfügt über eine enorme Energie

Wir sprechen wieder über die Energie, die unseren Handlungen zugrunde liegt, auf den Zustand unserer Gesundheit wirkt bzw. sie de facto schafft. Wir sprechen von der Energie der Gedanken. Einigen wir uns darauf: Das Denken verfügt über eine enorme Energie. Dieser Energie unterliegt sehr vieles. Unsere Gesundheit, unser Schicksal. Möglicherweise erscheint Ihnen diese Akzentsetzung fremd. Trotzdem ist es so. Und ich denke, Sie werden nicht daran zweifeln, wenn Sie sich den bisherigen Inhalt dieses Buches angeeignet haben.

Die Energie der Gedanken hat vielen geholfen – sie wird auch Ihnen helfen

Viele Wissenschaften, die in der Vergangenheit als Häresien, als Hexenkunst verfolgt wurden, gelten mittlerweile als klassisch, und man beginnt schon in der Schule, sie zu studieren. So wird es auch eines Tages mit der Anerkennung der Kraft der Gedanken sein. Ich vergleiche die Sachlage heute mit einem Phänomen wie der Informationsenergie. Über sie, über ihre Natur wurde eine Menge geschrieben im 20. Jahrhundert. Aber erst in den letzten Jahren haben wir ernsthaft darüber zu sprechen begonnen, dass dieses Phänomen existiert und man damit arbeiten kann. Die einfachen Menschen aber, die der Wissenschaft fernstehen, aber sich an die Traditionen erinnern, haben das immer gewusst.

Man kann lange über die Natur dieses Phänomens streiten, über die Definitionen der Gedankenenergie. Aber das ist ein Thema für ein eigenes Buch. Überlassen wir die Theorie den Experten. Unser Buch ist nicht für wissenschaftlichen Streit geschrieben worden. Wir arbeiten an uns – wir sind Praktiker. Weil die Zeit nicht stillsteht und jeder gelebte Tag in Würde gelebt werden sollte. Als Praktiker schlage ich einen praktischen Weg vor, die Gedankenenergie zu nützen.

Gedankenenergie kann heilen

Sie haben von Hochsensiblen und von Extrasensen gehört? Das sind Menschen, die einen besonderen Sinn für die Energieflüsse im Menschen besitzen. Vielleicht haben Sie sich sogar von ihnen behandeln lassen. Diese Menschen arbeiten ebenfalls mit dem energetischen Informationsfeld. Sie arbeiten mit der Energie des Patienten und wirken so auf sie ein, dass er gesund wird. Aber was ist, wenn der Heiler nicht ausreichend kundig ist und wenn er nicht ganz ehrlich ist mit Ihnen? Sie können das nicht wissen. Ist es nicht riskant, sein Leben in fremde Hände zu geben?

Jeder Mensch kann die Gedankenenergie beherrschen

Sind solche Fähigkeiten einzigartig? Wie jedes andere Talent kann es mehr oder weniger ausgeprägt sein. Aber die Möglichkeit, die Energien zu fühlen, mit ihnen zu arbeiten, hat jeder Mensch. Wie könnte es denn sein, dass Sie nicht wissen, was in Ihrem Inneren los ist? Sie wissen es tief drinnen, im Unterbewusstsein. Man muss diese Information herausholen und sie zur Heilung verwenden. Es ist wie das Gehör. Wenn man sich anstrengt, kann man lernen, schöne Töne zu singen. Das können sogar diejenigen, die meinen, kein Gehör zu haben. Es ist zwar unwahrscheinlich, zum Opernsänger zu werden, aber Sie werden kühn eine Lieblingsmelodie anstimmen können, ohne Angst, nervenschwache Naturen zu erschrecken. Dasselbe gilt auch für die Gedankenkraft. Lernen Sie es, und alles Weitere ergibt sich.

Die Einstellung, mit der man dieses Kapitel lesen sollte

Die Gedankenenergie ist Realität! Auch ich werde diese Energie beherrschen! Das ist die richtige Einstellung. Das Denken formt die freudige Stimmung, das Denken setzt ein Ziel, der Gedanke zwingt den Körper, sich zu bewegen, und er befreit die Psyche von negativer Schlacke. Und man kann lernen, die Gedanken zu steuern. Mehr noch, Sie haben schon gelernt, sich in die heilkräftige Stimmung zu versetzen, das Bild der Vollkommenheit zu formen, sich in verschiedene Meditationen zu vertiefen – das alles ist die Steuerung der Gedankenenergie. Andererseits ist das noch längst nicht alles, es gibt noch etwas, das zu lernen wäre.

Sie können eine Medizin wie die Gedankenkraft oder andere Energien verwenden. Sie können diese Art von Medizin aber auch ablehnen. Auf alle Fälle erntet jeder die Früchte seiner eigenen Wahl. Man muss nur verstehen: Wenn man das Buch jetzt weglegt, verzichtet man auf ein wirksames Instrument der Gesundung. Man lässt eine Möglichkeit aus, das Steuern der Gedanken zu lernen sowie die Fähigkeit, sich selbst und seine Gesundheit zu steuern.

Das Ziel unserer Arbeit

Unser Denken hat eine enorme Kraft, sowohl im aufbauenden Sinn als auch in der Fähigkeit zur Zerstörung. Ein positiv ausgerichteter Gedanke kann eine Krankheit heilen, die »Fehler des Schicksals« korrigieren. Jeder negative Gedanke wird entweder zu einer Krankheit oder einem Missgeschick in schwierigen Lebenssituationen. Damit ist das Ziel unserer Arbeit definiert: Wir lernen, mit der Gedankenenergie zu arbeiten, wir lernen, sie zu steuern, wir lernen, diese Energie in eine Medizin zu verwandeln.

Die Aufgabe dieses Kapitels

Die Aufgabe besteht darin, Sie mit dem erstaunlichen Instrument der Selbstgesundung bekannt zu machen, welches wir in unseren Kursen erprobt haben. Sie erfahren viel Interessantes über die Gesetze der Steuerung der Energie, Sie lernen, die eigene Energetik zu kontrollieren. Sie bekommen die Möglichkeit, sich im erforderlichen Ausmaß mit Energie zu versorgen. Solche Fähigkeiten sind unersetzbar für jeden von uns. Es wird erklärt, wie man die Krankheit mit Hilfe seiner Gedankenenergie aus dem Körper vertreibt. Außerdem erfahren Sie, wie mit zukünftigen Krankheiten zu kämpfen ist, wie man sie verhindern kann, wie man den Gang seines Schicksals korrigieren kann. Sie können in der Rolle eines Wahrsagers auftreten! Denn nicht nur jede unserer Handlungen richtet zukünftige Ereignisse aus. Auch jeder Gedanke, ob positiv oder negativ, hat die Kraft, die Richtung des Lebensstromes zu ändern. Außerdem werden wir davon sprechen, dass man die Gedankenenergie nicht nur auf die eigene Heilung richten kann. Der Kraft der Gedanken unterwirft sich vieles andere. Zum Beispiel kann man einem anderen Menschen damit helfen. Wir werden diese Frage ebenfalls anschneiden, aber nur in dem Maß, wie es für Sie im Moment zugänglich ist.

Dieses Kapitel wurde in erster Linie als Antwort auf die Bitte von Studenten der Sam-Chon-Do-Schule geschrieben. Ich habe mich dabei bemüht, auf alle Fragen zu antworten und habe noch weiter ausgeholt. Ursprünglich wollte ich Teile dieses Buches als kurze Anleitung zur Anwendung von Komponenten meines Systems veröffentlichen, aber im Prozess der Arbeit tauchten wie immer neue Ideen auf. Ich begriff, dass es an der Zeit ist, den Leser mit den weitreichendsten Ergebnissen auf dem Gebiet der Gedankenenergie bekannt zu machen (zum Beispiel mit neuen Methoden der Arbeit mit dem Bild der Vollkommenheit). Vieles davon entstand buchstäblich in den letzten Monaten vor dem Erscheinen des Buches. Der Akzent wurde auf die Systemhaftigkeit des Wissens gesetzt, auf einheitliche verbindende Ziele – die vier Prinzipien. Neue Farbsplitter ergänzen das Mosaik, welches das System im Ganzen darstellt. Wir arbeiten auf neue Weise mit dem Gedanken: Wir richten ihn präzise aus, wobei wir jederzeit das Ziel und die Aufgaben bewusst vor Augen haben, und können jetzt viel mehr als vorher.

Kurze Zusammenfassung

Der Gedanke verfügt über eine Energie mit einer Informations- bzw. Feldstruktur. Der Gedanke ist materiell, das heißt, er hat die Gewohnheit, sich zu realisieren. Der Gedanke verwirklicht sich im realen Leben. Das heißt, die konstitutive Kraft unserer Existenz ist die Gedankenenergie.

Die Energetik des Gedankens in der Struktur des menschlichen Organismus

Notwendiges Minimum an theoretischen Informationen: der Mensch – ein energetisches Wesen

Jeder lebende Organismus verfügt über ein energetisches Potenzial. Und der lebende Organismus ist fähig, mit seiner Energie auf die Umwelt einzuwirken. Wir schwimmen in einer energetischen Suppe zusammen mit allen Vögeln und Tieren, mit allen Kräutern und Gräsern. Und was wir in dieser Suppe anstellen – das will ich mir gar nicht vorstellen!

Allein durch seine Existenz wirkt der Mensch auf die Natur, die Tiere, die Umwelt ein. Gartenfreunde, die ihre Pflanzen lieben, erreichen unglaubliche Ergebnisse. Von ihnen sagt man, sie hätten einen grünen

Daumen. Was so ein Mensch berührt, und wenn es nur im Kopf ist, das keimt und blüht. In der Regel haben solche Menschen ein positives energetisches Potenzial. Dasselbe kann man von jenen sagen, die voller Herzblut mit Tieren arbeiten. Und mit Menschen, versteht sich. Aber die energetischen Besonderheiten des Menschen beschränken sich nicht darauf. Der Mensch hat schon vor Langem gelernt, energetisch auf seine Krankheiten und Probleme einzuwirken. Man kann viel darüber reden, dass weise Frauen ein Überbleibsel der Vergangenheit sind. Aber die Wissenschaft hat herausgefunden, dass sie auf energetischer Ebene arbeiten. Biophysikalische Forschungen der letzten 50–60 Jahre haben gezeigt, dass die Einwirkung von Energie auf ein krankes Organ den Charakter elektromagnetischer Strahlung hat. Das Wesen der Einwirkung ist der energetische Impuls, der auf die problematischen Bereiche gerichtet ist. Das, was wir die Kraft der Vorstellung, des Gedankens nennen. Und die Reaktion des Organismus auf den energetischen Impuls vollzieht sich auf zellulärer Ebene.

Kurze Erläuterung zur energetischen Konstruktion des Menschen

Es gibt verschiedenen Meinungen, wie die energetische Struktur des Menschen aussieht. Oft wird sie als eine Hülle beschrieben, die den Körper umgibt. Sie erinnert an eine Kugel oder eine Ellipse. Diese Hülle kann rosa, gelb, vielleicht sogar blau oder goldfarben sein. Die Farbe der energetischen Hülle hängt vom Grad der intellektuellen und geistigen Entwicklung ab, vom Gesundheitszustand, vom emotionalen Hintergrund etc.

Die energetische Hülle eines gesunden Menschen ist selbstregulierend. Wir denken nicht darüber nach, wie wir atmen, solange wir gesund sind, das Atmungssystem arbeitet automatisch. Kaum sind wir krank, begreifen wir, wie wir atmen, denn der gewohnte Rhythmus der Atmung ist gestört. Etwas Ähnliches geschieht mit der energetischen Hülle. Solange alles in Ordnung ist, weiß man nichts von ihr, der Energieaustausch erfolgt automatisch. Aber wenn es zu einer Störung kommt und man »keine Kraft« hat, machen sich Krankheiten an uns heran. Was kann man tun, um seiner Energetik die natürliche Gesundheit wiederzugeben? Um auf diese Frage zu antworten, brauchen wir noch mehr Informationen.

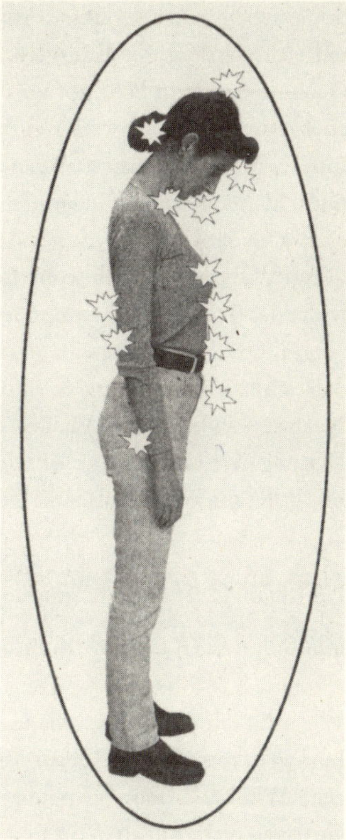

Die energetische Hülle hat, ähnlich einem Kokon, eine bestimmte Struktur. Es ist nicht einfach eine formlose Wolke, die den menschlichen Körper umhüllt. Es ist eine Verflechtung energetischer Kanäle. Um den energetischen Hauptkanal liegen trichterförmige energetische Ausgänge (von ihrem Aufbau und ihren Funktionen sprechen wir später). Durch diese Zentren kommt und geht die Energie. Ein normal funktionierendes System reguliert diese Prozesse selbst.

Negative Gedanken können der Energetik ernste Probleme bereiten

Gründe dafür gibt es viele. Zum Beispiel ist ein Grund der Zerstörung der Ganzheit des energetischen Kokons das Denken des Menschen. Seine destruktive Ausrichtung »zerstört« die energetische Hülle. Deshalb lohnt es sich, zum Wohl der eigenen Gesundheit nicht nur auf starke Ausdrücke wie »Sei verflucht!« oder »Verrecken soll er!« zu verzichten, sondern auch auf Gedanken, die eine starke negative Ladung haben. Auch spontane Ausbrüche wie »Was bin ich für ein Trottel!« können unserer Energetik Schaden zufügen. Ein herablassender Gedanke oder ein Schimpfwort an die eigene Adresse sind fähig, eine energetische Disbalance zu erzeugen. Deshalb empfehlen die Gebote unserer Schule, negative Gedanken über sich selbst zu vermeiden. Niemals, nicht einmal in Gedanken, erniedrigt man sich!

Ein Gedanke, egal welcher Art, besitzt eine enorme energetische Ladung. Wie zerstörerisch so ein Gedanke sein kann! Und in erster Linie leidet der Träger, der Anwender dieser »Waffe«. Wer andern eine Grube gräbt, fällt selbst hinein! Wie oft muss man sich von der Wahrheit dieses Spruchs überzeugen, und doch lässt man sich hinreißen, seinen Nächsten zu kränken. Wie heißt es doch: Was man sät, das erntet man. Der negative Gedanke kehrt wie ein Bumerang zu einem zurück. Und bringt Krankheiten und eine Menge Probleme mit sich.

Ein Gedanke ist eine Methode zur Einflussnahme auf die Energetik und damit auch auf die Gesundheit

Wie soll man nun lernen, die Gesundheit seiner Energetik zu überprüfen? Wie kann man ein gesundheitsschädliches Negativum neutralisieren? Wie kann man vermeiden, dass es in zerstörerischen Ausmaßen auftritt – nicht nur in Worten und Taten, sondern auch in Gedanken?

Der Gedanke ist ein steuerbares Bündel von Energie. Und die Fähigkeit, mit so einer Substanz zu arbeiten, ist eine veritable Methode der Beeinflussung der Energetik des Menschen und somit eine Methode, um auf die Gesundheit einzuwirken. Das Wesen einer derartigen Kontrolle besteht im richtigen Umgang mit der Energie des Gedankens, in der richtigen Nutzung dieser Energie. Unsere Aufgabe lautet also, mit der Energie des Gedankens arbeiten zu lernen. Man muss wissen, wie man mit ihr in der einen oder anderen Situation umgeht. Und für den Anfang dieser Arbeit müssen wir uns an die energetischen Zentren erinnern.

Energetische Zentren

In unserer Schule verwenden wir das taoistische System der Beschreibung energetischer Zentren. Wir haben die Lage dieser Zentren bereits im Kapitel über die Atmung (Kapitel 7) kennengelernt. Entsprechend der östlichen Tradition sind über den menschlichen Körper mehrere Meridiane verteilt, die energetischen Hauptkanäle, durch die Energie fließt. Wir müssen nicht unbedingt in die Details dieses alten und komplexen Systems eindringen. Aber wir werden mit dem Energiekanal arbeiten, der den menschlichen Körper in zwei Teile teilt. Er geht durch die Mitte der vorderen Körperseite und ebenso durch die Mitte des Rückens. Wir gehen der Reihe nach alle energetischen Zentren durch und betrachten ihre Lage. Die Energie im Kanal beginnt am ersten Zentrum und bewegt sich dann weiter. Sie hat ihren Ausgangspunkt beim Nabel, dem ersten energetischen Zentrum – dem Ort, der uns einst mit unserer Mutter verbunden hat. Die Energie fließt nach unten, an der Leistengegend vorbei und steigt auf, schon rückenseitig, zum Kreuz, und geht entlang der Wirbelsäule weiter nach oben. Nach der Wirbelsäule fließt die Energie durch die energetischen Zentren, die an der Schädelbasis liegen, auf dem Scheitel, zwischen den Augenbrauen, am oberen Gaumen. Dann strömt die Energie den Kanal entlang nach unten, vorbei an der Schilddrüse, der Herzgegend (Thymus) und schließt den Kreis beim letzten, dreizehnten Zentrum, gelegen am Solarplexus. Der Kreis ist geschlossen, die Energie setzt ihren Weg fort.

Unter den energetischen Zentren gibt es besonders wichtige, die Energiereservoire sind. Das erste und das zweite Zentrum sind wesentlich für das normale Funktionieren aller Systeme des Organismus, sie arbeiten mit unserer Lebenskraft. Nicht zufällig nennt man das zweite Zentrum einen »Energieozean«. Das dritte, am Damm gelegene, wird »Yin-Zentrum« genannt, das heißt, es ist eine Konzentration negativ geladener Energieteilchen. Es ist das untere energetische Reservoir. Zwischen dem achten und neunten Zentrum am Kopf befindet sich das obere energetische Reservoir, das die »Wurzel der Weisheit« genannt wird. Das Zentrum im Brustbereich, das zwölfte, wird »Wurzel des Geistes« genannt. Es ist das mittlere energetische Reservoir.

Kurze Zusammenfassung

Der Mensch ist ein Wesen, das über ein energetisches Potenzial verfügt. Der Mensch ist fähig, einen energetischen Impuls wahrzunehmen und auf ihn zu reagieren. Die energetische Struktur des Menschen erinnert an eine Kugel oder einen Kokon. Dieser Kokon wird aus einem Energiekanal und energetischen Zentren gebildet. Wir haben ihre Lage und Funktionen genannt.

In der Arbeit mit dem eigenen Energiesystem ist der Gedanke unser Helfer, welcher selbst ein Energiebündel darstellt. Deshalb ist es wichtig, die eigene Energetik nicht nur auf der Ebene von Handlungen und Worten zu kontrollieren, sondern auch auf der Gedankenebene.

Im Folgenden werden wir mit dem Bild der Vollkommenheit arbeiten und mit der Atemtechnik aus dem Sam Chon Do. Alles, was wir beim Lesen dieses Buches gelernt haben, wird uns jetzt nützen. Wir haben Probleme und Aufgaben aufgezählt – jetzt ist es Zeit, uns an ihre Lösung zu machen. Wie wollen wir arbeiten?

Wie die weitere Arbeit aussieht

Erstens

Damit wir nicht vom Weg abkommen, leiten uns die vier Prinzipien des Systems. Außerdem haben wir einen eigenen »Magneten«, der die Energie der Gesundheit anzieht. Es ist das Bild der Vollkommenheit. Über seine Möglichkeiten sage ich jetzt nur, dass eine von vielen Funktionen des Bildes der Vollkommenheit die Akkumulation, Speicherung und Verarbeitung der positiven Energie unserer Gedanken ist (im Folgenden erfährt man mehr davon). Deshalb steht das Bild der Vollkommenheit am Beginn unserer Arbeit. Wir lernen, auf neue Weise mit diesem Zustand zu arbeiten. Weiter unten finden Sie drei völlig neue Übungen. Die Komplexität der Übungen nimmt schrittweise zu.

Zweitens

Sobald das Bild der Vollkommenheit im Gedächtnis fixiert ist und damit ein »Reservoir« für positive Energie geschaffen wurde, ist man bereit für die folgende Arbeit. Wir werden an der Verstärkung der Energie arbeiten. Der Hauptkorrektor unserer Energie ist der Gedanke. Deshalb ist der Gedanke auch der Zugangscode zur Energetik, und zwar ein auf besondere Weise organisierter und entwickelter Gedanke. Hier schlage ich ein Training von besonderer Wichtigkeit vor – das Training der Vorstellungskraft. Ja, auf dieser Stufe kehren wir zum Training der Vorstellung zurück. Das Training der Vorstellungskraft ist eine Sammlung besonderer Übungen, die es erlauben, mit der Gedankenenergie zu arbeiten. Wir lernen, mit dem Mechanismus der Selbstheilung des Organismus so zu arbeiten, dass das Resultat unserer Beschäftigung – Verbesserung der Gesundheit und Rückkehr der Jugend – nicht auf sich warten lässt.

Drittens

Erst wenn wir die Energetik verstärkt haben, machen wir uns daran, sie zu harmonisieren. Wir werden lernen, die Energetik »in Ordnung zu bringen«. Etwas Ähnliches macht man, wenn man eine Reinigungsdiät macht. Wir reinigen, wir waschen unsere Energetik, und sie erstrahlt wie neu.

Viertens

Wir lernen, einen negativen Gedanken zu orten und zu beseitigen. Die Methode, die ich empfehle, ist etwas komplexer. Ich nenne sie »Schritte zur Gesundheit«. Mit dieser wichtigen und wirksamen Methode kann man aber nur dann arbeiten, wenn man das vorhergehende Material »intus« hat. Außerdem werde ich von der Technik der heilkräftigen Affirmationen sprechen. Wir lernen, die Kraft des Gedankens zu nützen, sie in der erforderlichen Weise in Worte zu verwandeln. Das ist eine zusätzliche Methode der Gesundung und der Einflussnahme auf das Schicksal im Ganzen.

Fünftens

Und zu guter Letzt wird eine neue Technik unser Gespräch über die Kraft des Gedankens noch einmal abrunden. Gemeint ist eine Methode zur Korrektur der Energetik der Zukunft. Sie werden sozusagen die Zeitmaschine in sich in Gang setzen.

Das Bild der Vollkommenheit – der Zugangscode zu den Reserven unseres Organismus

Bevor wir beginnen, die neuen Methoden zu studieren, wiederholen wir die Hauptstufen des Aufbaus des Bildes der Vollkommenheit – des Bildes von Jugend und Gesundheit, in welchem der ideale Zustand unseres Organismus codiert ist.

Das Bild der Vollkommenheit: ein energetisches Modell für den idealen Zustand des Organismus

Das ist die energetische Matrix, der ideale Zustand unseres Organismus. Das Hervorrufen dieses Bildes, seine Projektion auf das gegenwärtige Ich eröffnet die Möglichkeit der Gesundung. Wenn man in Gedanken das ideale Bild auf sich projiziert, hilft man dem eigenen Organismus, sich umzustellen, seine Schlacken und verschiedene Krankheiten loszuwerden. Wir zeigen ihm, wie wir werden sollten, wir legen das Ziel fest. Das Bild der Vollkommenheit ist nicht nur eine einzigartige Technik für den Kampf mit körperlichen Schwächen, sondern auch eine Möglichkeit, Energie zu generieren und die energetische Gesundheit zu unterstützen. Wo, wenn nicht im Bild der Vollkommenheit, ist schließlich die gesündeste Energie konzentriert?

Das Bild der Vollkommenheit: der wichtigste Schlüssel zur Beherrschung der Energie der Gesundung

Nicht zufällig ist das erste Prinzip unseres Systems die Präsenz von Freude in all unseren Handlungen, Gedanken und Gefühlen. Wichtig ist es, sich daran zu erinnern, dass ein Gedanke materiell ist und alles formt, was mit uns geschieht. Wenn wir folglich ein Negativum im Gedanken zulassen, organisieren wir um uns herum schwere Lebensbedingungen, locken Krankheiten zu uns und unseren Liebsten usw. Wie kann man die Reinheit der Gedanken erreichen, eine freudige oder zumindest ausgeglichene emotionale Ausrichtung? Das Bild der Vollkommenheit ist eine wunderbare Methode. Ich biete meinen Lesern nun völlig neue Methoden an, die dabei helfen, das Bild der Vollkommenheit deutlicher, stärker und wirksamer zu machen.

Die Eigenschaften des Gedankens – des Materials, aus dem das Bild der Vollkommenheit gebildet wird

Glaube, Wille, Wunsch, Intuition, Vorstellungskraft, Konzentration, Selbstständigkeit. Das sind ein paar Eigenschaften, über die jeder sich selbst achtende Mensch verfügen sollte. Es ist sinnvoll, dem noch ein wenig Unerschütterlichkeit, Unnachgiebigkeit und Ungezwungenheit hinzuzufügen und dem freudigen Verhältnis zum Leben beizumischen, dem inneren Lächeln. Ein freudiges Verhältnis zum Leben plus die reinsten Momente seit der Geburt – das ist das Material, aus dem das Bild der Vollkommenheit gebildet wird.

Emotionen, welche die Herstellung des Bildes der Vollkommenheit fördern

Alle positiven menschlichen Emotionen – Freude, Entzücken, Zärtlichkeit, Glückserwartung, Liebe zu allem, was uns umgibt, und alle anderen reinen Gefühle, die eine Feiertagsstimmung wecken, – sind das Raster für das Bild der Vollkommenheit. Die Suche nach diesem Bild zieht uns in die feinstoffliche Welt. Dort herrschen andere Geschwindigkeiten, andere Werteskalen. Erinnern wir uns: Manchmal reicht eine schwache Assoziation oder ein verschwommener Gedankenblitz vollauf, damit alles ins Lot kommt, dass der Mechanismus der Selbstheilung mit voller Kraft arbeitet. Manchmal dauert es auch länger. Arbeiten wir an dem Bild, ohne uns anzustrengen, bis zum Auftreten einer leichten Müdigkeit. Wenn Sie die ersten Anzeichen von Ermüdung spüren, ruhen Sie sich aus. Wenn der Prozess nicht in Gang kommt, machen Sie eine Pause. Hören Sie in sich hinein. Vielleicht müssen Sie Ihren eigenen Weg zum Bild der Vollkommenheit suchen.

Übung Nr. 1: Die Arbeit mit Fotos

Dies ist die erste Übung, die Ihnen dabei helfen soll, Ihr Bild der Vollkommenheit zu finden. Wahrscheinlich besitzen Sie noch Ihre Kinderfotos. Lassen Sie uns gemeinsam die alten Aufnahmen anschauen. Sehen wir sie aufmerksam durch, und finden wir zumindest eines, auf dem Sie lächeln und zufrieden mit dem Leben sind. Versuchen wir, die damaligen Gefühle in der Erinnerung wachzurufen. Vertiefen wir uns in diese lange zurückliegende Zeit. Was war der Glücksmoment, den das alte Foto eingefangen hat? Versuchen Sie, sich an all das zu erinnern, was damals geschehen ist.

Möglichkeit 1

Hier sind Sie, das kleine Wesen, das auf dem Bauch liegt. Kaum wird es Ihnen gelingen, sich an die Gefühle von damals zu erinnern. Lassen Sie uns also versuchen zu beschreiben, was auf dem Bild zu sehen ist. Das Kind auf dem Foto ist stolz und freudig: Es hat zum ersten Mal geschafft, sich auf den Bauch zu drehen und ist vollkommen glücklich. Das Entzücken des ersten Sieges und die Freude neuer Empfindungen! Jeder Tag bringt dem Baby neues Wissen, neue Aufgaben, neue Grenzen, die unbedingt zu überwinden sind. Aber es ist nicht einfach, die Geheimnisse der kindlichen Weltanschauung zu entschlüsseln. Suchen wir ein Bild, das Sie in einem bewussteren Alter zeigt.

Möglichkeit 2

Sie sind ein schaukelndes Dickerchen. Absolutes Glück im Gesicht: Der Traum hat sich erfüllt, Sie haben gelernt, selbstständig die Schaukel in Bewegung zu bringen. Ein Sieg! Sowohl die Geschwindigkeit als auch der Wind, die Aufmerksamkeit der Freunde, welche Zeugen dieses Triumphes wurden, bereiten Ihnen Freude.

Möglichkeit 3

Man hat Sie zum ersten Mal in den Zirkus geführt, Sie haben sich zum ersten Mal in die Zauberwelt einer Zirkusvorstellung vertieft – Feuer, laute Musik, ein Feiertag! Oder Ihr Foto hat die Erinnerung an das erste Tor festgehalten, das Sie geschossen haben? Vielleicht haben Sie an diesem Tag gelernt, vom Dreimeterbrett ins Wasser zu springen? In der Nähe waren Mädchen (bzw. Jungen). Wer weiß, ob dieser tolle Sprung gelungen wäre, wären sie nicht in Ihrer Nähe gewesen? Vielleicht ist auf dem Foto die Erinnerung an einen Tag festgehalten, an dem nichts Besonderes vorgefallen ist. Aber Ihnen ging es einfach – das wissen Sie bis heute – besonders gut, und der ganze Tag war von Glücksgefühlen geprägt.

Äußerst wichtige Anmerkung

Vielleicht vollzieht sich in Ihrem konkreten Fall das Eindringen des Bewusstseins in diesen glücklichen Augenblick auf andere Weise. Ein starres Befolgen der Instruktionen, die Sie eben gelesen haben, ist nicht nötig! Es können spezifische Unterschiede auftreten, bemühen Sie sich nicht, sie zu verwischen. Im Gegenteil, folgen Sie Ihren Empfindungen, hören Sie auf sich! Es kommt der Moment, in dem Sie bei der Ausführung einer Übung Ihrer Intuition vertrauen müssen und ihrer Stimme folgen!

Übung Nr. 2: Die Arbeit mit dem Bild Ihres Körpers in der Kindheit

Diese Variante der Suche nach dem Bild der Vollkommenheit praktiziert man vor dem Einschlafen. Die Übung ist eine energetische Massage des Körpers. Sie regeneriert die Gewebe und Organe, aktiviert die Heilungsprozesse, gibt die Gesundheit zurück und liefert dem Organismus Energie und Jugend.

Konzentrieren Sie sich auf den rechten Arm

Gehen wir wie folgt vor: Konzentrieren Sie sich auf Ihren rechten Arm. Stellen Sie sich Tausende Kapillaren vor, durch die sich das Blut bewegt. Stellen Sie sich vor, dass Sie Ihren Arm vor sich haben, aber Ihren Arm aus den Kindertagen. Ein feiner Kinderarm mit hellblauen Äderchen unter einer zarten Haut.

»Durchatmen« Sie den rechten Arm

Durchatmen Sie den rechten Arm mit meditativer Atmung, wie wir es in Kapitel 6 gelernt haben.

1. Schritt: Atmung durch den Finger

Wir konzentrieren uns auf unseren Zeigefinger. Wir beobachten unseren Atem. Wir beschleunigen ihn nicht, wir bremsen ihn nicht, wir halten ihn nicht an. Wir beobachten ihn einfach. Einatmen – ausatmen. Einatmen – ausatmen … Mit jedem Atemzug verlängern wir ein wenig das Ausatmen. Jetzt senken wir die Lider und entspannen die Augen.

Wir stellen uns in Gedanken die ausgeatmete Luft vor. Wir färben sie mit einer beliebigen Farbe, die uns gerade in den Sinn kommt. Sie sehen die Farbe der ausgeatmeten Luft, aber einer Luft, die auf besondere Weise mit Ihrer Jugend verbunden ist, das heißt, mit dem Bild der Vollkommenheit. Seien Sie darauf bedacht, dass die Farben, mit denen Sie die Atemluft färben, zart und freundlich sind.

Verfolgen wir weiter mit unserem inneren Blick den Prozess der Atmung. Verstärken wir den Kontrast und die Fülle der Farbe des Luftstroms. Die farbliche Darstellung des Prozesses ist nicht so wichtig, aber sie hilft, das Wesen der Methode zu erfassen. Nun richten wir das Ein- und Ausatmen auf den Finger. Wir stellen uns vor, dass die Luft durch den Finger geht und auch durch ihn wieder hinaus und nicht durch Mund oder Nase. Das Einatmen kühlt den Finger und sättigt ihn mit frischer Energie. Das Ausatmen bringt mit seiner Wärme die verarbeitete energetische Schlacke aus dem Finger. Wir machen faktisch dasselbe, was wir beim Lernen des meditativen Atmens getan haben – mit einem Unterschied: Dieses Mal haben wir das Bild unseres kindlichen Fingers vor Augen.

2. Schritt: Atmen durch die Hand

Wir atmen ein paar Mal durch einen Finger (ein bis zwei Minuten lang), bis wir uns daran gewöhnt haben. Dann atmen wir durch die Handfläche, durch das Handgelenk, zuletzt durch den ganzen Arm. Wenn wir diese Fertigkeit gut trainiert haben, machen wir ein kleines Experiment: Jetzt, da wir den Hauptmechanismus der Übung beherrschen, atmen wir meditativ durch den rechten Arm.

Reihenfolge der Ausrichtung beim Ausatmen

Richten Sie die auszuatmende Luft, die in die Farben der meditativen Atmung eingefärbt ist, erst auf den Zeigefinger, dann auf die Hand, dann auf den Unterarm, den Schultergürtel etc. Danach beginnen Sie, gleichmäßig und ohne Hast den Arm entlang zu arbeiten. »Sättigen« Sie Ihren rechten Arm so mit Ihrer Atmung, dass er in freundlichen und zarten Farben zu leuchten beginnt. Die ganze Zeit über stellen Sie sich den Arm so vor, wie er in der Kindheit war.

Wiederholen Sie die Prozedur mit dem linken Arm

Wir führen nun dieselbe Prozedur mit dem linken Arm durch. Denken Sie daran, dass Sie sämtliche Bereiche des Armes allmählich und ohne Hast »durchatmen«. Behalten Sie stets das Bild gedanklich vor Augen, in dem Ihr Arm so aussieht wie »in besseren Zeiten«.

Erschrecken Sie nicht vor dem Unvorhergesehenen

Wenn Sie müde sind oder zerstreut, wenn die Gedanken abschweifen und sich irgendwohin in der Ferne verlieren, wenn der Schlaf Sie lockt – wehren Sie sich nicht gegen diesen Zustand. Alles ist zu Ihrem Besten. Unterbrechen Sie das Üben. Ruhen Sie sich aus. Aber, und das ist die Hauptsache: Am nächsten Abend beginnen Sie von vorn!

Übung Nr. 3: Arbeiten mit der Zelle

Eine Übung von höherer Komplexität

Ich erläutere nun die energetische Einwirkung auf Zellebene. Was ist eine Zelle? Das ist der kleine Ziegelstein, der an der Basis eines großen und komplexen Gebäudes liegt. Ein Lehrsatz der Alten lautet: Der allerkleinste Teil ist analog zum größten System dieser Welt. Deshalb beeinflussen wir, wenn wir auf das Kleine einwirken, das große Ganze. Die Möglichkeit, auf den kleinen Teil einzuwirken – in unserem Fall die Zelle –, befreit von vielen Krankheiten.

Vorbereitung auf die weitere Arbeit

Stellen wir uns eine Zelle in allen Details vor. Lesen wir beispielsweise den entsprechenden Abschnitt in einem Biologielehrbuch aus der Schule. Schauen wir uns genau an, wie die Zelle aussieht, wie sie aufgebaut ist. Ihre Wände bestehen aus der Membran, die die Zelle begrenzt. Der Zellkörper ist mit einer flüssigen Substanz gefüllt, dem Zytoplasma. Im Zentrum der Zelle liegt der Zellkern. Er beinhaltet das »Gehirn« und das »Herz« der Zelle, ihr »Gedächtnis« und ihr Überlebensprogramm. Innerhalb der Grenzen der Zelle im Zytoplasma herrscht ständige Bewegung, durch die Wände, die Membran, kommen Nährstoffe und Sauerstoff. Ebenso wie komplexere Bestandteile des Organismus verarbeitet die Zelle die Nährstoffe und scheidet das Verarbeitete aus. Sie lebt dem in ihr gespeicherten Programm entsprechend, teilt sich zur gegebenen Zeit oder stirbt unter Einwirkung bestimmter Faktoren. Schließen Sie nun die Augen und versuchen Sie, ein »Porträt«, eine Reproduktion der Zelle zu zeichnen.

Wählen Sie eine Problemzone Ihres Körpers

Wählen Sie eine Zone Ihres Körpers, einen Abschnitt, den Sie als den problematischsten empfinden – alt oder krank, »müde« etc.

Stellen Sie sich diesen Bereich vor

Jetzt zeichnen Sie in der Vorstellung ein Bild, das diesen Körperbereich darstellt. Gelungen? Versuchen Sie, sich die Details zu merken.

Vergrößern Sie in Gedanken die Problemzone

Vergrößern Sie in Gedanken dieses Gebiet. Stärker! Stärker! Stärker! Bis zu dem Punkt, an dem seine Struktur klar genug zu sehen ist. Vergrößern Sie das »Bild« so, dass Sie diese Zone sogar auf Zellebene betrachten können. Wenn Schwierigkeiten bei der Reproduktion des Bildes der Zelle aufgetreten sind, dann versuchen Sie es auf andere Weise. Hier hilft eine einfache Analogie: Betrachten Sie Ihre Hand. Wählen Sie einen beliebigen Finger, mustern Sie sein erstes Glied, das unwiederholbare Muster auf der Haut. Sie haben eine schematische Darstellung einer Zelle vor sich! Ein ungleichmäßiges, abgerundetes »Viereck«, in dessen Zentrum der Kern liegt. Die Zelle ist mit Plasma gefüllt. Schließen Sie die Augen, und wiederholen Sie in der Vorstellung das »Bild« des Hautmusters auf dem Fingerglied. Fixieren Sie es. Und zur Vereinfachung der Aufgabe können Sie auch künftig mit diesem Hilfsbild arbeiten.

Konzentrieren Sie sich auf die Zelle

Wählen Sie nun eine Zelle aus und vergrößern sie so stark, dass sie das ganze Bild ausfüllt. Vor Ihnen liegt eine extrem vergrößerte Zelle! Man kann alles sehr genau betrachten. Sehen wir uns das Leben der Zelle genauer an. Hier ist die Membran, die die Zelle begrenzt und den Inhalt der Zelle schützt. Wir sehen das Zytoplasma – die halb flüssige Substanz, die die Zelle füllt. Und hier ist der Zellkern. Der Kern enthält 46 Chromosomen, das Programm, das uns von der Natur vorgegeben wurde. Wir beobachten die Bewegung der Bestandteile der Zelle, den Rhythmus ihres Lebens.

»Durchatmen« Sie die Zelle mit meditativem Atmen

Zuerst sättigen wir den Zellkern mit heilsamem Atem. Dann geben wir dem Zytoplasma unsere Atemenergie. Schon füllt sich die ganze Zelle mit frischer Luft und Energie. Verstärken wir die Kraft und die klare Ausrichtung der Atmung. Wir arbeiten ohne Hast! Wir zielen auf einen Zustand der Zelle, in dem sie gesättigt ist von meditativer Atmung! Sie beginnt zu leuchten. Und ihre weitere Existenz ist Teilung und Entwicklung in neuer Qualität – sie trägt in sich die Frische und die Energie der Jugend. Sie leuchtet durch Energie!

Was tun, wenn das Bild der Vollkommenheit sich nicht einstellt?

Wenn es Ihnen noch nicht gelungen ist, das Bild der Vollkommenheit festzuhalten, grämen Sie sich nicht. Wenn die Zeit reif ist, wird sich alles ergeben, Sie müssen einfach noch arbeiten.

Gehen Sie zur folgenden Stufe über, und beschäftigen Sie sich mit dem Bild der Hyperenergie. Vielleicht ist es für Sie von Vorteil, in dieser

Reihenfolge zu arbeiten. Es kann durchaus sein, dass die folgende Arbeit auch die Entstehung des Bildes der Vollkommenheit beschleunigt.

Wichtige Erinnerung

Wir haben nun also drei Übungsinstrumente zur Verfügung, die uns erlauben, aus den Tiefen des Gedächtnisses ein Bild der Vollkommenheit wachzurufen: die Arbeit mit unserem Foto, die Arbeit mit unserem jugendlichen Körper und die Arbeit mit einem vergrößerten Bild der Zelle. Dieses Bild der Vollkommenheit muss in Zukunft bei SÄMTLICHEN Lektionen nach unserem System in Ihrem Bewusstsein zur Verfügung stehen. Es ist ein systembildendes Element in den Gesundungsprozessen. Erinnern Sie sich immer wieder entweder an das Bild selbst oder an seine Elemente oder an besondere Empfindungen, die es in Ihrem Bewusstsein auslöst.

Die Arbeit mit der Vorstellungskraft

Jetzt also, nachdem Sie das Wesen des Bildes der Vollkommenheit erfasst und somit ein Reservoir für positive Energie angelegt haben, sind Sie dazu bereit, es zu füllen. Jetzt brauchen Sie zehnmal mehr Energie! Jede neue Fertigkeit erfordert ebenso wie die Einhaltung neuer Regeln viel Kraft.

Die Vorstellungskraft bzw. die Phantasie ist der Weg zum Wunder. Wo, wenn nicht in der Vorstellung, können wir alles darstellen, was wir bekommen möchten? Deshalb machen wir jetzt ein Phantasietraining. Wir werden lernen, im Bewusstsein Gedanken hervorzurufen, die eine mächtige positive Energie in sich tragen. Damit nähren wir unsere Energetik. Und das Bild der Vollkommenheit organisiert die erhaltene Energie so, dass der Organismus sich auf die Arbeit und auf das Erreichen des vorgegebenen Ziels einstellt.

Ich erinnere daran, dass unser Organismus ein hochkomplexes und vollkommenes System ist. Wenn man diesem System ein Ziel vorgibt (das Bild der Vollkommenheit) und es mit Energie füllt (Training der Vorstellung, der Phantasie), setzen wir die Mechanismen der Selbstheilung in Gang.

Von Energie erfüllte Gedanken. Konzentration auf Leichtigkeit und Freiheit

Wir atmen tief ein und aus. Wir werden leicht. Stellen wir uns das Aufsteigen von Flaumfedern oder den Flug der Wolken vor.

Erster Schritt: Wir fixieren die Leichtigkeit und die Freiheit weit weg von uns

Sagen Sie sich: »Ich höre die Leichtigkeit und Freiheit in der Ferne«, und lauschen Sie den Tönen in der Ferne, die man mit Leichtigkeit und Freiheit assoziiert. Erinnern Sie sich zum Beispiel, wie die Vögel im Wald zwitschern. Ihr Gezwitscher ist so leicht, so frei. Es klingt von überall her. Wenn wir in Gedanken diesen Tönen folgen, schweben wir gleichsam nach oben. Wir gelangen in die aufsteigenden Schichten der Luft, und unsichtbare Flügel tragen uns nach oben. Wir fühlen uns leicht und schwerelos. Wir sind frei und leicht wie ein Vogel!

Aber vielleicht verbinden Sie Leichtigkeit und Freiheit mit anderen Tönen? Oder mit Bildern? Verwenden Sie sie und erreichen Sie auf Ihre Weise dieselbe Empfindung von Leichtigkeit und Freiheit. Sagen Sie sich: »Ich sehe die Leichtigkeit und Freiheit weit weg von mir« und betrachten Sie die Gegenstände, Farben, Raumlinien, die sich in Ihrer Vorstellung mit Leichtigkeit und Freiheit verbinden. Ein Beispiel: Es ist Sommer, die Pappeln blühen. Ein warmer Sonnentag. Die Luftströme tragen den Pappelflaum überall hin. Er ist leicht und schwerelos.

Aber die Luftströme sind noch leichter. Sie sehen, wie die Luftströmungen eine Wolke mit Pappelflaum erfasst haben und in die Ferne tragen. Sie können nach Belieben jeden Punkt auf der Erde erreichen.

Sagen Sie sich: »Ich empfinde Leichtigkeit und Freiheit in der Ferne«, und versuchen Sie, alles zu betasten, was auf die eine oder andere Weise den Begriff von Leichtigkeit und Freiheit unterstützt. Vereinigen Sie in der Phantasie im ersten Schritt alle drei Ebenen der Wahrnehmung – Hören, Sehen und Fühlen. Wenn es Ihnen nicht gelingt, die Leichtigkeit zu sehen, zu hören oder zu fühlen, seien Sie nicht enttäuscht. Versuchen Sie es immer wieder – und alles rückt an seinen Platz.

Auf keinen Fall sollte man sich zwingen

Führen Sie die Übung nicht mit Gewalt aus! Sie müssen es wollen. Wenn nichts geklappt hat, seien Sie nicht enttäuscht. Das nächste Mal wird es in jedem Fall funktionieren! Sie haben, so wie Sie es vermocht haben, die erste Barriere überwunden. Gehen Sie zum zweiten Schritt über.

Zweiter Schritt: Wir fixieren Leichtigkeit und Freiheit in unserer Nähe

Sagen Sie sich: »Ich höre Leichtigkeit und Freiheit neben mir« und lauschen Sie den Tönen in Ihrer Nähe.

Sagen Sie sich: »Ich sehe Leichtigkeit und Freiheit neben mir« und merken Sie sich, was Sie gesehen haben. Beobachten Sie beispielsweise den Himmel am frühen Morgen oder bei Sonnenuntergang. Wie verändert sich seine Farbe? Sie haben diese Veränderungen nicht zum ersten Mal gesehen.

Sagen Sie sich: »Ich empfinde Leichtigkeit und Freiheit neben mir.« Versuchen Sie, nochmals all das zu fühlen, was den Zustand der Leichtigkeit unterstützt. Das kann die Leichtigkeit der Bewegung der Zweige eines Baumes sein oder die Leichtigkeit im Gang eines Menschen.

Auch im zweiten Schritt gilt es, die drei Ebenen (Sinnesebenen) zu vereinigen und in der Phantasie zu reproduzieren. Schaffen Sie den Übergang zu dem »Bild« zügig und gleitend, aber strengen Sie sich dabei nicht an, zwingen Sie sich nicht zum Arbeiten.

Dritter Schritt: Wir fixieren Leichtigkeit und Freiheit in uns

Sagen Sie sich: »Ich höre Leichtigkeit und Freiheit in mir« und lauschen Sie den Tönen, welche in Ihnen klingen. Das kann das schwache Geräusch der Durchblutung sein, das Herzklopfen, das Ein- und Ausatmen etc.

Sagen Sie: »Ich sehe die Leichtigkeit und Freiheit in mir«, schließen die Augen und beobachten die Bilder, die an Ihnen vorüberziehen.

Sagen Sie: »Ich fühle Leichtigkeit und Freiheit in mir« und versuchen Sie, alles zu fühlen, was in der einen oder anderen Weise den Begriff der Leichtigkeit unterstützt. Das kann die Leichtigkeit des Ein- oder Ausatmens sein, die Leichtigkeit einer pulsierenden Ader, der Herzschlag.

Neben dieser Übung empfehle ich, noch mit einer weiteren Übung zu arbeiten. Sie erinnern sich daran, dass wir beim Fliegen nach dem erhabenen Gefühl der Kreativität gesucht haben. Diese Übung passt auch jetzt.

Worauf bei der Übung zu achten ist

Fixieren Sie das Bild, das Ihre Gedankenbilder und -erlebnisse verbindet. Halten Sie das Bild, das am meisten der Aufgabe entspricht, wie ein Standbild an. Die Suche, das Auffinden dieses Bildes ist das Ziel unserer Übungen. Wie schon mehrmals erwähnt, hat jeder sein eigenes Bild.

Das gesuchte Bild ist der besonders heilsame Gedanke, der im Prozess der Genesung als Schlüssel dient.

Kurze Zusammenfassung

Wir haben Übungen kennengelernt, die uns helfen, die Energie des Gedankens auf die Steuerung der Energetik zu lenken. Die Konzentration auf die Begriffe »Leichtigkeit, Freiheit« sollte helfen, ein Bild zu finden und zu fixieren, mit dessen Hilfe Sie Ihre Energetik formen, gestalten können. Damit werden wir arbeiten. Wenn wir diese Übungen beherrschen, können wir uns auch schwierigere Aufgaben vornehmen. Weiter sprechen wir davon, dass man mit Hilfe der Gedankenenergie seine Energetik ausbalancieren kann, sie kurieren kann. Sie erfahren von neuen Methoden der energetischen Ausbalancierung. Wir nützen bereits den Gedanken als Medizin, aber es gibt noch viel zu tun.

Denken Sie immer daran, sich bei der Ausführung energetischer Balance-Übungen stets das Bild der Vollkommenheit vor Augen zu halten! Das verstärkt in großem Maße die Genesungsprozesse, die in Ihnen vor sich gehen.

Die Harmonisierung der Energetik durch die Kraft des Gedankens

Wie bereits gesagt, ist unsere körperliche Gesundheit unmittelbar verbunden mit der energetischen Gesundheit. Wenn wir Körperübungen machen, versorgen wir uns aus diesem Grund auch energetisch. Aber damit befassen wir uns in Kürze. Es stimmt aber auch die umgekehrte Wirkungslogik: Man kann, indem man die energetische Hülle stimuliert, eine gute körperliche Form unterstützen. Am besten ist es freilich, in beiden Richtungen zu arbeiten.

Die Veränderung der Energieströme

Ich habe Ihnen auf den letzten Seiten ein Geschenk gemacht – einen Katalog von Techniken und Übungen, die man durchaus exquisit nennen kann. Sie haben sie sich redlich verdient und sind durchaus bereit für solch komplexe Aufgaben. Sie finden diese Übungen weder in der Literatur noch in anderen Schulen in der Form, wie ich sie anbiete. Wenn Sie diese Techniken beherrschen, können Sie nicht nur mit Krankheiten klarkommen, sondern auch entscheidend auf Ihr Schicksal Einfluss nehmen. Ihnen wird klar, dass zwar nicht alles, so doch sehr vieles von Ihnen selbst abhängt.

Aber zunächst sehen wir uns an, wie wir mit negativen Gedanken und Bildern umgehen können. Wer sich schrittweise die verschiedenen Techniken der Arbeit mit der Gedankenenergie aneignet, beherrscht schlussendlich die einzigartige Methode, die ich als »Schritte zur Gesundheit« zusammengefasst habe. Diese Methode lehrt, die heilkräftigen Möglichkeiten des Gedankens zu steuern. Aber ein unverzichtbarer Teil dieser Schritte ist der Umgang mit negativen Gedanken. Erst wenn der negative Gedanke identifiziert und neutralisiert ist, kann die Kraft dieses Programms wirksam werden. Sie sehen es sicher ein: Bevor man heilt, muss man die Ursachen für die Erkrankung feststellen und beseitigen – dazu gehören in bedeutendem Ausmaß negative Gedanken. Des Weiteren lernen Sie die Methode »Heilende Worte« kennen und eignen sich damit ein vorzügliches Verfahren zur Vorbeugung vor zukünftigen Erkrankungen an. Und schließlich erfahren Sie, wie man beliebig lange energiegeladen bleibt, indem man die energetische Hülle bei Bedarf regeneriert.

Technik zur Aufhebung eines negativen Bildes

Ein negativer Gedanke, der sich im Bewusstsein festgesetzt hat, verändert alles. Man kann sämtliche Ärzte aufsuchen, alle ihre Anweisungen befolgen. Aber es wird einem nichts bringen. Der negative Gedanke besiegt alles, wenn man nicht ihn besiegt! Er bringt Veränderungen in die Energetik. Jede Erkrankung und alle Lebensprobleme zeugen von Unordnung im energetischen System. Die Leiden und Probleme sind eigentlich eine Warnung: Man hat einen Fehler gemacht! Man hat einen ungebetenen Gast – den negativen Gedanken. Diesen ungebetenen Gast wollen wir vor die Tür setzen.

Der negative Gedanke ist mit einem negativen Bild verbunden. Ein Bild ist eine Existenzform des Gedankens, gleichsam die Fortsetzung des Gedankenimpulses. Wenn man die Quellen des Problems oder der Krankheit ausfindig macht, stößt man unvermeidlich auf ein negatives Bild – die Personifizierung des negativen Gedankens. Dieses Bild versperrt wie ein scharfer Wachhund die Zugänge zur Krankheit. Deshalb ist es wichtig, an dieser Realisierung des Gedankens zu arbeiten – dem Bild. Wir haben schon mit der zerstörerischen Emotion gearbeitet, diesmal wird es einfacher, denn den Gedanken kann man in der Regel leichter beseitigen. Sie lernen nun, wie Sie den negativen Gedanken und das negative Bild aufdecken und sodann neutralisieren. Die ersten Schritte der Aneignung dieser Technik sind schon getan. Wenn Sie diesen Teil beherrschen, können Sie bald die negativen Bilder beherrschen wie Marionetten.

Wir decken das negative Bild auf

Diese Übung erlaubt uns, den verborgenen negativen Gedanken aufzudecken, der der Krankheit zugrunde liegt, und die Energie der Krankheit für ihre Überwindung zu nutzen!

Bereiten Sie ein Blatt Papier und einen Stift vor, die Sie am Ende der Übung brauchen werden. Diese Übung kann im Sitzen oder im Stehen ausgeführt werden – wie es Ihnen angenehm ist.

Schließen Sie die Augen. Führen Sie einen Zyklus meditativer Atmung aus. Stellen Sie sich Ihre Krankheit (Ihr Problem) vor. Haben Sie keine Eile, und fesseln Sie nicht Ihre Phantasie. Das Bild kann beliebig sein: Es kann einen konkreten Ort oder Gegenstand darstellen, es kann aber auch ein Mensch sein oder was auch immer. Wenn sich das Bild geformt hat, schicken Sie in Gedanken einen energetischen Impuls auf das Bild. Stellen Sie sich vor, dass Sie die Energie des Guten ausstrahlen. Nach dem Impuls der guten Energie, die auf das Bild der Krankheit (des Problems) gerichtet wurde, sagen Sie diesem Bild, dass Sie sich mit ihm anfreunden wollen. Beobachten Sie, wie das Problembild (das Bild der Krankheit) auf Ihre Worte reagiert. Wenn es nicht gelingt, einen Kontakt herzustellen, wenn Sie keine Antwort bekommen oder die Reaktion negativ ist, verstärken Sie den Strom positiver Energie in die Richtung des Bildes. Wenn es nach wie vor nicht gelingt, den Kontakt herzustellen, verschieben Sie die Übung und ruhen Sie sich aus. Beginnen Sie am nächsten Tag von vorne. Wenn Sie eine Antwort erhalten, beschreiben Sie, welcher Art sie ist. Wenn die Reaktion positiv oder neutral ist, dann fahren Sie fort. Sagen Sie dem Bild der Krankheit (des Problems), dass Sie ihr dankbar sein werden, wenn sie Ihnen zeigt, wo in Ihnen sie ihren Ursprung hat. Wenn Sie die Bitte formuliert haben, beobachten Sie, was geschieht. Seien Sie aufmerksam. Beobachten Sie genau alle Bilder, Empfindungen oder Töne, die sich in Ihrer Phantasie bilden mögen. Konzentrieren Sie sich auf die »Antworten« der Krankheit (des Problems). Beenden Sie die Übung, indem Sie dem Bild der Krankheit (des Problems) etwas Gutes wünschen – in Form eines Impulses positiver Energie, den Sie darauf richten. Verneigen Sie sich vor der Krankheit (dem Problem). Öffnen Sie die Augen. Setzen Sie sich an den Tisch, und notieren Sie alle Antwortbilder sorgfältig. Möglicherweise sind es direkte Antworten. Oder Bilder, die Sie noch dechiffrieren müssen. Außerdem: Nehmen Sie sich Zeit, um alle erhaltenen Antworten zu überdenken. Beim Nachdenken schauen Sie immer wieder einmal in Ihre Aufzeichnungen.

Schon am nächsten Tag bekommen Sie eine Information, die für Ihre Gesundheit förderlich sein wird. Ich hoffe, dass diese Information Sie zum Handeln bewegt, zu Veränderungen in der Lebensweise sowie in der Beziehung zu anderen Menschen. Wenn Sie das Gefühl haben, dass sich bei der Übung nicht alle Nuancen des Problems geklärt haben, wiederholen Sie die Übung am nächsten Tag. Möglicherweise verbergen sich in der Vergangenheit noch weitere noch nicht komplett verarbeitete Probleme. Vielleicht sind manche Geschehnisse für die Erinnerung nicht erreichbar. Vielleicht wissen Sie nichts von ihnen. In diesem Fall lohnt es sich, die Übung noch einmal zu wiederholen. Schließen Sie die Augen. Wie immer werden jetzt die Atemübungen gemacht. Bestimmen Sie die Quelle der Probleme als einen Farbfleck oder einen bestimmten Ort im Raum, und lenken Sie einen Energiestrom darauf, legen Sie alle Wünsche zur Auflösung der Schwierigkeiten in die strömende Energie. Suchen Sie nach einem Strom positiver Energie als Antwort. Möglicherweise sehen Sie, wenn Sie den Antwortimpuls bekommen haben, auch das Bild eines Ratschlags – das kann ein Satz sein, den Sie jemandem mitteilen müssen oder etwas anderes. Nehmen Sie alles dankbar an, was Ihnen anvertraut wird.

Beispiele der Dechiffrierung erhaltener Informationen

Einem Schüler (er litt an Bluthochdruck) erschien ein Bild seines Arbeitsplatzes als ein sehr enger Raum. Nach einigem Nachdenken begriff er, dass er die Arbeitsstelle wechseln musste. Ständige Nervenanspannung führt zu einer häufigen Kompression der Gefäßwände, daher auch das Bild von dem engen Raum. All das führt zu einer Erhöhung des Blutdrucks.

In einem anderen Fall sah einer unserer Patienten, der Magenprobleme hatte, das Bild seiner Krankheit. Es war das Bild seiner Frau, die das Abendessen zubereitete. Er dachte nach und begriff, dass er jedes Mal nach der Arbeit sehr gereizt war – die Ursache schien seine Frau zu sein, denn sein Ärger äußerte sich unmittelbar vor dem Abendessen, beim Kochen. Weiteres Nachdenken führte ihn zu dem Schluss, dass die Ursache der Gereiztheit doch nicht seine Frau sein konnte, sondern das, was er ihr von der Arbeit erzählte. Er begriff, dass diese Gespräche vor dem Essen die Mahlzeit buchstäblich vergifteten. Außerdem wurde ihm klar, dass er sich Zeit nehmen müsse, um sich von den Arbeitsproblemen abzukoppeln, und dass er anfangen sollte, normal mit seiner Familie zu reden. Es ist viel angenehmer – sowohl für den Magen als auch für die Familie – ein ruhiges Gespräch am Tisch zu führen. Nach zwei Wochen waren die Magenprobleme Vergangenheit.

Sie haben nun gelernt, mit der Quelle Ihrer Schwierigkeiten und Krankheiten zu arbeiten – mit negativen Bildern. Es lohnt sich, das Gelernte durch eine weitere Methode zu verstärken, die ich zu den »Schritten zur Gesundheit« zähle.

Die »Schritte zur Gesundheit« – eine neue Methode zur Selbstheilung

Es erwartet Sie eine Art virtuelles Spiel, an denen das Jahrhundert der Computertechnologien so reich ist. Mögen Sie Rätsel? Jetzt werden wir Ihre Rätsel entschlüsseln, und Sie erfahren vermutlich eine Menge Neues. Was ist die Hauptattraktion an Computerspielen? Ihre Einfachheit! Man drückt eine Taste und wartet auf eine Reaktion des Monitors. Man bekommt ein Bild und fängt an, damit zu arbeiten, indem man Tasten drückt. Ein Computer ist eine komplizierte Maschine, aber auf der Tastatur gibt es nichts Kompliziertes. Man sitzt da und drückt Knöpfe. Etwas Ähnliches machen wir jetzt auch. Der menschliche Organismus ist komplexer als ein Computer, aber die Mechanik seiner Bedienung ist einfach, sobald man weiß, wie man damit umgeht. Wir werden uns über eine Reihe von Fragen und Antworten auf ein Ziel zubewegen. Wir stellen eine Frage und bekommen eine Antwort. Wenn wir die Antwort bearbeitet haben, stellen wir eine neue Frage. Und so weiter, bis wir die Aufgabe gelöst haben. Die »Schritte zur Gesundheit« sind der modernen Psychologie und Medizin um einen Schritt voraus. Die Fähigkeit, bildhaft zu denken, ist eine erstaunlich wenig erforschte Qualität des Menschen. Aber sie kann Sie zu einer Antwort auf viele Rätsel führen.

Ich beschäftige mich schon lange mit diesem Thema. Als alle Experimente sich zu einem fertigen Bild rundeten, bemerkte ich, dass ich mich in keinerlei Widerspruch zum Neurolinguistischen Programmieren (NLP) befand. Das überzeugte mich ein weiteres Mal, dass ich ganz vorne mit dabei bin und mich auf wirklich mächtige Techniken zur Gesundung stützen kann, die gerade erst von der fortgeschrittenen Psychologie und Medizin erobert werden. Das Prinzip der Methode ist die Beseitigung von Krankheit mittels Umprogrammierung unserer tiefsitzendsten Vorstellungen über das eine oder andere Organ. Das klingt etwas kompliziert, aber die Praxis beseitigt diese Schwierigkeiten. Einige wenige Trainingseinheiten und man fängt an, ein doppeltes Vergnügen zu erleben, bereitet vom Arbeitsprozess selbst und von seinen Ergebnissen.

Die Gesundung der Leber

Warum habe ich zum Erlernen der neuen Methode ausgerechnet die Leber gewählt? Weil gerade die Leber am meisten einer Entlastung bedarf. Die Leber spielt eine zentrale Rolle im Stoffwechsel des Organismus und – was die Hauptsache ist – bei der Entgiftung (Biotransformation). Also ist sie hauptverantwortlich für die Verteidigung und arbeitet häufig – weil überbeansprucht – auf Verschleiß. Die Leberfunktion zu normalisieren heißt, automatisch den Lebenstonus aller Körperorgane zu erhöhen. Und hier ist es nicht entscheidend, ob sie derzeit manchmal Schmerzen bereitet oder nicht. Wenn Schmerzen vorhanden sind, dann kommt dieses Training gerade zur rechten Zeit. Wenn nicht, so schadet diese zusätzliche Reserve für die Stabilität der Leber nicht. Sie ist ein unglaublich energetisches Organ: Wenn man sie regeneriert, steigen die Energiereserven im Organismus um ein Vielfaches.

Versetzen Sie sich in die heilsame Stimmung, und bereiten Sie sich darauf vor, mit Ihrem Organismus ein spannendes Spiel zu spielen. Die Methode »Schritte zur Gesundheit« hat nicht zufällig diesen Namen bekommen. Sie übergibt dem Schüler tatsächlich Siebenmeilenstiefel, die ihn im entsprechenden Tempo zum Ziel führen. Und was ist unser Ziel? Richtig: Jugend und Gesundheit. Von diesem Weg weichen wir nicht ab.

Schritt 1: »Sammlung von Information«

Es ist wichtig, sich möglichst umfassend über das Organ zu informieren, das es zu heilen gilt, jetzt also die Leber. Studieren Sie die Leber aufmerksam nach einem Lehrbuch für Anatomie oder einem anatomischen Atlas. Finden Sie heraus, wo die Leber bei Ihnen liegt. Bitten Sie den Organismus, die Grenzen dieses Organs zu umreißen. Wenn Sie Ultraschallbilder besitzen, so legen Sie diese vor sich hin. Auf diese Weise stimulieren Sie das Gehirn zum Zugriff auf die Gedächtnisspeicher und die dort vorhandenen Informationen über den uns interessierenden Gegenstand – die Leber. Diese Informationen werden wir in ein, zwei Minuten brauchen.

Schritt 2: »Die Zeit zurückdrehen!«

Sie befinden sich in der heilsamen Stimmung. Versuchen Sie, diesen Zustand zu verstärken. Frei und ruhig suchen Sie das Bild der Vollkommenheit, welches sich (mit jedem Atemzug in der heilsamen Stimmung) immer deutlicher in den Tiefen der Seele bildet. Dieses Bild codiert die Erinnerung an den jungen und gesunden Organismus, die wir jetzt wecken wollen.

Wir schließen die Augen, stellen uns vor, dass die Zeit zurückläuft. Auf einer unsichtbaren Anzeigetafel springen die Ziffern zurück: ein Jahr, zwei Jahre, drei Jahre ... Wir bewegen uns in die Vergangenheit. Die Wirbelsäule wird gerade, die Schultern weiten sich, das Selbstbewusstsein verbessert sich mit jedem Augenblick. Noch eine oder zwei Minuten, und unsere Zeitmaschine kommt ins Rucken, um dann stillzustehen.

Das ist gar nicht so kompliziert, wie es scheint. Unser Organismus liebt es zu spielen. Es lohnt sich, ihn zu bitten, denn er reagiert gerne auf den Appell. Sie sind also jetzt gesund, schön, fröhlich und jung (wichtig ist es, sich nicht von der Seite zu betrachten, von irgendeiner Aussichtsstelle aus, sondern hier ist es wichtig, diese Jugend, diese Gesundheit unmittelbar in sich zu spüren). Jetzt mustern Sie Ihren Organismus mit dem inneren Auge, sehen Sie sich die Leber an. Sie sieht blendend aus, sie arbeitet wie ein Uhrwerk. Sie sind zufrieden mit ihr und fotografieren sie in Gedanken. Lassen Sie die Aufnahme der gesunden Leber dort, wo sie erschienen ist. Wir gehen zur nächsten Stufe der Übung über.

Schritt 3: »Präzisierung des Bildes«

Nachdem wir das gedankliche Foto unserer kerngesunden Leber bekommen haben, werden wir vorläufig diese Aufnahme nirgendwo fixieren. Wir lassen sie sich dort aufhalten, wo sie sich befindet und bitten den Organismus, auf die gestellten Fragen zu antworten. Es sind nur zwei.

Erste Frage: »Wenn meine gesunde Leber die Möglichkeit hätte, sich eine Farbe auszusuchen, was für eine Farbschattierung hätte sie dann gerne?«

Nach der Frage beobachten wir die sich verändernde Farbgebung auf dem Bild. Wir halten das Ergebnis fest. Wenn sich die Farbe der Darstellung nicht geändert hat (oder schwarz-weiß wurde), heißt das, dass es so sein soll.

Zweite Frage: »Wenn das Foto meiner gesunden Leber die Möglichkeit hätte, sich bequemer zu platzieren, wo würde es sich gerne befinden?«

Wenn das Bild an Ort und Stelle bleibt, heißt das, dass es so bequem ist. Wenn das Bild anfängt, sich zu bewegen, beobachten Sie, wo es anhält, und fixieren Sie die neue Position. (Das Bild kann sich über die Körpergrenzen hinausbewegen und in einer bestimmten Entfernung von Ihnen haltmachen.) Es wäre gut, wenn Sie eine Skizze der gedanklichen Fotografie machten.

Schritt 4: »Fixieren des Ist-Zustandes«

Kehren Sie in die Realität zurück, und machen Sie eine analoge Operation. Schauen Sie mit Ihrem inneren Auge auf Ihre reale Leber, machen Sie in Gedanken ein Foto von ihr. Begeben Sie sich dabei nicht in die Position eines fremden Beobachters. Ihre Arbeit funktioniert, wenn Sie sie in sich fühlen.

Sie stellen nun die schon bekannten Fragen:

1. »Wenn meine echte Leber die Möglichkeit hätte, eine Farbe zu wählen, welche wäre das?«
2. »Wenn das Foto meiner echten Leber sich bequemer platzieren könnte, wo würde das sein?«

Beobachten Sie, wo sich die gedankliche Fotografie hinbewegt und welche Farbe sie annimmt. Wenn sich nichts verändert, dann lassen Sie alles, wie es ist. Zeichnen Sie das Ergebnis auf ein leeres Blatt Papier. Zeichnen Sie richtig, mit Gefühl!

Schritt 5: »Der Durchbruch zur Gesundheit«

Sie haben nun zwei Fotos der Leber erhalten – ein »krankes« und ein »gesundes«. Jedes von ihnen hat eine bestimmte Farbe und eine bestimmte Position, bestimmte Koordinaten. Wenn man sich diese Darstellungen gleichzeitig vorstellt, werden sie in einem bestimmten Abstand voneinander liegen. Versuchen Sie das, und halten Sie das erhaltene Bild fest. Ziehen Sie in Gedanken das »kranke« Bild jetzt zu dem gesunden hin. Fügen Sie beide zusammen, und lassen Sie die »kranke« Leber die Färbung der »gesunden« annehmen. Dann erlauben Sie den Aufnahmen, sich zu »trennen«, das heißt, Sie erlauben dem »kranken« Foto, auf seinen vorherigen Platz zurückzukehren.

Wiederholen Sie noch einmal das Zusammenbringen der beiden Aufnahmen und das Ersetzen der »kranken« Färbung. Arbeiten Sie frei, ohne Anstrengung. Es ist nicht kompliziert. Stoßen Sie in Gedanken das ungünstige Bild zu dem normalen hin, und beide werden sich langsam vereinigen. Geben Sie das Signal zum Wechsel der Färbung, und die Farben werden übereinstimmen. Warten Sie etwa zehn Sekunden, damit sich die Bilder aneinander gewöhnen können. Und erlauben Sie den Bildern wieder, sich zu »trennen«. Sie wollen gar nicht mehr so gerne auseinandergehen, stimmt's?

Und noch einmal, schon zum dritten Mal, führen Sie die Bilder zu einem zusammen. Das sollte beinahe automatisch geschehen (genauso leicht, wie wir unseren Blick an einen Gegenstand heften). Beobachten Sie die »kranke« Aufnahme. Sie sollte vor dem Hintergrund der »gesunden« verschwinden, sich wie Nebel auflösen. Und schließen Sie nun ab. Lassen Sie alles, wie es ist (in der vereinigten Position). Sie haben eben ein sehr wirksames Programm zur Gesundung der Leber in Ihr Bewusstsein eingeführt. Der Zustand der Leber beginnt, sich unverzüglich zu verbessern, und weitere Formen und Methoden des Trainings machen den Prozess unumkehrbar.

Schritt 6: »Festigung des Erreichten«

In diesem Stadium genügt es, abwechselnd auf die Leber und ihre Umgebung Wärme-, Kribbel- und Kälte-Kugeln zu richten und sie gründlich (aber nicht übertrieben) zu erwärmen (W), zu massieren (Kr) und zu kühlen (K). Zum Abschluss schicken Sie Ihr meditatives Atmen in die Lebergegend, um die energetische Sättigung der Zellen zu erhöhen.

Wenn Sie alle Arten der Anwendung von W, Kr und K beherrschen, so ist es nützlich, die Methode »Schritte zur Gesundheit« bezogen auf die Leber zu wiederholen.

Wir programmieren die Ergebnisse der Methode

Die Methode »Schritte zur Gesundheit« gibt uns die großartige Möglichkeit, schnell und qualitativ hochwertig die Heilungsprozesse in jedem beliebigen Organ in Gang zu bringen. Wir drücken auf einen Knopf und bekommen ein Ergebnis. Man muss nur ein Tabu bedenken: an Herz und Gehirn keinerlei Trainingsmethoden ohne persönliche Anleitung anwenden! In anderen Körperbereichen sind Sie völlig frei und können theoretisch in einer Woche den gesamten Organismus gründlich durchchecken.

Gehen Sie in folgender Reihenfolge vor: Leber, Nieren, Lunge, Blutkreislauf, Urogenitalsystem, Magen, Darm, Augen, Ohren, Nasen-Rachen-Raum, Kehle, Bronchien, Schilddrüse. Die Methode erlaubt die Bearbeitung von zwei bis drei Organen täglich, insbesondere wenn ihre Funktionen ähnlich sind (Magen, Darm) oder aneinanderstoßen (Nasen-Rachen-Raum, Kehle, Bronchien).

Sie werden sehr schnell merken, dass die Methode einfach und sehr wirksam ist, aber neben diesen Vorzügen gibt es noch ein Geheimnis: Mit ihrer Hilfe kann man nicht nur die körperliche Gesundheit wiederherstellen, sondern auch Probleme im Umgang mit Menschen (in der

Arbeit, im Intimleben, in der Familie) beseitigen. Das Prinzip ist dasselbe – die gedankliche Überlappung eines »schlechten« Bildes mit einem »guten« und die komplette Auflösung des ersten Bildes in letzterem.

Sie fragen, was sich denn durch so einen Unsinn verändern kann? Aber der Chef wird aufhören mit seinen Schikanen, eine im Erlöschen befindliche Romanze kehrt zum Honigmond zurück, die widerspenstige Tochter lächelt freundlich und hält einem die Backe für einen Kuss hin.

Heilende Worte

Es gibt eine weitere Methode. Mit dem Verfahren »Heilende Worte« lernen Sie, die Energie zu benützen, die sich im Wort verbirgt. Das Wort ist ein Produkt des Gedankens. Und jeder Gedanke, positiv oder negativ, ist ein Bündel von Energie. Wenn wir deshalb ein Wort aussprechen, das aus einem positiven oder negativen Gedanken geboren wurde, geben wir positiven oder negativen Prozessen im eigenen Leben Impulse zu wachsen.

Denken Sie daran: Worte sind wirksam. Besonders Worte, die nicht nur gedacht, sondern ausgesprochen werden. Indem wir nach einer bestimmten Methode mit Worten arbeiten, können wir umwerfende Ergebnisse erzielen. So wie zum Beispiel in vielen Weltregionen alte Frauen beeindruckende Ergebnisse erzielen können, wenn sie auf ein krankes Organ einreden. Aber wie viel wissen diese Frauen von Energetik?

Fangen Sie nicht zu ungestüm an. Nicht einmal die einfachsten Sprüche funktionieren ohne Vorbereitung. Lesen Sie erst den Text durch, sehen Sie sich immer und immer wieder die unverständlichen Stellen an. Eignen Sie sich die Methode Schritt für Schritt an. Sie sollen überzeugt sein von dem, was Sie machen!

Atmen Sie ein paar Minuten lang nach Sam Chon Do und nach der meditativen Atmung, bevor Sie die Übungen ausführen, und rufen Sie für einige Sekunden das Bild der Vollkommenheit wach. Als nächsten Schritt im Training sättigen Sie die Gedanken mit heilender Energie. Es ist nützlich, diese Gedanken auf einem leeren Blatt Papier zu notieren.

Wichtige Anmerkung: Die Worte sollen von selbst zu Ihnen kommen, ohne Anstrengung, so wie Verse entstehen, eine Bitte, ein Gebet, das an die höhere Macht gerichtet ist, in den Kopf schießt, wenn man besorgt ist um einen lieben Menschen. Worte, die für den einen passen, müssen nicht unbedingt dem anderen entsprechen! Jeder muss die innere Arbeit der Formulierung der heilenden Worten selbstständig verrichten.

Wichtige Erinnerung

Heilende Worte zeichnen sich durch das Fehlen eines Negativums aus und durch einen klaren Ausdruck! Die Intonation ist gebieterisch, selbstbewusst. Die Sätze formulieren wir in der Gegenwart. Wir handeln entschlossen! Wichtig ist es, in Worten das auszudrücken, was Ihrer Meinung nach für die Heilung erforderlich ist (sogar dann, wenn keine äußeren Symptome einer Krankheit vorhanden sind). Mit den Worten formt man die Energie und schickt sie in die Körperbereiche, wo sie fehlt. Die Qualität dieser Energie bestimmen Sie selbst: Denn Sie können die Lage besser bewerten als jeder andere! Wir verwenden klare, deutliche, aufmunternde Worte. Wir bemühen uns, Formulierungen mit »nicht« zu vermeiden. Zum Beispiel ist es besser zu sagen »Ich bin gesund« als »Ich bin nicht krank«.

Die Praxis der Formulierung heilender Affirmationen

Wir schreiben je eine Formulierung nach folgendem Schema auf:

1. Wir konstruieren heilsame Sätze in Bezug auf unsere Umgebung. Beispiele: »Meine Familie freut sich, wenn einer von uns Erfolg

hat!«, »Die Freundschaft in meiner Familie wird immer stärker!«, »Mein Chef sympathisiert immer mehr mit mir!«, »Die Arbeit mit den Kollegen wird immer interessanter!«

2. Wir konstruieren heilsame Sätze in Bezug auf unsere Stimmung. Beispiele: »Ich werde immer energiegeladener!«, »Das Leben wird immer freudiger!«, »Ich bin derjenige, der Berge versetzen kann!«, »Ich bin voller Freude und Zuversicht!«
3. Wir konstruieren heilsame Affirmationen im Hinblick auf unsere Gesundheit im Allgemeinen. Beispiele: »Ich werde sehr alt!«, »Ich bin voller Energie!«, »Alle Systeme meines Organismus arbeiten großartig!«
4. Wir konstruieren heilsame Affirmationen im Hinblick auf ein krankes Organ. Beispiele: »Meine Leber funktioniert wie ein Uhrwerk!«, »Meine Leber hat enorme Stabilitätsreserven!«, »Meine Beine sind stark, ich kann die ganze Welt umrunden!«, »Meine Knie beugen sich leicht, meine Gelenke sind elastisch wie mit 15!« Beim Aussprechen dieser Worte muss man sich jedes einzelne Wort bewusst machen, damit das Programm in die Zelle eindringt. Wenn man beim Essen an etwas ganz anderes denkt, kann das Ergebnis nicht eine gute Verdauung sein.

Nach dem Aufschreiben dieser Affirmationen (zu jedem Punkt eine Affirmation) sprechen wir sie aus. Jede Affirmation wird mindestens zehn Mal wiederholt. Wenn wir die Affirmation aussprechen, schicken wir ihre Energie in Gedanken in die Gegend des kranken Organs. Nicht unmittelbar darauf, sondern in seine Umgebung, damit die Energie des Wortes keinen Schaden anrichten kann. Eine stark wirkende Medizin kann im Übermaß auch schaden! Während des Aussprechens der heilenden Worte schalten wir für einen Sekundenbruchteil das Bild der Vollkommenheit ein. Wir beenden das Training mit mehreren Zyklen Sam-Chon-Do-Atmung und meditativer Atmung.

Die Wiederherstellung der Energetik

Zum Abschluss dieses Abschnitts über die Kraft des Gedankens erläutere ich noch eine weitere Methode. Ziel ist, die Wiederherstellung unserer energetischen Hülle zu lernen. Auch dem Gesündesten und Stärksten unter uns wird es kaum gelingen, Schädigungen der Hülle zu vermeiden. Das heißt, es ist notwendig, diese Schäden operativ zu entfernen.

Die Technik der Wiederherstellung

Führen Sie die meditative Atmung durch das Sonnengeflecht aus. Spüren Sie das Pulsieren der Energie. Schließen Sie die Augen und stellen Sie sich vor, von einer energetischen Hülle umgeben zu sein. Sie sind im Zentrum des Lichtkokons. Über dem Kopf sammelt sich eine helle energetische Wolke, sie wird allmählich immer deutlicher und dichter. Sie fühlen am Scheitel eine Ansammlung von Energie. Bei Erhöhung der Konzentration beginnt die Wolke zu leuchten, zu scheinen und an Kraft zuzunehmen. Die Kopfhaut fühlt die gewaltige Macht der energetischen Wolke. Diese Macht ist nicht feindlich. Im Gegenteil, Sie fühlen, wie sie Ihnen beim Näherkommen einen Teil ihrer Kraft überträgt. Die energetische Wolke bewegt sich allmählich nach unten, zu Ihnen hin. Jetzt hat sie den oberen Rand Ihrer Hülle passiert, sie sinkt allmählich nach unten und umgibt Sie mit ihrem Leuchten. Die Energie hüllt Sie ein, sie füllt die Lücken und Risse in Ihrer energetischen Hülle, sie glättet ihre Oberfläche. Die Energie verleiht Ihnen Kraft, sie dringt in alle Zellen des Körpers ein und befreit sie von allem Schmutz und allem Schädlichen. Körperlich können Sie diesen Prozess als eine Umhüllung durch Wärme empfinden, einen Zuwachs an Kraft und Aktivität. Den Abschluss der Arbeit empfinden Sie als rhythmisches Pulsieren im ganzen Körper und um ihn herum. Führen Sie eine Atemübung aus, zum Beispiel nach Sam Chon Do.

Wenden Sie sich nun Ihren Alltagssorgen zu – geben Sie dem Körper die Empfindung der Realität zurück. Die Übung ist abgeschlossen. Sie bewahrt die Kräfte, sie erlaubt es, Schwierigkeiten zu überwinden. Wenn Ihnen jemand einen energetischen Schaden zufügt und Sie ein Nachlassen der Kräfte fühlen, sollten Sie dringend diese Übung machen. Aber man kann auch präventiv arbeiten. Wenn Sie zum Beispiel wissen, dass Ihnen ein schwieriger Tag bevorsteht und Sie Angst haben, es könnte Ihnen zu viel werden. Machen Sie die Übung, selbst wenn eine ganze Armee Sie bedroht.

Technik zur Korrektur der Zukunft

Diese Technik ist, obwohl sie nicht viel Raum in diesem Buch einnimmt, sehr wichtig. Überlegen Sie, ob Sie sie jetzt brauchen oder ob Sie besser noch etwas warten, bis die Zeit reif ist. Die Zukunft zu verändern ist nicht banal, das kann nur ein Meister schultern, ein Kenner unseres Systems.

Erster Schritt: Konzentration auf eine zukünftige Situation

Konzentrieren Sie sich auf die zukünftige Situation, die Sie verändern wollen. Das kann eine Situation am morgigen, am übermorgigen oder am überübermorgigen Tag sein. Die Situationen sind natürlich individuell verschieden. Der eine erblickt ein Bild, der andere fühlt die zukünftige Situation, der dritte hört ein zukünftiges Gespräch … Auf alle Fälle ist es wünschenswert, das künftige Ereignis so vollständig wie möglich sowohl zu sehen als auch zu fühlen und zu hören. Das ist gar nicht schwer, wenn es einmal Ihre Gedanken erobert hat.

Zweiter Schritt: Eingrenzung von Zeit und Raum der zukünftigen Situation

Versuchen Sie, das räumliche und zeitliche Fenster der Situation zu begrenzen. Sie müssen sich genau den Zeitpunkt vorstellen, an dem die Situation gerade anfängt, sich zu entwickeln. Noch ist sie offen für eine Entwicklung ins Positive wie auch ins Negative. Genau hier setzt unsere Arbeit ein, um die Situation in die gewünschte Richtung zu lenken. Haben Sie keine Eile beim Weitermachen. Trainieren Sie das Fixieren des richtigen Augenblicks. Jetzt kann Eile nur schädlich sein.

Dritter Schritt: Konzentration auf den Moment, an dem sich die Situation glücklich gelöst hat

Jetzt konzentrieren Sie sich auf den Moment, an dem die Situation schon gelöst ist, und zwar im positiven Sinn. Sie müssen sich nichts vorstellen. Empfinden Sie einfach Ihren Zustand: Freude, Leichtigkeit, Jubel, Entzücken. Alles hat optimal geklappt – glauben Sie daran.

Ziehen einer Zwischenbilanz

Sie haben zwei Momente festgelegt, die sich in der Zukunft befinden. Der erste bezieht sich auf den Beginn der Situationsentwicklung, der zweite auf das Ende dieser Situation. Die Vektoren in die Zukunft sind gezeichnet. Jetzt werden wir daran arbeiten, die Zukunft mit der Energie zu sättigen, die wir brauchen, um das gewünschte Ergebnis zu bekommen.

Vierter Schritt: meditative Atmung

Führen Sie die meditative Atmung durch das Sonnengeflecht durch. Rufen Sie das Bild der Vollkommenheit wach.

Fünfter Schritt

Jetzt versetzen Sie sich in die Zukunft, in den Zustand der Freude, den Sie gerade eben modelliert haben. Fahren Sie fort mit der meditativen Atmung. Im zukünftigen Zustand befindlich richten Sie die Atmung auf das Bild des zukünftigen Augenblicks, den Sie sich zuerst vorgestellt hatten.

Sechster Schritt

Durchatmen Sie das Bild der zukünftigen Situation mit der meditativen Atmung. Sättigen Sie es energetisch so lange, bis Sie das Gefühl haben, dass es Zeit zum Aufhören ist.

Sie haben soeben eine Übung zur Veränderung der Zukunft ausgeführt, die noch kaum jemand kennt. Ich hoffe, Sie verstehen meine verbale Zurückhaltung. Ich bin überzeugt davon, dass Sie an das Unmögliche glauben, weil mit Ihnen bereits so viel Unmögliches geschehen ist. Und im Folgenden wird es noch interessanter werden.

Abschluss des Diskurses über die Verwandlung des Gedankens in eine Medizin

Wir sprachen über die Energie des Gedankens und über energetische Praktiken auf einem neuen Niveau. Die Energie, die nicht nur jeden von uns erfüllt, sondern auch den uns umgebenden Raum, ist ein unerschöpfliches Thema. Aber Sie sind kein Neuling mehr. Keine Frage – Sie sind ein anderer Mensch geworden! Jetzt kann man Sie nicht mehr behelligen: Weder Krankheit noch Kummer haben noch Macht über Sie. Sie sind Meister Ihres Körpers und Ihrer Seele. Aber vergessen Sie nicht, welche Verantwortung das bedeutet!

Wir haben miteinander die Regeln der Arbeit mit dem Bild der Vollkommenheit durchgenommen. Sie haben erfahren, wie man mit angehenden Krankheiten umgehen kann. Und Sie wissen jetzt, wie Sie sie unter Verwendung der Gedankenenergie verhindern können. Sie haben gelernt, den Gang Ihres Lebens zu korrigieren, indem Sie mit der Energie arbeiten. Das ist kein Witz! Jetzt beherrschen Sie Dinge, die einen Extrasens vor Neid zum Platzen bringen könnten. Sie sind jetzt in der Lage, jedem Menschen zu erklären, dass der Gedanke materiell ist und er das Leben lenkt. Sie haben verstanden, dass Sie selber alles geschaffen haben, was in Ihrem Leben vorgefallen ist. Es gibt niemanden zu beschuldigen – das mag anfangs ärgerlich sein, aber es hat auch Vorteile: Sie können alles ändern, denn man muss nicht sein ganzes Leben falsch führen! Sie konnten die um Sie herum existierende Welt schaffen, also können Sie sie auch verändern. Alles ist in Ihrer Hand! Und jetzt sagen Sie mir, was wir vergessen haben? Natürlich, wir haben uns noch nicht gestreckt, noch nicht gebogen, es ist Zeit zu trainieren. Kein einziges meiner Bücher kommt ohne Körperübungen aus – wollen wir mit dieser Tradition nicht brechen.

KAPITEL 10

KÖRPERÜBUNGEN

Allgemeines

In diesem abschließenden Kapitel werde ich nicht viel sagen. Wozu leeres Geschwätz – Sie haben ja alle Instrumente in der Hand. Außerdem sind Sie jetzt schon ein anderer Mensch als der, der die erste Seite dieses Buches aufgeschlagen hat. Sie haben natürlich auch schon oft Körperübungen gemacht, aber jetzt werden Sie sie auf andere Art machen. Sie ergänzen die Übungen durch die Vorstellungskraft und die Emotionen. Ihre heilkräftige Einstimmung wird um vieles wirksamer sein, weil wir gelernt haben, Gedanken, Gefühle und Phantasie in Medizin zu verwandeln. Jede Übung erhält ihr unwiederholbares emotionales Profil. Nicht zufällig sind schon in den Benennungen der Übungen Phantasiebilder angedeutet – nützen Sie sie. Ohne überflüssige Worte sage ich: Nützen Sie alles, was Sie gelernt haben, dann wird der dritte Vektor auf dem Weg zur Gesundheit – die Körperübungen – Sie an den Ihnen bestimmten Platz bringen – zu einem Leben ohne Krankheit und Alter. Nicht nur unser drittes Prinzip (Bewegung) werden Sie beim Ausführen der Übungen erfüllen. Der Übungsprozess dient auch zur Unterstützung der anderen heilenden Vorgänge im Organismus, die wir mit unseren Prinzipien in Verbindung bringen: Ein gesunder starker Körper gibt uns Freude, erlaubt es uns, die gesetzten Ziele zu erreichen und behindert die Verschmutzung unseres psychischen Raumes. Das beste Mittel, schlechte Stimmung zu vertreiben, ist es, ein paar Übungen zu machen. Es ist ein großer Irrtum zu glauben, dass das

Training Kraft raubt. Im Gegenteil, es lädt Energie auf und verbessert die Stimmung. Menschen, die mit starken Belastungen konfrontiert sind, haben eine ausgezeichnete Fertigkeit, sich selbst zu überwinden. Sie wissen: Um das erwünschte Ergebnis zu erhalten, muss man ordentlich arbeiten. Und genau diese Einsicht fehlt heute vielen Schülern. Wir wollen alle, dass Gesundheit, Reichtum, Glück für uns vom Himmel fallen, aber das wird niemals eintreten. Sogar die weltweit bekannten Märchen über plötzliches Glück sagen uns das. Dem Reichtum des Mädchens im »Sterntaler«-Märchen geht eine lange Zeit der Entbehrung voraus. Wunder geschehen mit denen, die sie verdient haben. Wenn Sie jemanden beneiden, schauen Sie sich diesen Menschen genauer an – vielleicht hat er seinen Erfolg verdient? Man muss nicht unbedingt Tag und Nacht an seinem Arbeitsplatz verbringen. Man kann in den Beziehungen zu seiner Familie feinfühlig sein, man kann ohne Gereiztheit und Unzufriedenheit den Alltag bewältigen, ohne anderen das eigene Versagen in die Schuhe schieben – auch das ist Arbeit, die früher oder später belohnt wird. Wer im Rahmen unseres Systems handelt und seine Prinzipien beachtet, der wird belohnt werden.

Wie man sich die Übungen aneignen soll

Ungeachtet ihrer uralten Wurzeln sind die Übungen so ausgewählt und ausgerichtet, dass auch ein Mensch, der dem Rhythmus des modernen Lebens unterliegt, sie im erforderlichen Umfang ausführen kann. Aber es lohnt sich nicht, die Übungen rein mechanisch auszuführen. Setzen Sie sich ein konkretes Ziel. Denken Sie an das zweite Prinzip! Ein typisches Problem von Stadtbewohnern ist zum Beispiel die Osteochondrose, eine degenerative Erkrankung der Wirbelsäule. Dank der Übungen für die Wirbelsäule kann man sie loswerden – ohne besondere Schwierigkeiten. Einige Übungen können auch in der U-Bahn gemacht werden, auf dem Weg zur Arbeit oder auf dem Heimweg. Hier bieten sich insbesondere die Übungen für die Halswirbelsäule an – mit den reizvollen Namen »Putzen der Federn« oder »Schildkröte«. Oder auch die Übung »Schloss«, die an die Haltung erinnert, die wir in einem überfüllten Bus einnehmen. Das sind die Anfangsübungen des Übungsblocks für den oberen Bereich der Wirbelsäule. Man kann auch die Fußsohlen unterwegs trainieren. Mehr darüber in den folgenden Abschnitten. Die Übungen sind sowohl für Gruppen als auch für ein selbstständiges Arbeiten nach dem Buch geeignet. Für die Gruppenarbeit sind zwei bis zweieinhalb Wochen vorgesehen. Bei selbstständigem Arbeiten müssen Sie mit 30–40 Tagen zur Aneignung der Übungen rechnen. Das selbstständige Training sollte in der Anfangsphase, also die ersten sieben bis zehn Tage, nicht mehr als eine halbe Stunde täglich umfassen. Dann kann man die Trainingszeit bis zu einer Stunde allmählich verlängern. Auch die Anzahl der Übungstage kann man allmählich steigern, etwa von drei Tagen bis auf fünf Tage pro Woche. Zwei Tage hintereinander dienen der Erholung.

Die rasche Verbesserung der Gesundheit sollte nicht dazu führen, dass Ihre Achtsamkeit nachlässt. Eine Krankheit muss man methodisch heilen, Schritt für Schritt zum Ziel strebend. Überspringen Sie auf keinen Fall eine Stufe, arbeiten Sie in Etappen. Denken Sie beim Ausführen der Übungen daran, dass der Organismus keine Ansammlung verstreuter Organe ist, sondern ein ganzheitliches System, in dem alle Komponenten miteinander verbunden sind. Und der körperliche Zustand des Menschen hängt unmittelbar vom Zustand seiner Emotionen und seiner Psyche ab. Vergessen Sie nicht die Übungen zur Reinigung des psychischen Raumes – sie sind wunderbar mit den Körperübungen zu kombinieren. Bedenken Sie auch, dass beim Einsetzen des Prozesses der Gesundung zunächst eine gewisse Verschlimmerung der Krankheit eintreten kann (»Erstverschlimmerung«), z.B. eine kurzzeitige Krise bei hohem Blutdruck oder vorübergehende Koliken bei Nierensteinen.

Dies sind ein paar typische Symptome für einen einsetzenden Gesundungsprozess:

- Erhöhung der Temperatur im Bereich des kranken Organs mit einer zusätzlichen leichten Erhöhung der gesamten Körpertemperatur;

- ein leichtes angenehmes Pulsieren in der Gegend des kranken Organs;
- ein Ziehen, Stechen, leichtes Brennen;
- ein angenehmes Jucken wie beim Zuheilen einer Wunde.

Warum ein »Wegweiser« für die Gesundung erforderlich ist

Bevor Sie sich an das Lesen der Übungsbeschreibungen machen, sollten Sie den »Wegweiser« lesen. Es ist nicht wichtig, dass Sie einige Übungen gut kennen. Die Hauptsache ist jetzt, eine Vorstellung vom gesamten Umfang der Übungsarbeit zu bekommen. Wenn Sie das Trainingsschema studieren, beachten Sie den rechten Zeitpunkt für eine Pause und wann eine Meditation angesagt ist. Denken Sie daran, dass die Körperübungen sich mit Meditationen abwechseln sollen. Der Gesundungseffekt steigert sich in diesem Fall um ein Mehrfaches. Auf diese Weise schalten wir gleichzeitig zwei Systeme des Organismus ein.

Ich rate Ihnen, diesen »Wegweiser« immer wieder einmal zur Hand zu nehmen. Studieren Sie ihn, denken Sie darüber nach. Wichtig ist es, Ihren Organismus auf den gesamten Komplex auszurichten. Notieren Sie sich, welche Übungen Ihnen leicht fallen und an welchen Sie arbeiten müssen.

Der Wegweiser zur Gesundheit

Vor Ihnen liegen drei Aufgaben:

- die Wiederherstellung des physischen Körpers, seiner Geschmeidigkeit, Kraft und Funktionstüchtigkeit;
- die Wiederherstellung des energetischen Potenzials (Beseitigung von Energieverlusten);
- die Sättigung des Organismus mit Energie.

Glauben Sie nicht, dass wir uns bisher ausschließlich mit Energetik und Psyche beschäftigt hätten. Alle Methoden des Systems erfüllen ohne Ausnahme die drei Aufgaben gleichzeitig. Beim Meditieren oder bei der kontaktlosen Massage regenerieren wir zugleich die Funktion aller inneren Organe, wir erhöhen die Beweglichkeit der Gelenke und strecken die Wirbelsäule. Die Arbeit vollzieht sich in alle Richtungen auf einmal. Bald kommt man auf den Geschmack, und man wird Sie regelrecht von den Übungen wegziehen müssen. Aber sammeln Sie sich nun und fühlen Sie sich von Kopf bis Fuß wie ein Sportler. Ihre Phantasie ist dazu längst in der Lage.

Das Übungsschema

Ich schlage ein allgemeines Schema für die Übungen vor. Die genauen Beschreibungen der Übungen finden Sie weiter unten unter der Überschrift »Die Körperübungen unseres Gesundheitssystems im Einzelnen«. Nach diesem Schema können sowohl Anfänger arbeiten als auch Leser, die sich schon mit den Übungen und Prinzipien des Systems angefreundet haben.

Für Anfänger gilt eine Bedingung – die allmähliche Steigerung. Wir beginnen mit Übungen für die Wirbelsäule und die Arme. Wenn Sie dann nicht müde sind und noch die Kraft haben weiter zu trainieren, fügen Sie ein bis zwei Übungsblöcke hinzu. Absolvieren Sie das Trainingsprogramm nach Ihrem Befinden. Man sollte seine Kräfte beim Üben nicht überfordern. Machen Sie eine kleine Pause, atmen Sie nach Sam Chon Do. Achten Sie auf die Kommentare im Text. Wenn das Programm Ihnen schwierig erscheint, erschrecken Sie nicht – Sie werden das schaffen. Sie müssen nur Ihre Kräfte und die erste Belastung realistisch einschätzen. Es gibt keine allgemein gültigen Rezepte. Ich wiederhole: Führen Sie die Übungen so aus, dass Sie sich wohlfühlen. Machen Sie weiter. Viel Erfolg und Gesundheit!

Übungspaket eins zum Aufwärmen

Aufzählung und Reihenfolge der Übungen

Zunächst trainieren wir die Sehkraft. Diese Übungen sind wichtig, auch für jene, die gut sehen. Die Augen sind eng verbunden mit der Psyche und haben eine enorme Bedeutung in unserem Training (S. 291).

Die folgenden Aufwärmübungen empfehle ich für den Anfang des Trainings.

Übungen für die (proximalen) Handgelenke:
- Greifbewegungen
- Plötzliches Öffnen der Fäuste
- Dehnen (Beugen) der Handgelenke in Richtung Handfläche
- Dehnen (Beugen) der Handgelenke in Richtung Handrücken
- Dehnen (Beugen) der Handgelenke in Richtung Daumen
- Beugen (Dehnen) der Handgelenke in Richtung kleiner Finger
- Kreisen der Handgelenke

Übung für die Ellbogengelenke (S. 296):
»Harlekin«

Übung für die Schultergelenke (S. 296):
»Propeller«

Übungen für die oberen Sprunggelenke (S. 297):
»Enger Schuh«
»Schräge Pfoten«
»Glocke«
»Betrunkener«

Übungen für die Kniegelenke (S. 298):
»Pendel«
»Scharniere«
»Heuschrecke«

Übungen für die Hüftgelenke (S. 299):
»Cancan«
»Kleine Sonne«
»Königspinguin«
»Charlie Chaplin«
»Holzspielzeug«

Was nach dem Aufwärmen zu tun ist

Haben Sie keine Eile! Seien Sie konzentriert und ernsthaft! Denn jetzt werden Sie sich mit einer sehr wichtigen Sache beschäftigen: Sie setzen die Selbstheilungsprozesse des Organismus in Gang. Auf das Aufwärmen folgen:

- Meditation
- Tanz
- Pause (Anfänger trainieren Vorstellungskraft und Emotionen)

Achtung! Richten Sie sich nach Ihren Kräften. Orientieren Sie sich an Ihrem Befinden! Wenn Sie müde sind, machen Sie eine Pause und ruhen sich aus. Wir jagen nicht hinter sportlichen Hochleistungen her. Wir beschäftigen uns mit der Gesundung des Organismus!

Übungspaket zwei

Aufzählung und Reihenfolge der Übungen

Es empfiehlt sich, diese Übungen gleich an das erste Übungspaket anzuschließen. Aber wenn Sie ein Neuling sind – hasten Sie nicht! Hören Sie in Ihren Organismus hinein! Überfordern Sie sich nicht! Den nächsten Block können Sie am nächsten Tag versuchen. Aber wenn Sie noch Kräfte und Trainingswünsche haben – dann nehmen Sie sich einige Übungen daraus vor. Sie müssen nicht den ganzen Block machen. Ich wiederhole die wichtigste Regel: »Höre auf deinen Körper. Er weiß, was dir guttut!«

Übungen für die Halswirbelsäule (S. 304):
»Kleiner Zaun«
»Putzen der Federn«
»Schildkröte«
Neigen des Kopfs nach rechts und links
»Eule«
»Hündchen«
»Pinocchio«
»Kürbis«

Übungen für die obere Brustwirbelsäule (S. 307):
»Eingerollter Igel«
»Schloss«
»Kleine Waage«
»Feder«
»Kleine Dampflok«
Verschrauben

Übungen für die untere Brustwirbelsäule (S. 310):
»Großer eingerollter Igel«
»Große Waage«
»Bogen«
»Große Dampflok«
Verschrauben

Übungen für die Lendenwirbelsäule (S. 312):
»Kleiner Skorpion«
»Kätzchen«
Hüfte zur Seite schieben
»Hula-Hoop-Reifen«
»Kugel«
Verschrauben
»Korkenzieher«
»Seil«

Meditation (eine oder zwei Meditationen. Im Anfangsstadium des Trainings machen wir Übungen für die Vorstellungskraft und die Emotionen – siehe die entsprechenden Kapitel. Im weiteren Verlauf andere meditative Übungen, wie sie weiter oben beschrieben wurden. Wir rufen das Bild der Vollkommenheit wach.)

Übungspaket drei: Kraftübungen

Aufzählung und Reihenfolge der Übungen

Die Übungen dieses Blocks machen wir frühestens am vierten Tag eines Trainingszyklus. (Anfänger können die Frist weiter hinauszögern.) Die Reihenfolge der Ausführung: Kraftübungen – Meditation – Kraftübungen – Meditation.

Die vorgeschlagene Reihenfolge der Übungen lautet (S. 318):
»Kleiner Zaun«
»Tick-Tack«
»Korkenzieher«
»Seil«
»Reiter«
»Wir heben unseren kleinen Liebling«
»Gummi«
»Affe, der in den Wolken schwebt« (»Schwalbe«)
»Schlagbaum«
Dehnen
»Nachbar«
»Reiter«
Heben und Senken der Schultern
Beugen nach vorne und nach hinten
Drehen der Wirbelsäule um die eigene Achse
»Langläufer« (»Schlittschuhläufer«)
»Kleine Brücke«
Durchbiegen im Stehen
Vorbeugen auf dem Boden sitzend
Rückbeugen mit erhobenen Händen
Seitbeugen
Betrachten der Fersen

Beugen mit Schulterdrehen
Übung für den Darm (stehend)
Stärkung der Brust- und Bauchmuskeln
Stärkung der Rückenmuskeln
Stärkung der Seitenmuskulatur
»Pflug«
»Schlange«
»Gans«
»Fischlein«

Die Körperübungen unseres Gesundheitssystems im Einzelnen

Übungen für die Augen

Unsere Augen sind nicht nur optische Geräte. Das Sehen und der Blick spiegeln die Energetik der Gedanken. Deshalb kann man mit dem Blick sowohl schmeicheln als auch »töten«. Der Blick ist das starke Werkzeug des Hypnotiseurs. Wenn wir die versteckten Möglichkeiten unseres Organismus kennen, können wir das Steuer selbst in die Hand nehmen. Die Alternative ist, das jemand anders machen zu lassen. Wer weiß, wie rein seine Absichten sind ... Wenn wir die Sehkraft trainieren, trainieren wir die Gedankenkraft. Abgesehen von der Notwendigkeit, diese zu trainieren, gibt es auch andere Begründungen für ein derartiges Training. Wie die anderen Komponenten des Systems können Augenübungen von ganz vordergründigem Nutzen sein. Zum Beispiel stärken sie nicht nur die Sehkraft, sondern helfen auch bei Neurosen, erhöhtem Hirndruck und Bluthochdruck. Wir führen jede der Bewegungen zehn bis fünfzehn Mal aus, und zwar locker, ohne Anstrengung, ohne Hast.

Vertikale Augenbewegungen
Die Augen blicken nach oben. Wir versuchen, auf den eigenen Scheitel zu »sehen«. Dann blicken wir nach unten.

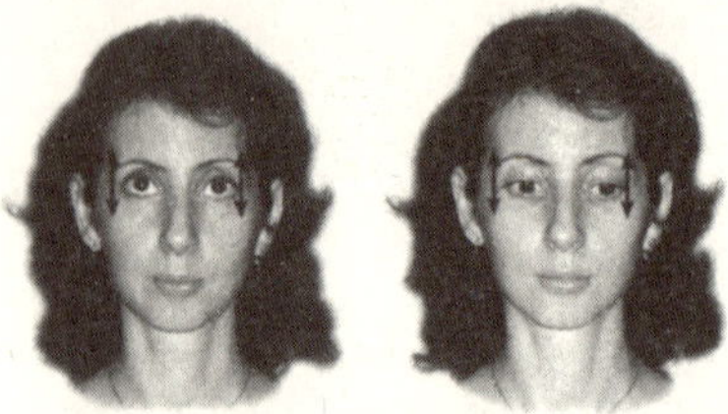

Horizontale Bewegungen der Augen
Die Augen werden leicht und spielerisch nach rechts und nach links bewegt (denken wir an eine Wanduhr – die Augen gehen im Tick-Tack-Rhythmus hin und her). Anschließend drehen wir die Augen wieder nach rechts und blicken dann in die Ferne. Dann nach links, und wieder geht der Blick in die Ferne.

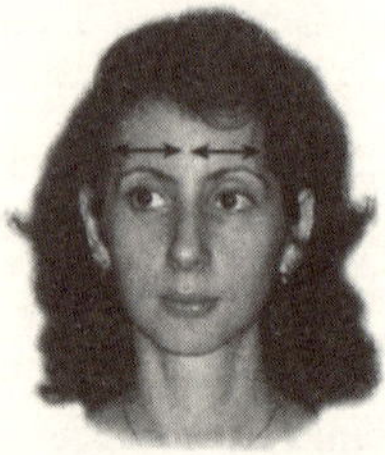

Kreisbewegungen mit den Augen
Zuerst drehen wir die Augäpfel im Uhrzeigersinn, dann in der Gegenrichtung.

Wir malen mit den Augen das Unendlichkeitszeichen, die liegende Acht, erst in die eine Richtung, dann in die andere.

Wir zeichnen mit den Augen Schleifen mit spitzen Enden, wobei wir diese akkurat ausführen. Erst in eine Richtung, dann in die andere.

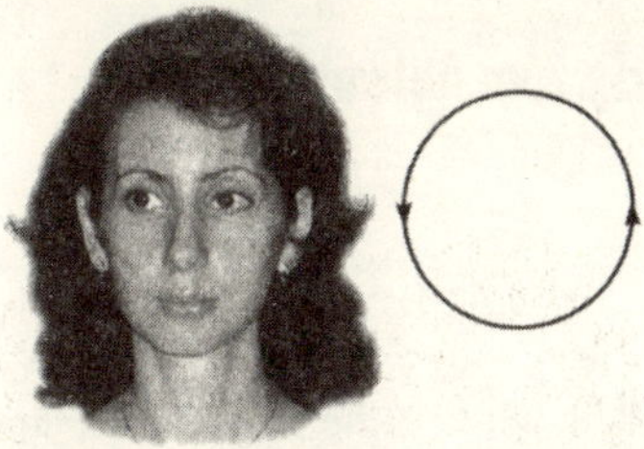

Wir folgen den Ziffern einer Uhr erst im Uhrzeigersinn und dann in der Gegenrichtung. Wir neigen den Kopf ein wenig zurück. Wir stellen uns vor, dass sich die Uhr an der Decke befindet und betrachten die Ziffern der Phantasie-Uhr.

Wir führen beide Zeigefinger zur Nasenspitze. Wir folgen den Fingern mit den Augen so weit wie möglich (mit dem rechten Auge folgen wir dem rechten Zeigefinger, mit dem linken entsprechend …).

Wir führen die Zeigefinger zur Nasenwurzel. Wir folgen den Fingern mit den Augen so weit wie möglich (mit dem rechten Auge dem rechten Finger …).

Wir führen die Zeigefinger zwischen die Augenbrauen. Wir folgen den Fingern mit den Augen so weit wie möglich (mit dem rechten Auge dem rechten Finger …).

Die letzten drei Übungen führen wir je drei Mal zur Prophylaxe vor dem Schielen aus. Diese Übungen kann man nur mit offenen Augen machen. Alle anderen Übungen machen Sie am besten mit geschlossenen Augen.

Begonnen und beendet wird das Augentraining mit »Palming«: Wir reiben die Hände gut aneinander und wärmen sie dabei auf. Dann legen wir die beiden Handflächen auf die Augen, fühlen die Wärme und stellen uns vor, dass diese in die Augen strömt und jede Zelle mit Gesundheit und Energie erfüllt. Dabei entspannen wir Gesichts- und Halsmuskeln. Wir schenken den Augen Erholung.

Erster Übungsblock: zum Aufwärmen

Handgelenke

Wir bearbeiten die (proximalen) Handgelenke, indem wir mit den Händen arbeiten. Wir winkeln die Arme an, Hände nach vorne gestreckt.

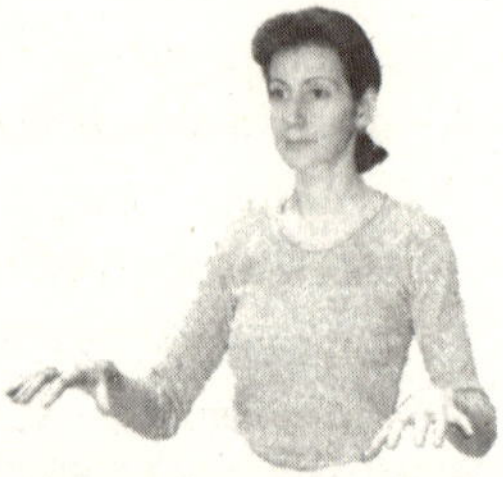

Greifbewegungen. Einige Male schnell die Fäuste schließen und öffnen.

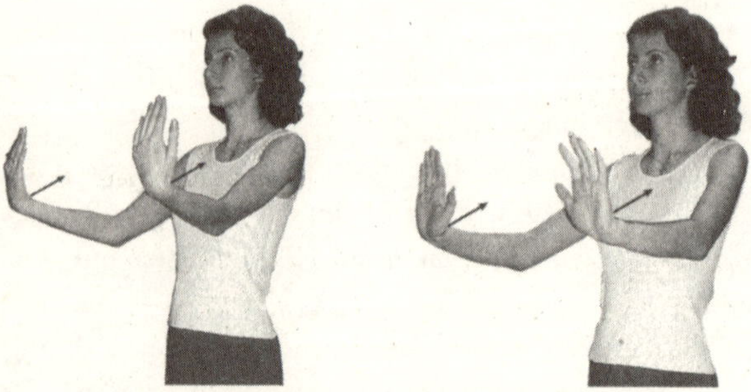

Wir beugen die Hände nach oben.
a) Wir versuchen, mit den Handflächen die Unterarme zu erreichen.
b) Wir versuchen, mit den Handrücken die Unterarme zu erreichen.

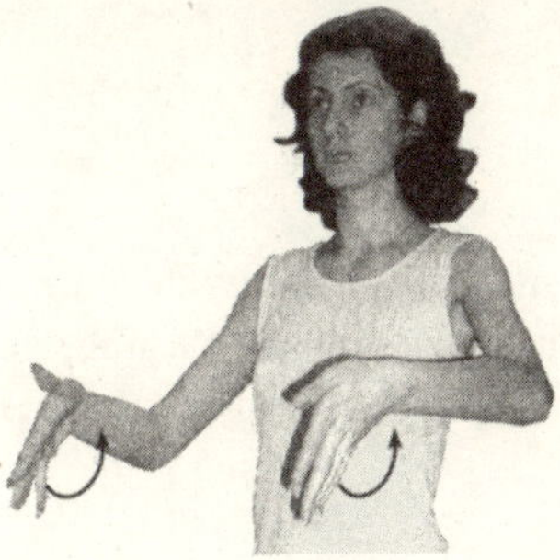

Wir ziehen die kleinen Finger zu den Unterarmen hin.

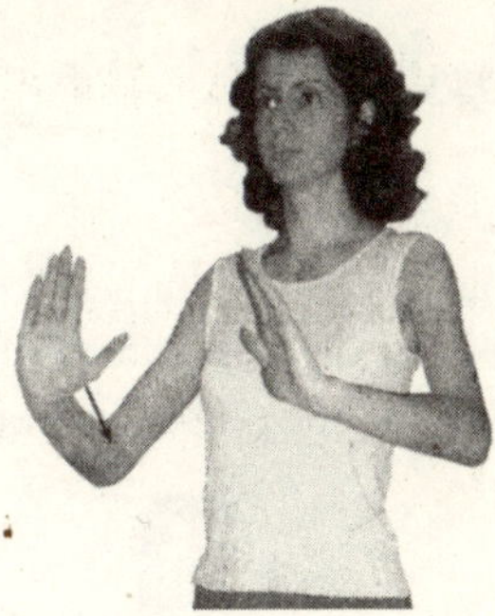

Wir beugen die Hände im proximalen Handgelenk nach hinten und versuchen, mit den Daumen die Unterarme zu erreichen.

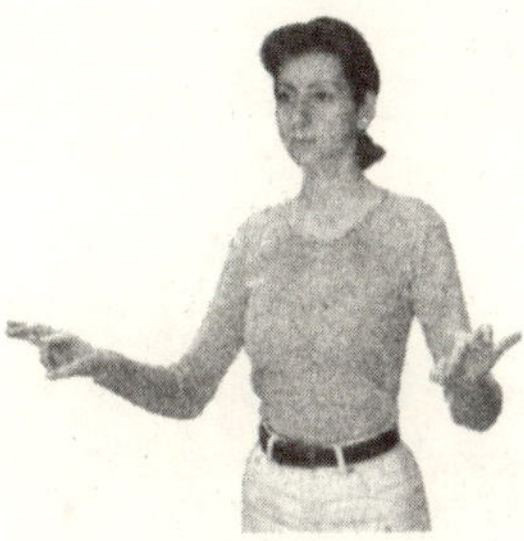

Wir schnalzen mit jedem Finger.

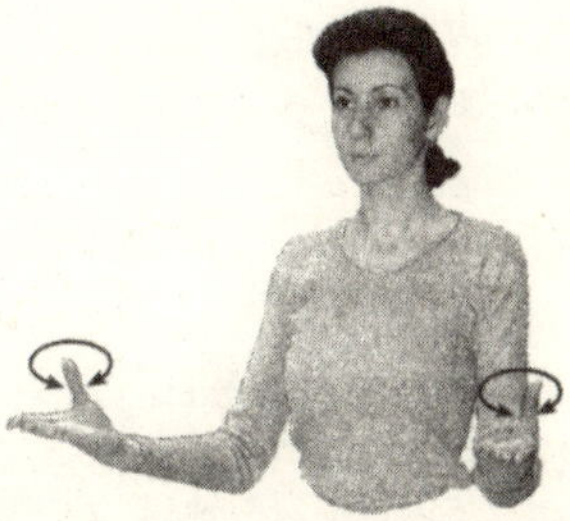

Wir führen Kreisbewegungen mit den beiden Daumen aus.

Kreisbewegungen der Handgelenke. Erst im Uhrzeigersinn, dann in der Gegenrichtung.

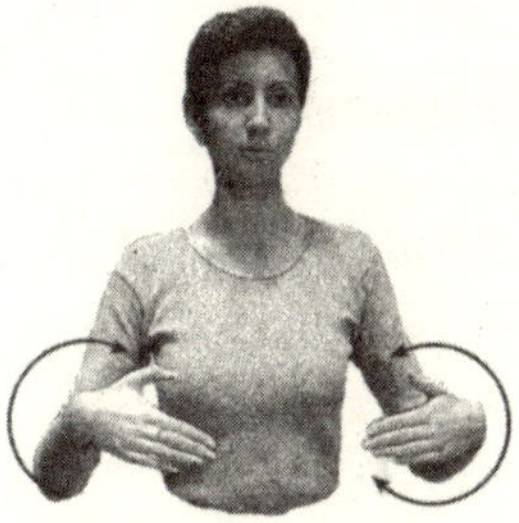

Ellbogengelenke

»Harlekin«
Schulter und Schultergelenke werden nicht bewegt, die Unterarme hängen herab. Die Ellbogen beschreiben Kreise in beide Richtungen. Es folgen Bewegungen entsprechend der Abbildung rechts.

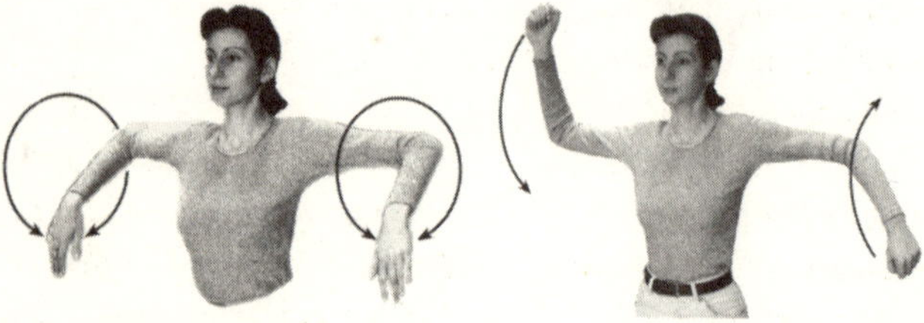

Schultergelenke

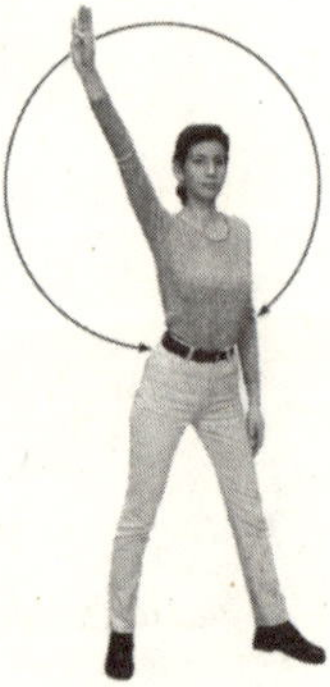

»Propeller«
Die Arme hängen locker herab, dann beginnen wir, den rechten Arm vor uns zu schwingen. Stellen Sie sich vor, ein Flugzeug zu sein, und die Arme sind Ihr Propeller. Wir beschleunigen das Tempo bis zu einem Schweregefühl. Abwechselnd trainieren wir beide Schultern. Wir schwingen jeden Arm erst im Uhrzeigersinn und dann in der Gegenrichtung.

Schulterübung

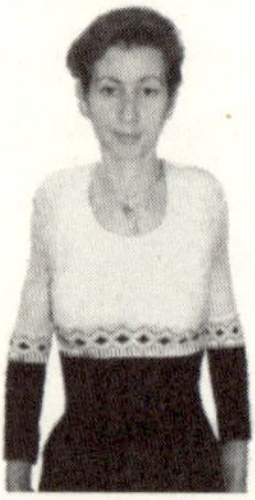

Wir bewegen die Schultern gleichzeitig erst nach vorne und dann nach hinten.

Obere Sprunggelenke

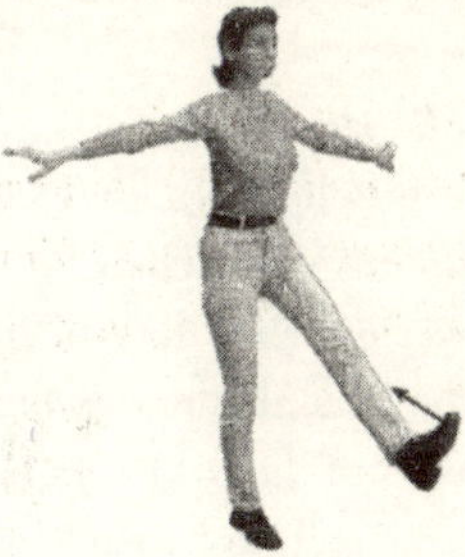

»Enger Schuh«

Wir machen die Übung im Stehen (notfalls auch im Sitzen). Wir ziehen die Fußspitze von uns weg, dann zu uns hin, so als würden wir in einem zu engen Schuh nach der besten Position suchen. Wir wiederholen die Übung mit dem anderen Fuß.

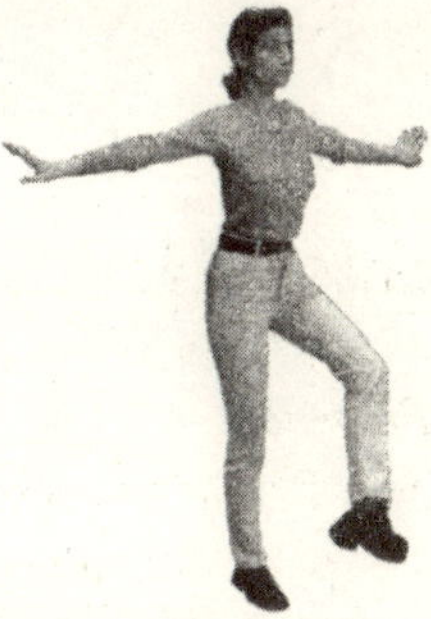

»Schräge Pfoten«

Wir biegen die Fußsohle nach innen. Und dann nach außen.

»Glocke«

Wir heben ein Bein an und fixieren das Knie. Dann drehen wir den Unterschenkel erst in die eine, dann in die andere Richtung.

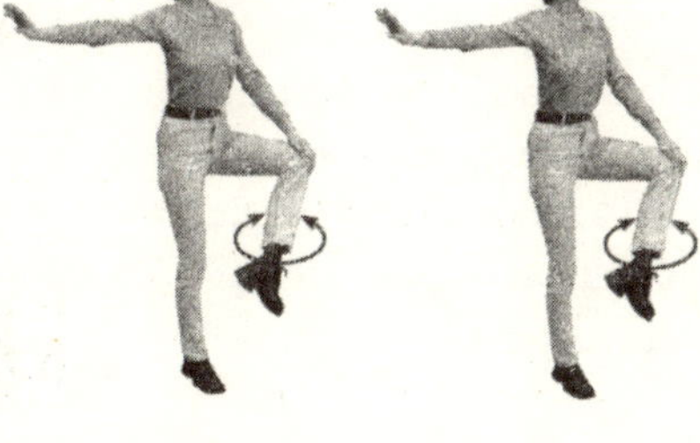

Wem das schwerfällt, der kann das Knie mit der Hand so festhalten, wie es auf dem Bild zu sehen ist.

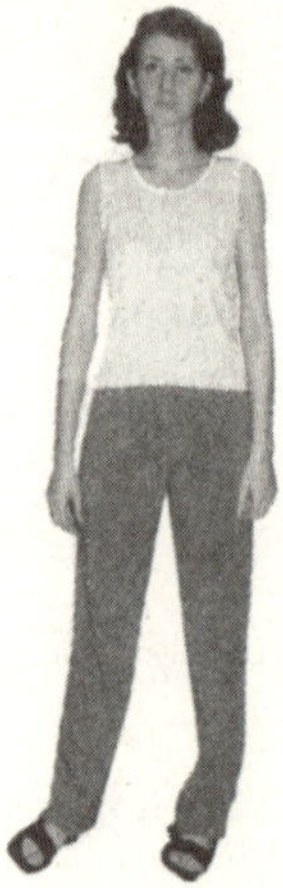

»Betrunkener«
Wir behandeln die Fußgelenke. Beine in Schulterbreite. Wir stellen uns auf die Zehenspitzen. Wir wechseln auf die Außenseite des rechten Fußes und die Innenkante des linken Fußes. Dann wechseln wir auf die beiden Fersen. Und so weiter im Kreis, nach rechts und nach links je fünf Mal. Dabei versuchen wir, durch die Füße zu atmen.

Kniegelenke

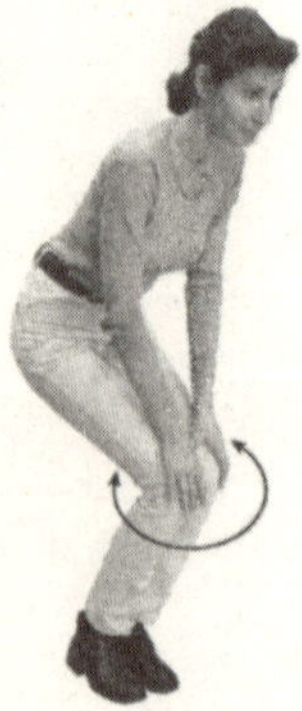

»Pendel«
Die Übung wird im Stehen gemacht (notfalls auch im Sitzen). Wir pressen die Beine zusammen. Die Knie sind gebeugt. Wir machen kreisförmige Bewegungen mit den Kniegelenken im Uhrzeigersinn und dann in der Gegenrichtung.

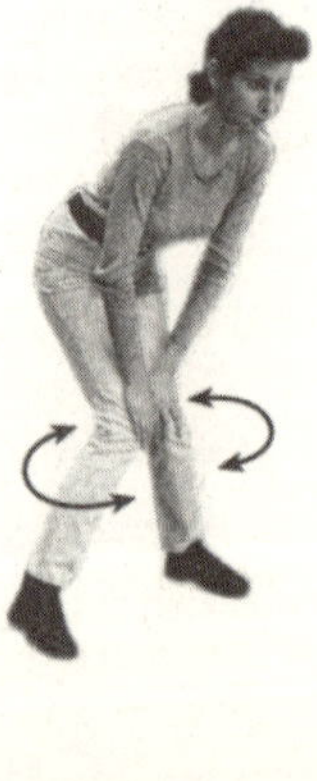

»Scharniere«
Die Übung wird im Stehen gemacht, der Rücken ist gerade und leicht nach vorne geneigt. Beine in Schulterbreite, die Hände liegen auf den Knien, als wollten sie die Bewegung unterstützen. Die Knie machen Kreisbewegungen, erst nach innen, dann nach außen.

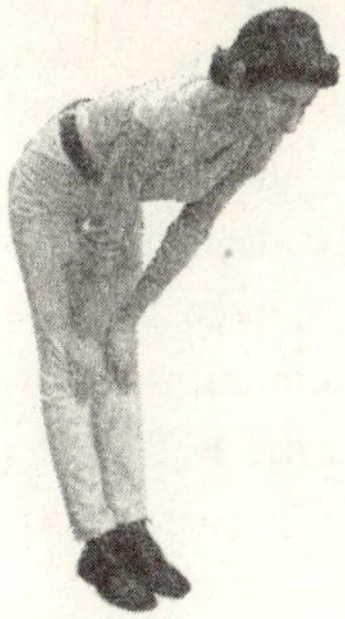

»Heuschrecke«
Eine Übung für Muskeln und Sehnen. Wir drücken auf die Knie und strecken sie maximal durch.

Hüftgelenke

»Cancan«
Wir heben ein Bein und winkeln das Knie an. Dann drehen wir es zur Seite, etwa in einem Winkel von 90°. Wir federn etwas nach, um den Winkel zu vergrößern. Dann üben wir mit dem anderen Bein.

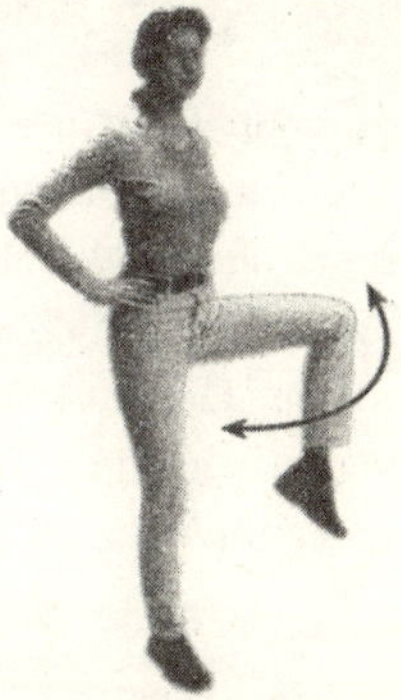

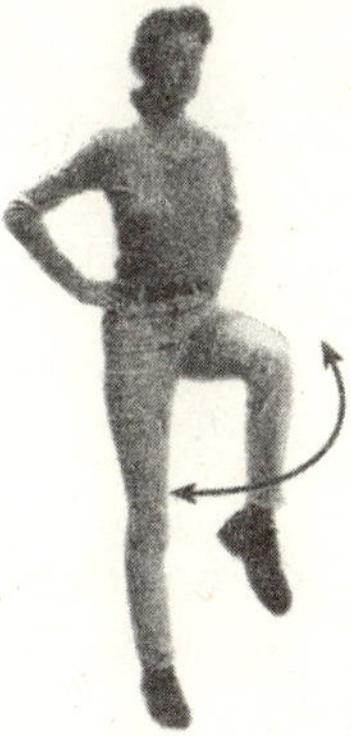

»Kleine Sonne«
Wir heben ein Bein und winkeln das Knie an. Wir drehen es so weit wie möglich zur Seite. Mit dem Knie malen wir die Sonne. Abwechselnd mit beiden Beinen.

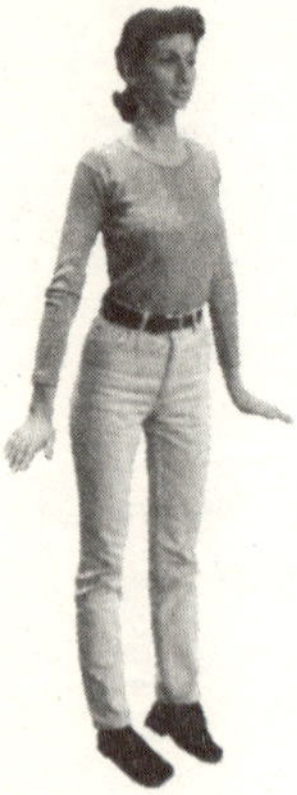

»Königspinguin«

Wir machen die Übung mit gestreckten Beinen und gehen auf den ganzen Fußsohlen. Dabei versuchen wir, die Füße so weit wie möglich vom Boden zu heben. Dann gehen wir auf den Zehenspitzen, auf den Fersen, auf den Fußinnenkanten, dann auf den Außenkanten. Bemühen wir uns, dass die Fußspitzen zueinander schauen (diese Haltung unterstützt auch die Lendenwirbelsäule).

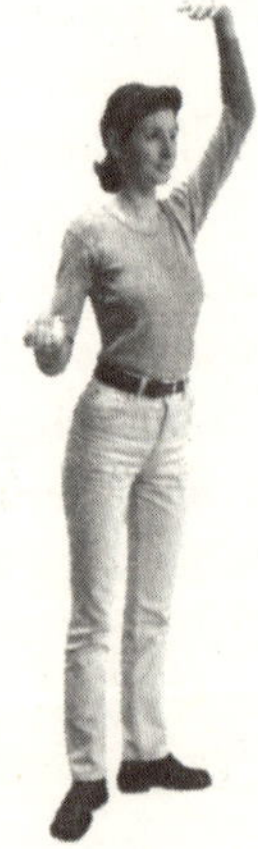

»Charlie Chaplin«

Die Übung ähnelt der vorherigen, aber die Fußspitzen sind voneinander abgewandt. Wir machen die Übung mit gestreckten Beinen und gehen auf den ganzen Fußsohlen. Dabei versuchen wir im Gehen, die Füße so weit wie möglich vom Boden abzuheben. Diese Übung unterstützt u.a. die Lendenwirbelsäule.

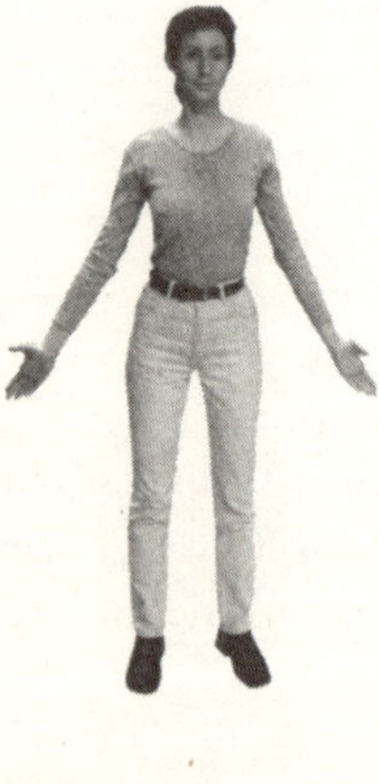

»Holzspielzeug«

Wir laufen auf den ganzen Fußsohlen, ohne die Knie zu beugen. Die Haltung von Armen und Beinen ist auf dem Foto zu sehen.

Nach dem Aufwärmtraining

Nach den Augenübungen und dem Aufwärmtraining meditieren wir zuerst, tanzen dann und gönnen uns anschließend eine Pause. Alsdann gehen wir zu den Gelenkübungen für Arme, Beine und Wirbelsäule über.

- Meditation: Abhängig von Ihren Vorerfahrungen machen wir Meditationen unterschiedlichen Schwierigkeitsgrades. Wenn Sie die erste Stufe schon hinter sich haben, machen wir kompliziertere Meditationsübungen aus diesem Buch.
- Tanzen: Wählen Sie einige Melodien aus, zu denen Sie tanzen können. Tanzen Sie zu Ihrem reinen Vergnügen. Improvisieren Sie, jeder neue Tag kann neue Bewegungen in Ihren Tanz bringen.
- Pause. Wenn Sie ganz am Anfang stehen, trainieren wir in den Pausen Vorstellungskraft und Emotionen (vgl. die entsprechenden Abschnitte dieses Buches).

Zweiter Übungsblock

Die Wirbelsäule – die Grundlage der Gesundheit

Im Übungsprogramm meines Gesundheitssystems wird der Arbeit an der Wirbelsäule eine vorrangige Bedeutung beigemessen. Für mich ist eine gesunde Wirbelsäule die unbedingte Voraussetzung einer erfolgreichen Gesundung. Und die entsprechenden Übungen sind ein wichtiges Kettenglied im Gesamtkomplex der Übungen. Sie sind im gesamten Heilungsprozess verpflichtend und täglich zehn bis fünfzehn Minuten lang auszuführen. Diese Übungen sind so wichtig wie die anderen Komponenten des Systems: heilkräftige Stimmung, richtige Atmung, kontaktlose Massage.

Jeder weiß, dass die Wirbelsäule zu den wichtigsten Körperteilen des Menschen gehört, aber man achtet in der Regel nicht besonders auf sie. Besinnen wir uns darauf, was beim Alterungsprozess des Menschen passiert. Wie stellt man sich einen alten Menschen vor? Er ist gebeugt, und er ist ergraut. Er wird kleiner, er verliert seine frühere Haltung. Das heißt, eines der Anzeichen des Alters bezieht sich ausdrücklich auf die Wirbelsäule. Sie ist gekrümmt und hat die Elastizität der Jugend verloren. Dabei gibt es spezielle Übungen und Übungspakete, um sie geschmeidig, also gesund und jung zu erhalten. Unser Gesundungssystem legt deshalb großen Wert auf das Training der Wirbelsäule. Der besseren Handhabung wegen schlage ich vor, das Übungspaket für die Wirbelsäule in kleinere Gruppen von Übungen aufzuteilen und sie nach den entsprechenden Bereichen zu benennen: Halswirbelsäule, obere Brustwirbelsäule, untere Brustwirbelsäule, Lendenwirbelsäule. Trainieren wir jeden dieser Bereiche aufmerksam und sorgfältig.

Für die vorgeschlagenen Übungen gilt Folgendes: Man sollte jeweils nur einen Bereich der Wirbelsäule trainieren und die anderen Abschnitte dabei nicht bewegen. Die wesentlichen Übungselemente sind: beugen – strecken; anspannen – entspannen, ausstrecken; verschrauben – entschrauben. Jede Übung ist jeweils von fünf bis sechs bis zu zehn bis fünfzehn Mal zu machen. Bei jedem Training sollten maximal zwei gleichartige Übungen ausgewählt werden.

Wenn man die Übungen ausführt, trainiert die Atmung unwillkürlich Schleimhäute und Gefäße. Folglich optimiert sich der reflektorische Zustrom des Blutes ins Gehirn. Wer durch die Nase atmet, der denkt besser, denn in der Nasennebenhöhle wird der Sauerstoff ionisiert. Er bekommt eine negative Ladung, und nur in dieser Form wird er vom Blut aufgenommen.

Sollte die Wirbelsäule geschädigt oder erkrankt gewesen sein, bauen die Übungen die Muskeln zur Unterstützung der Wirbelsäule auf optimale Weise wieder auf. Das Beugen und Drehen, wie es in den Übungen eingesetzt wird, bearbeitet die Bandscheiben, die anliegenden Sehnen und die Gelenkkapseln. Als Ergebnis des Trainings verbessert sich ihre Blutversorgung. Allmählich zerbröseln und verschwinden die Ablagerungen von den beeinträchtigten Stellen. Röntgenaufnahmen bestätigen, dass die Übungen die Ablagerungen an Problemstellen beseitigen. Wenn sie wieder auftauchen, dann nicht in den Bereichen, die nach meinem System trainiert werden. Die Wirbel schieben sich durch das Training auseinander, deformierte Knorpel werden regeneriert. Die Knorpel verfügen also durchaus über die Fähigkeit zur Regeneration, im Gegensatz zur Meinung der Schulmedizin. Zwischen den »getrennten« Wirbeln wächst ein neuer Knorpel. Das heißt, man kann eine neue Wirbelsäule »züchten«, unabhängig vom Alter. Die frühere Elastizität wird wieder hergestellt, was wiederum den Alterungsprozess des Organismus verlangsamt.

Wenn wir bei den Übungen die Wirbelsäule dehnen, verbessern wir die Arbeit aller Organe. Zum Beispiel können Muskelschmerzen oder Schmerzen unter der Schulter, die einem ungesunden Herzen zugeschrieben wurden, auch die Folge einer geschädigten Wirbelsäule sein. Die Ursache gewöhnlicher Kopfschmerzen kann ebenfalls in der Wirbelsäule liegen, zum Beispiel Folge einer Osteochondrose in der Halswirbelsäule oder eines Bandscheibenvorfalls sein. Einige Trainingsstunden – und Ihre Probleme sind gelöst, Sie werden Ihren Schmerz los.

Jede der vorgeschlagenen Übungen erfüllt außer einem allgemeinen Ziel auch Sonderaufgaben. Die Übungen für die Halswirbelsäule trainieren den Vestibularapparat (das Gleichgewichtsorgan im Ohr), sie nehmen uns Schwindelgefühle und Seekrankheit – eine nützliche Entdeckung für alle, die in Verkehrsmitteln hin und her geschaukelt werden. Die Übung »Bogen« aus dem Übungsblock für die untere Brustwirbelsäule ist wirksam gegen Kopfschmerzen, Müdigkeit der Augen und Magenprobleme.

Am erfolgreichsten im Hinblick auf die Gesundheit sind die Übungen, die man im Zustand der heilsamen Stimmung ausführt, begleitet vom Bild der Jugend und Gesundheit.

Nach der Arbeit mit jedem Abschnitt der Wirbelsäule ist es wichtig, sich zu entspannen und einige Atemübungen zu machen. Die gestreckten Arme werden – eins, zwei – beim Einatmen angehoben und – drei, vier – hängen gelassen, während man die Luft anhält. Wieder heben wir die Arme – eins, zwei – und atmen aus. Arme sinken lassen – drei, vier – das Ausatmen ist beendet. Machen Sie die Übung drei bis fünf Mal.

Die Halswirbelsäule

Die Bearbeitung der Wirbelsäule beginnen wir am Hals. Lesen Sie aufmerksam die jeweilige Beschreibung der Übungen. Lassen Sie sich Zeit. Gewöhnen Sie sich erst an die Übungen und beginnen Sie dann erst, sie in einem Ihnen angenehmen Rhythmus regelmäßig zu machen. Die Übungen kann man im Stehen oder im Sitzen ausführen, je nachdem wie es Ihnen angenehmer ist. Die Hände liegen ruhig auf den Knien oder hängen (im Stehen) locker herab. Ich wiederhole: Versuchen Sie, bei den Übungen die anderen Bereiche der Wirbelsäule nicht zu bewegen.

»Kleiner Zaun«

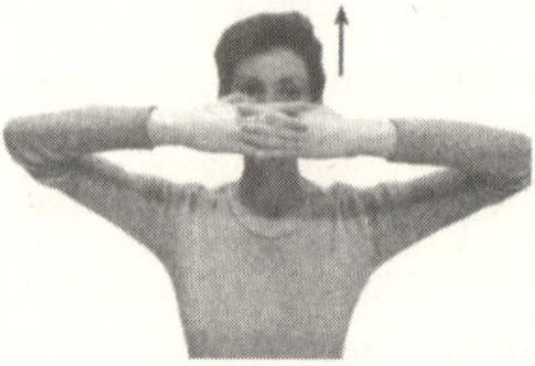

Die Schultern bleiben unbewegt, der Rücken ist gerade. Wir halten die Hände mit verschränkten Fingern vor die Augen. Die Oberkante der Hände und die Brauen sind auf einer Linie – der »kleine Zaun«. Wir ziehen den Kopf nach oben und versuchen, über den Zaun zu schauen und uns am Scheitel zur Decke zu ziehen. Wir strecken den Hals in die Höhe, dabei sind nur die Halswirbel aktiv. Hat die Dehnung geklappt? Gut. In dieser Position drehen wir den Kopf nach rechts und nach links.

»Putzen der Federn«

Strecken Sie sich, in der Ausgangsstellung ist der Kopf erhoben. Sie sind ein Vogel auf einem Ast, der die Umgebung betrachtet. Mit Ihrem fiktiven Schnabel fahren Sie die Federn entlang über das Brustbein.

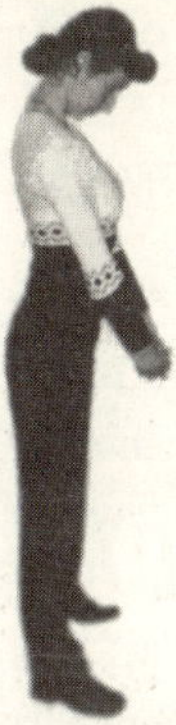

Das Kinn sinkt nach unten und streift die Brust. Der Kopf folgt dem Kinn. Der Nacken ist etwas angespannt. Führen Sie die Gegenbewegung aus, und kehren Sie in die Ausgangshaltung zurück.

»Schildkröte«

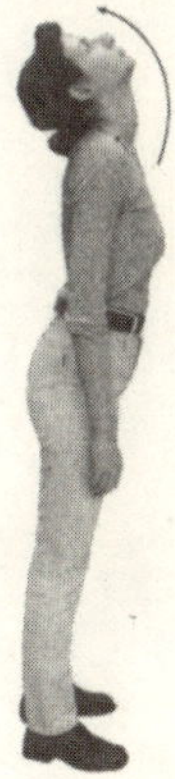

Jetzt sind Sie eine Schildkröte. Nachdem Sie den Kopf aus dem Panzer geschoben haben, dehnen Sie den Hals und berühren Ihren »Panzer« mit dem Hinterkopf. Dabei versuchen Sie, den Kopf so weit wie möglich in die Wirbelsäule »hineinzuziehen«.

Dann neigen Sie den Kopf langsam nach vorne. Wieder versuchen Sie, den Kopf in die Wirbelsäule zu »ziehen«. Das Kinn ist dabei an die Brust gepresst und zieht Richtung Nabel. Erst arbeiten wir ohne Anstrengung, dann verstärken wir diese leicht. Wir machen jeweils zehn bis fünfzehn Bewegungen in Richtung Nacken und Brust.

Neigen des Kopfs nach rechts und links

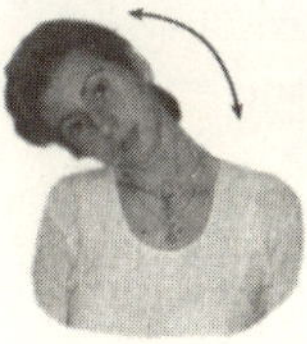

Die Wirbelsäule ist vom Steißbein bis zum Nacken gerade. Die Bewegungen sind fließend, die Schultern bleiben absolut unbewegt. Langsam neigen wir den Kopf zur Schulter, erst auf die eine, dann auf die andere Seite, zehn bis fünfzehn Bewegungen abwechselnd auf jede Seite. Kein Grund zur Beunruhigung, falls es nicht auf Anhieb gelingt, den Kopf zur Schulter zu bringen. Mit der Zeit beherrschen Sie das ohne Schwierigkeiten.

»Eule«

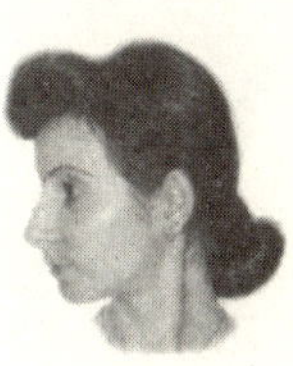

Der Kopf ist gerade, der Blick geht nach vorne. Langsam richten wir den Blick nach rechts und folgen mit dem Kopf so weit wie möglich, wobei wir versuchen, hinter den Rücken zu sehen, wie eine Eule, die den Kopf beinahe um 300° drehen kann. Wir strengen uns dabei nicht besonders an. In jede Richtung machen wir zehn bis fünfzehn Bewegungen.

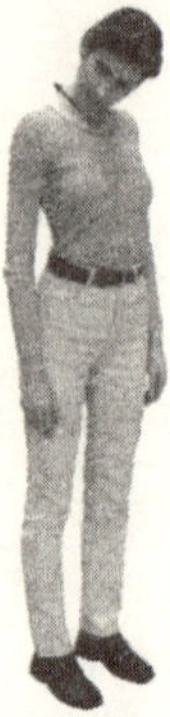

»Hündchen«

Stellen Sie sich vor, dass durch Ihre Nase und den Nacken eine Achse geht. Zu diesem Zweck nehmen Sie sich mit einer Hand an der Nase und berühren mit der anderen den Nacken. Drücken Sie leicht Nase und Nacken. In Gedanken verbinden Sie beide Empfindungen. Das ist die Achse, um die wir den Kopf drehen. Was ist das Ergebnis? Ein Hund, der seinem Herrn folgt. Wir machen die Übung in drei Varianten: mit geradem, mit nach vorne geneigtem und mit hochgezogenem Kopf.

»Pinocchio«

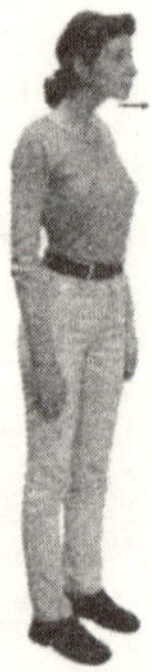

Die Schultern sind unbewegt, der Rücken gerade. Wir ziehen den Hals nach vorne, parallel zum Boden: Pinocchio steckt vorsichtig seine Nase durch das Schlüsselloch. Das Kinn bewegt sich nach oben und zur Seite, erst nach links und dann nach rechts: Pinocchio öffnet mit der Nase, wie mit einem Schlüssel, die Zaubertür, die hinter der Leinwand versteckt ist.

»Kürbis«

Diese Übung wiederholt und festigt alle Bewegungen der vorhergehenden Übungen. Stellen Sie sich vor, dass Ihr Hals ein Kürbisstängel ist.

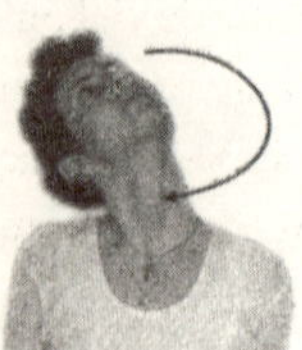

Der Kürbiskopf rollt über die Schultern. Ohne Anstrengung, aber mit ausreichender Anspannung der Halsmuskeln, hängen wir die Übungen aneinander: Wir »putzen die Federn« und berühren mit dem Ohr die Schulter. Es folgt die »Schildkröte«: Das Kinn berührt die Brust und zieht dabei zum Nabel. Dann holen wir das andere Ohr zur Schulter, der Nacken bewegt sich in Richtung Rücken, wir ziehen den Kopf ein wie eine Schildkröte und rollen zur anderen Schulter, wo wir die Bewegung begonnen haben.

Obere Brustwirbelsäule

Wir haben nun also die Halswirbel geknetet. Wir bewegen uns um einige Wirbel tiefer. Denken Sie daran: Erst lernen wir die Übungen, wobei wir so genau wie möglich den Instruktionen folgen, und dann machen wir sie in einem uns angenehmen Rhythmus. Und zwar sitzend oder stehend.

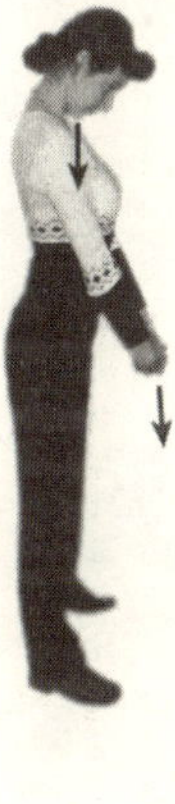

»Eingerollter Igel«
Schultern nach vorne, Hals gerade, das Kinn zur Brust, die Arme hängen herab, die Finger sind verschränkt. Das Kreuz ist unbewegt. Wir berühren die Brust mit dem Kinn und versuchen, das Kinn zum Nabel zu ziehen. Der obere Teil der Wirbelsäule biegt sich stark. Gleichzeitig bewegen sich beide Schultern unter leichter Anspannung aufeinander zu. Stellen wir uns vor, dass uns am Rücken – vom Nacken bis zu den Schulterblättern – Stacheln gewachsen sind. Jetzt sind wir ein Igel, der sich eingerollt hat. Versuchen wir, die obere Brustwirbelsäule noch besser durchzubiegen.

Ohne eine Pause gehen wir zur Gegenbewegung über: Wir legen den Kopf zurück, der Nacken berührt in Gedanken den Rücken. Wir ziehen den Kopf weiter nach unten und versuchen dabei, die Schulterblätter zusammenzubringen. Die Schultern dabei nicht heben! Wir versuchen, den oberen Bereich des Rückens durchzubiegen. Dabei nehmen wir die Hände nach hinten und verschränken sie so, dass die Handflächen zum Boden schauen. Wir versuchen uns vorzustellen, dass die beiden Handrücken einander berühren. Machen Sie den »eingerollten Igel« ein paar Mal.

»Schloss«

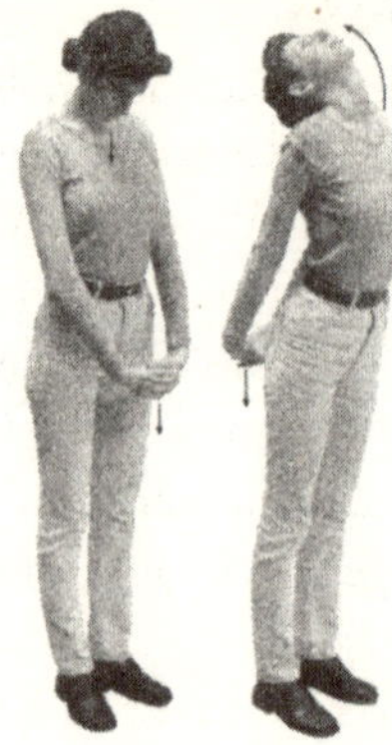

Die Schultern sind nach vorne gezogen, das Kinn zieht in Richtung Brust, die Hände sind vor uns, die Finger verschränkt. Der Rücken ist gerade. Mit dem Kinn berühren wir die Brust, wobei wir versuchen, den Nabel zu erreichen. Der obere Bereich der Wirbelsäule ist stark gekrümmt. Gleichzeitig bewegen sich die beiden Oberarme unter leichter Anspannung aufeinander zu. Wir bemühen uns, die obere Brustwirbelsäule so gut wie möglich durchzubiegen.

Ohne Unterbrechung gehen wir zur Gegenbewegung über: Der Kopf wird zurückgelegt, der Nacken zieht Richtung Rücken. Wir ziehen den Kopf nach unten und versuchen, die Schulterblätter zusammenzuführen. Die Schultern nicht anheben! Wir bemühen uns, die obere Rückenpartie durchzubiegen. Dabei nehmen wir die Hände nach hinten und verschränken die Finger so, dass die Handflächen nach unten schauen.

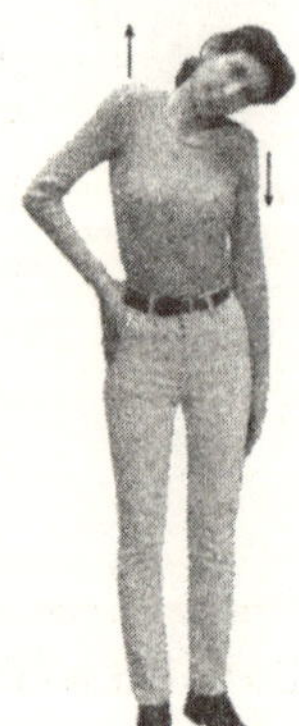

»Kleine Waage«

Die Hände liegen an der Hosennaht. Eine Schulter geht nach oben, die andere nach unten. Der Kopf neigt sich leicht zur unteren Schulter. Dasselbe machen wir auf die andere Seite, drei bis sechs Mal in jede Richtung. Mit jedem Mal versuchen wir, die Kopfneigung zu verstärken.

»Feder«

Der Rücken ist gerade. Wir fixieren das Becken, es bleibt unbewegt. In dieser Position

- drücken wir die Wirbelsäule wie eine Feder zusammen. Die Schultern lassen wir hängen, als würden sie eine Last tragen;
- dehnen wir die Wirbelsäule. Wir ziehen uns an den Schultern nach oben, wobei wir die Ohren berühren möchten.

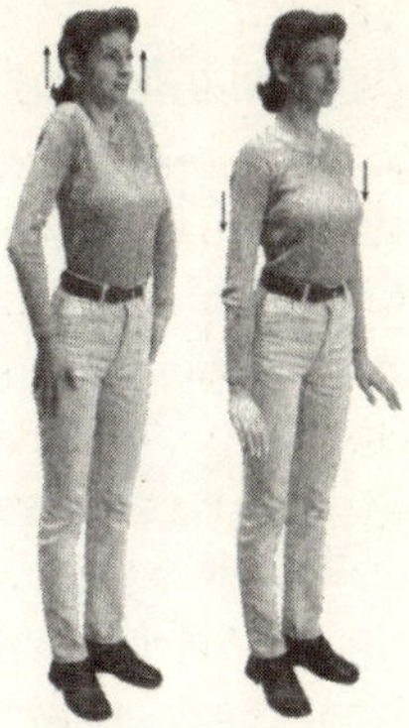

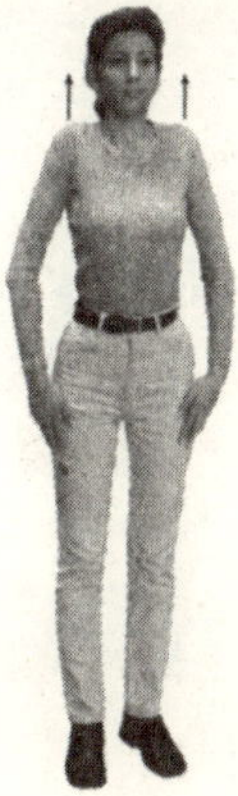

»Kleine Dampflok«

Wir verwandeln uns in eine Dampflok. Wir legen die Hände an die Hosennaht. Die Wirbelsäule ist gerade. Wir stellen uns vor, dass unsere Schultern Räder sind. Wir machen uns auf die Reise, wobei wir das Tempo ständig erhöhen und den Radius des sich drehenden Schulterrades vergrößern. Die Richtung ist egal. Eine Umdrehung pro Sekunde. Der Atem ist gleichmäßig und ruhig. Die Wirbelsäule bleibt gerade.

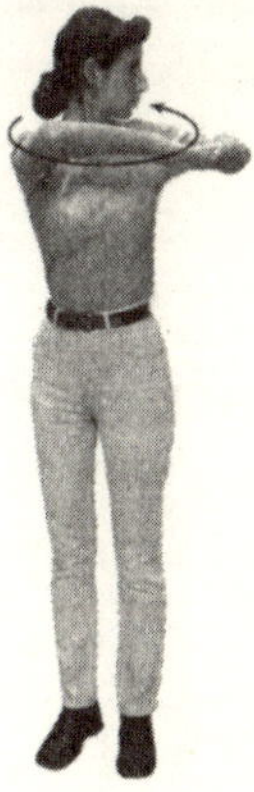

Verschrauben

Die Wirbelsäule ist gerade und bleibt bis auf den oberen Brustbereich unbewegt. Die Arme winkeln wir an und heben sie auf Schulterhöhe vor uns. In dieser Position versuchen wir, den nicht fixierten Bereich der Wirbelsäule nach links und rechts zu drehen, wobei wir jedes Mal versuchen, die Drehung etwas zu vergrößern.

Untere Brustwirbelsäule

Wir gehen einige Wirbel nach unten. Wir denken daran, dass wir keine Eile haben, aber wir schlagen die Zeit auch nicht sinnlos tot. Wir achten auf die Atmung.

»Großer eingerollter Igel«
Stellen Sie sich vor, ein eingerollter Igel zu sein. Vor Ihnen liegt ein riesiger Apfel. Sie versuchen, diesen Apfel konzentriert mit den Pfoten zu umfangen (dabei ist das Becken gerade, die Schulterblätter folgen den Armbewegungen, und die untere Brustwirbelsäule ist nach innen gebogen). Durch die Bemühungen stellen sich die Stacheln auf Ihrem Rücken (vom Nacken bis zur Lende) in alle Richtungen auf.

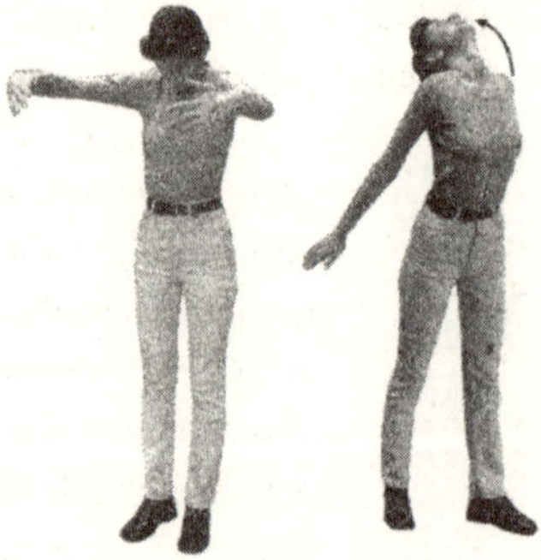

Gegenbewegung: Am Scheitel ziehen wir uns gleichsam nach oben und nach hinten, der Kopf legt sich in den Nacken. In dieser Position versuchen wir, den Rücken maximal durchzubiegen.

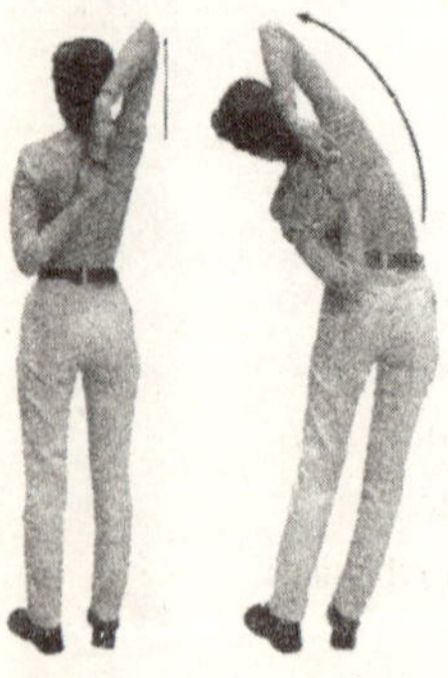

»Große Waage«
Der rechte, im Ellbogen angewinkelte Arm ist erhoben und wird in den Nacken gelegt. Die linke Hand nähert sich von unten rückenseitig der Hand, und die Finger verschränken sich. (Für diese Übung braucht man eine gewisse Beweglichkeit; wenn Sie sie nicht haben, können Sie den linken Arm hängen lassen, aber die rechte Hand bleibt oben). Aus dieser Position beugen wir uns

nach links und nach rechts. Dann wechseln wir die Arme. Beim Beugen versuchen wir, möglichst tief hinunterzukommen.

»Bogen«

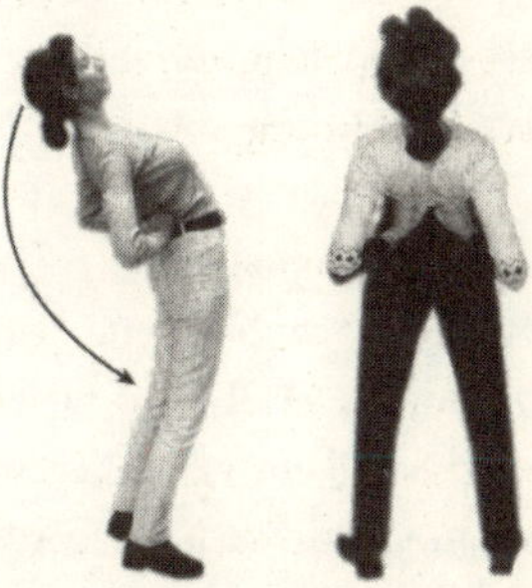

Die Fäuste sind im Rücken – in der Nierengegend. Wir versuchen, die Ellbogen möglichst nah zusammenzubringen. Dabei stellen wir uns vor, dass die Fäuste immer tiefer in den Körper eindringen. Die Wirbelsäule biegt sich nach außen, sodass es aussieht, als wollten wir eine »Brücke« machen. Wir versuchen, die Wirbelsäule in dieser Position noch ein wenig weiter durchzubiegen.

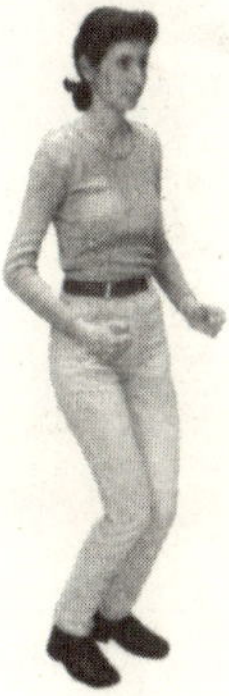

»Große Dampflok«

Kreisförmige Bewegungen in den Schultergelenken wie bei der »Kleinen Dampflok« – aber diesmal arbeitet auch die Wirbelsäule mit. Die Drehbewegung erfasst – einschließlich Kniebeugen – den ganzen Körper. Bemühen Sie sich, die Amplitude so groß wie möglich zu machen – Sie sind ja jetzt eine große Dampflok!

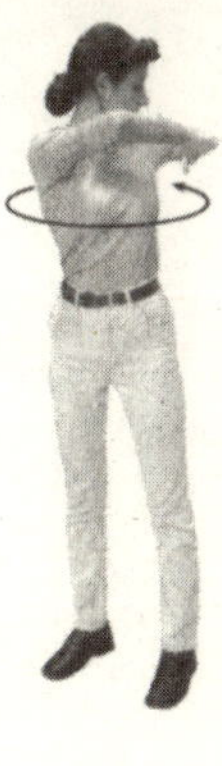

Verschrauben

Wir blicken zur Seite. Der Kopf folgt dem Blick, dem Kopf folgt der Ellbogen, dem Ellbogen die Brust.

Achtung! Bei dieser Drehung bleibt der Bauch nach vorne gerichtet.

Lendenwirbelsäule

Wir haben es bis zur Lendenwirbelsäule geschafft. Dieser Körperabschnitt ist sehr verletzlich, weil er den größten Belastungen ausgesetzt ist. Hier arbeiten wir besonders sorgfältig.

»Kleiner Skorpion«

Beine in Schulterbreite, leicht in den Knien gebeugt. Der Rumpf bleibt unbewegt. Mit dem Steißbein versuchen wir, eine Kreisbewegung zu machen. Der Skorpion steuert sich mit dem Schwanz. Wir machen die Kreisbewegung nach links und nach rechts – nach 30 Sekunden ändern wir die Richtung. Dazu Einatmen – Ausatmen durch die Lendenwirbelsäule (meditatives Atmen).

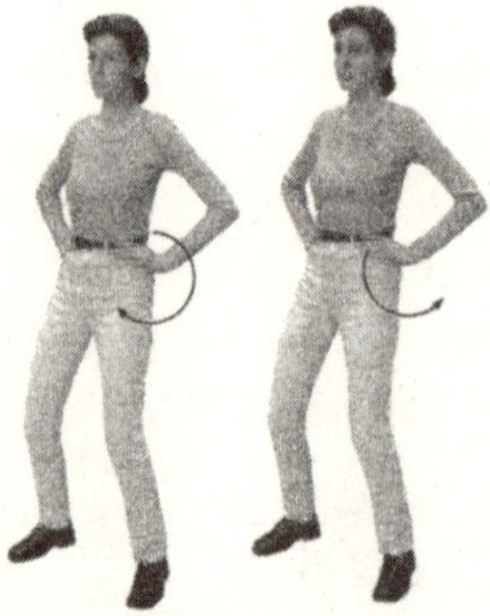

Wir folgen in der Bewegung den Abbildungen: Der Körper ist nach vorne geneigt. Wir behalten diese Haltung bei und ziehen das Steißbein zum Scheitel (der kleine Skorpion zieht das Schwänzchen nach hinten).

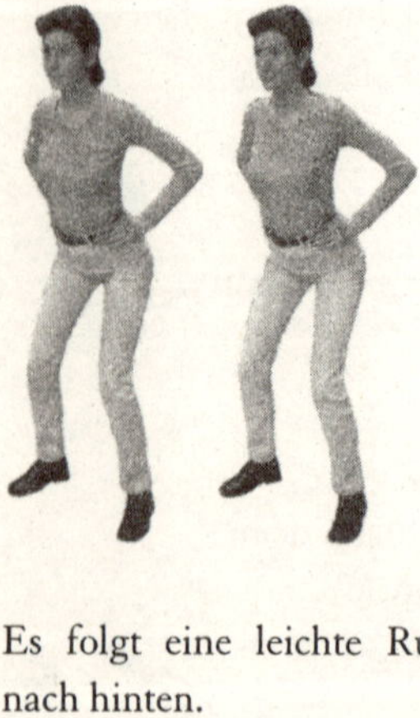

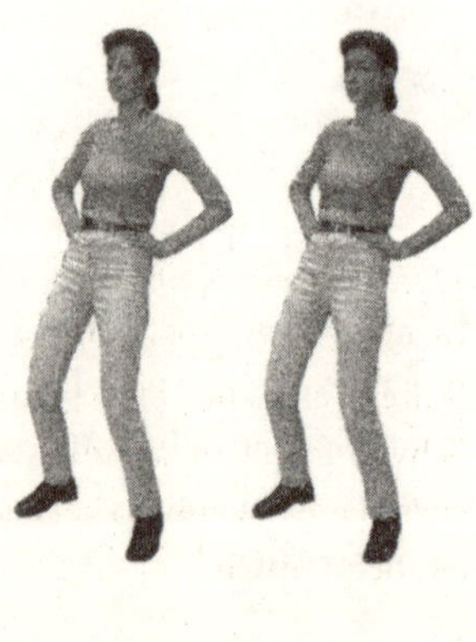

Es folgt eine leichte Rumpfbeugung nach hinten.

»Kätzchen«

Wir beugen uns mit zusammengelegten Händen nach vorne, wobei wir das Kreuz durchbiegen wie ein Kätzchen, das sich nach dem Aufwachen streckt. Wir kehren in die Ausgangsstellung zurück und stehen aufrecht, die Beine schulterbreit auseinander.

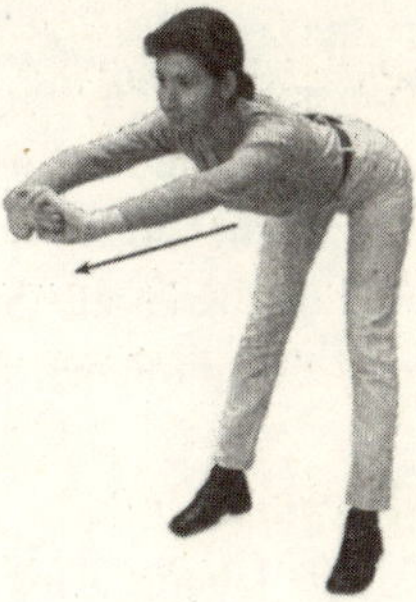

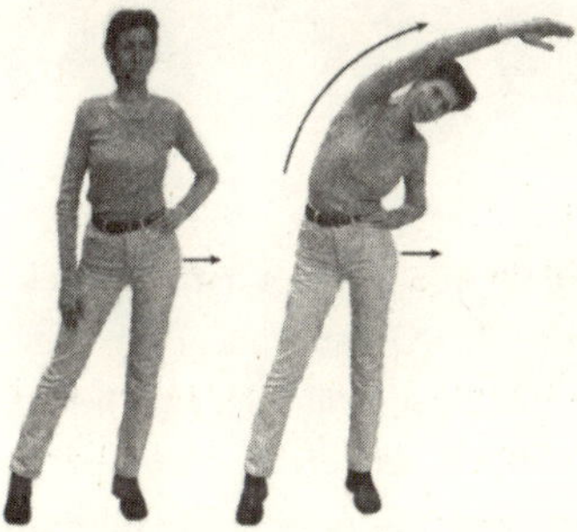

Hüfte zur Seite schieben

Wir schieben die Hüfte zur Seite und bilden dabei möglichst einen 90°-Winkel (so weit es eben geht). Die gegenüberliegende Hand geht nach oben, als würde die Wirbelsäule sie mitziehen. Jetzt beugen wir uns zu der verschobenen Hüfte. Anschließend machen wir die Übung auch auf der anderen Seite.

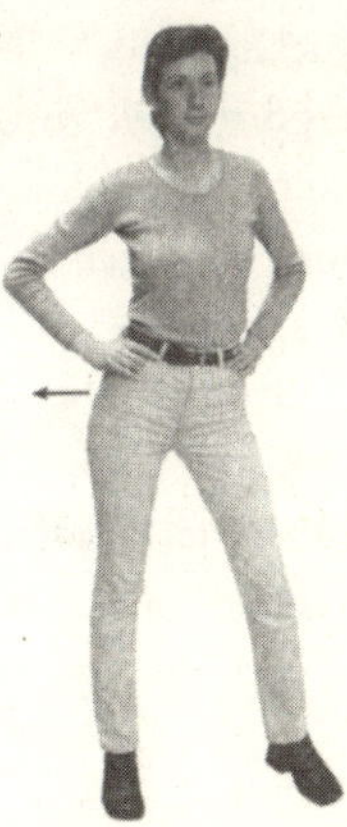

»Hula-Hoop-Reifen«

In Gedanken legen wir uns einen Hula-Hoop-Reifen um die Hüften und bringen ihn in Schwung, indem wir mit den Hüften die entsprechenden Bewegungen machen. Die Hände liegen auf den Hüften.

»Kugel« (Seitbeugen)
Zuerst strecken wir einen Arm nach oben und dehnen uns so gut wie möglich, dann neigen wir uns über den Kopf zur Seite. Dasselbe machen wir mit dem anderen Arm.

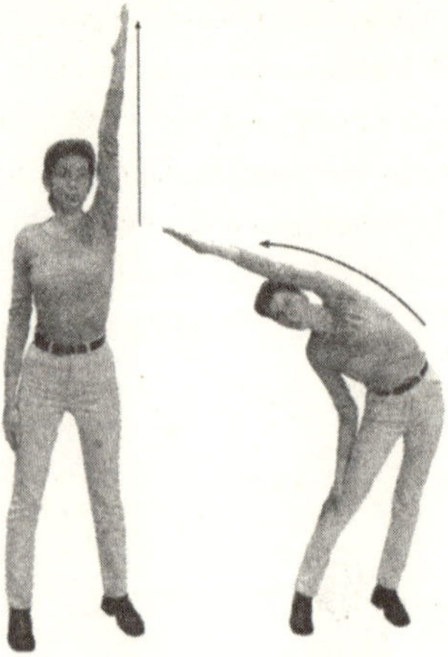

Verschrauben

Die Übung wird genauso gemacht wie bereits oben beschrieben, aber diesmal kommt die gesamte Wirbelsäule zum Einsatz. Einmal im Uhrzeigersinn, dann dagegen. Beachten Sie, dass man das Verschrauben erst machen kann, nachdem man sämtliche Störungen der Wirbelsäule beseitigt hat. Übernehmen Sie sich nicht, überfordern Sie nicht den Organismus, denn diese Übungen gehören nicht zu den leichtesten. Es ist gefährlich zu arbeiten, wenn die Übungen unangenehme Empfindungen hervorrufen.

Wir machen uns also an das Verschrauben und richten die Augen in eine beliebige Richtung, so als möchten wir sehen, was hinter unserem Rücken vorgeht. Der Kopf folgt den Augen, und dann folgt der Schultergürtel. Die Amplitude der Drehung ist dabei nicht groß. Jede Bewegung erhöht ein wenig den Drehwinkel. Achtung! Bei diesen Verdrehungsübungen ist die Wirbelsäule aktiv. Es folgt die Brust, dann der Bauch.

Grundsätzlich unterscheiden wir drei Arten von Verschraubungsübungen:

- gerade, aus dem normalen Stand;
- ca. 45° nach vorne gebeugt;
- geringfügig nach hinten gebeugt.

*Einfache vertikale Drehung**

Wir blicken zur Seite. Wir folgen mit Kopf, Hals, Schultern und der ganzen Wirbelsäule. Die Hände sind vor uns, die Knie leicht gebeugt. Wir führen die Bewegungen mit einem gewissen Nachdruck aus.

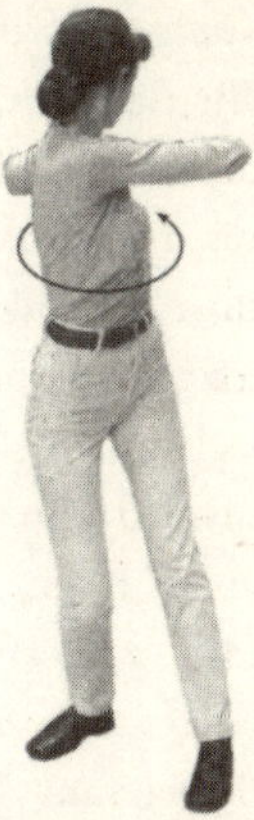

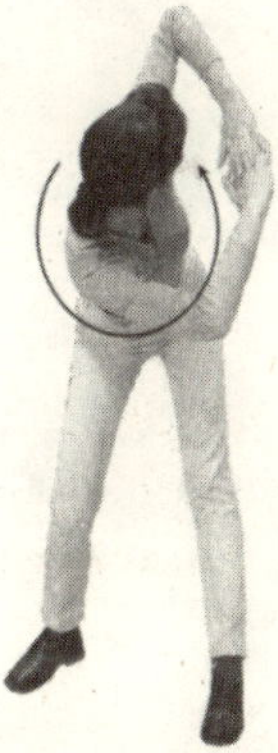

*Vertikale Drehung mit gebeugtem Rücken**

Der Rücken ist gerade, aber 45° nach vorne gebeugt. Den Kopf legen wir nicht zurück, um die Wirbelsäulenachse nicht zu deformieren. Beine in Schulterbreite, die Schulterblätter führen wir leicht zusammen. Wir fangen an, uns aus dieser Position zu drehen.

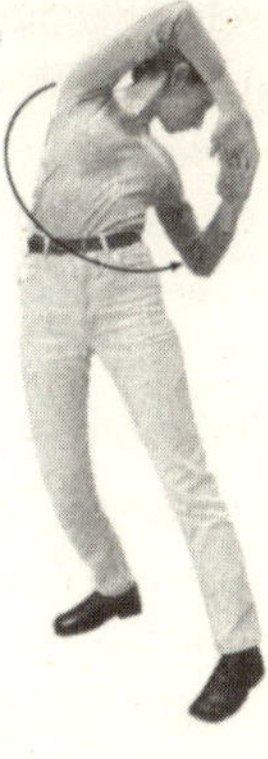

*Drehung nach hinten gebeugt**

Wir stützen uns mit den Fäusten aufs Kreuz – die Ellbogen nach hinten. Wir biegen uns langsam nach hinten durch bis zu einer »halben Brücke«. Die Hände nehmen wir nach vorne und verschränken die Finger. In dieser Position verschrauben wir uns erst in die eine, dann in die andere Richtung.

*Königsdrehung**

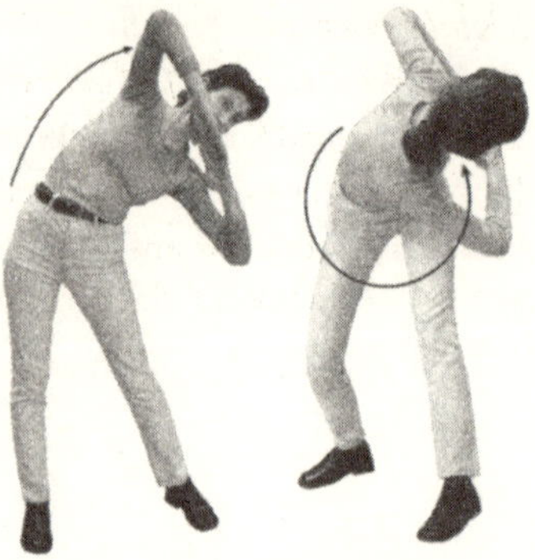

Wir richten unsere Aufmerksamkeit auf den Scheitel. Wir beugen uns nach links und verschrauben uns nach links. Der rechte Ellbogen schaut nach oben, der linke nach unten. Dann verdrehen wir uns mit den Ellbogen, gleichsam einen Kreis beschreibend, nach links, wobei wir uns in der Lendengegend durchbiegen. Die Füße bleiben am Boden. Wir kehren fließend in die Ausgangsposition zurück.

*Rückendrehung über die Seite**

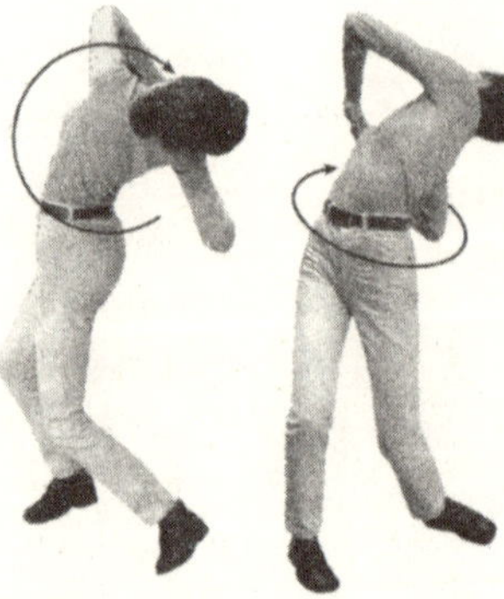

Wir beugen uns nach rechts, drehen uns aber nach links ein. Der linke Ellbogen zieht nach oben, der rechte nach unten. Dann, mit den Ellbogen einen Kreis ziehend, verschrauben wir uns nach rechts, wobei wir uns in der Lendengegend durchbiegen. Der Blick geht an die Decke und hinter den Rücken. Wir machen die Übung fünf bis sechs Mal.

* Die Übungen mit Sternchen sind nur für diejenigen unter Ihnen geeignet, die definitiv keine Schäden an der Wirbelsäule haben (wie Skoliose oder Bandscheibenvorfall).

»Korkenzieher«
(bei Bandscheibenvorfall oder Skoliose)

Die Hände sind hoch über dem Kopf gefaltet. Wir zählen bis sieben, drehen uns nach rechts und ziehen dabei nach oben, als würden wir uns in etwas hineinschrauben. Dasselbe machen wir auf die andere Seite.

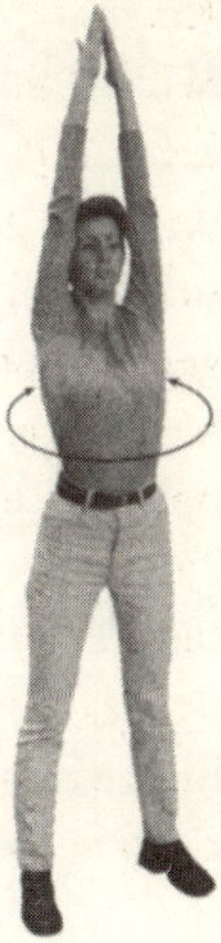

»Seil« (bei Bandscheibenvorfall und Skoliose)

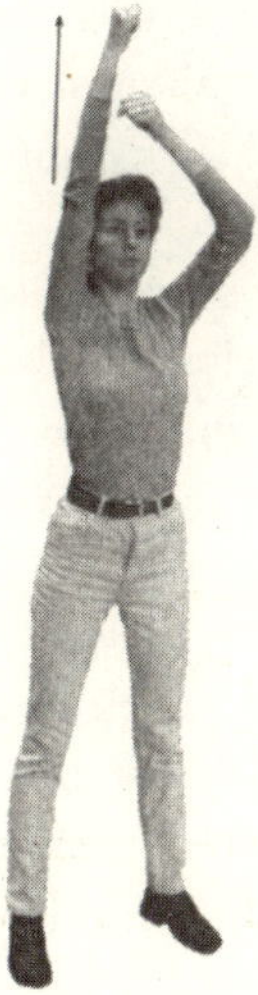

Wir strecken die Arme nach oben. Wir stellen uns vor, dass über uns ein Seil hängt, das wir erreichen wollen – erst mit der einen Hand, dann mit der anderen. Das Ganze 30 Mal.

Loben Sie sich beim Training für den geringsten Erfolg, für den kleinsten Fortschritt. Nach dem Training entspannen Sie sich und machen Atemübungen. Wenn wir jeden einzelnen Abschnitt der Wirbelsäule bearbeitet haben, entspannen wir uns ebenfalls und machen Atemübungen. Zur Wiederholung: Beim Einatmen gehen die ausgestreckten Arme nach oben (eins-zwei), dann lassen wir die Arme bei angehaltener Luft sinken (drei-vier). Wir heben sie wieder an (eins-zwei) – einatmen, wir lassen sie sinken (drei-vier) – das Ausatmen ist beendet. Das Ganze machen wir drei bis fünf Mal.

Krafttraining

Wir erinnern uns: Die Übungen dieses Blocks machen wir frühestens am vierten Tag eines Trainingszyklus. Anfänger können noch später damit beginnen. Die Reihenfolge der Ausführung: Kraftübungen – Meditation – Kraftübungen – Meditation.

Die einzelnen Übungen

Einige dieser Übungen wurden schon im vorhergehenden Trainingsblock beschrieben, sie sind aber auch hier zu absolvieren.

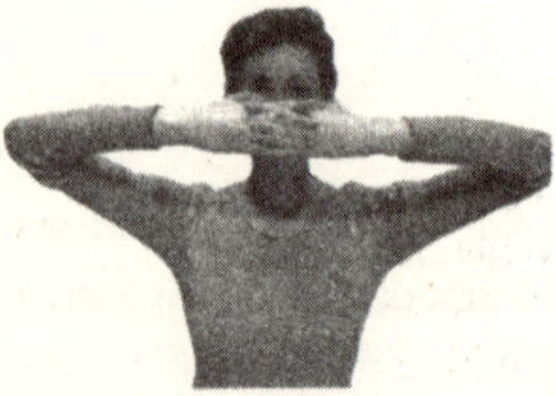

»Kleiner Zaun«
Wir machen die Übung im Sitzen oder im Stehen. Die Schultern sind unbewegt, der Rücken gerade. Wir halten die verschränkten Finger vor die Augen. Die Oberkante der Hände und die Brauen sind auf einer Linie – der »kleine Zaun«. Wir ziehen den Kopf nach oben und versuchen, über den Zaun zu schauen und uns am Scheitel zur Decke zu ziehen. Wir strecken den Hals, wobei nur die Halswirbel aktiv sind. Ist es Ihnen gelungen, über den Zaun zu blicken? Gut. In dieser Position drehen wir den Kopf nach rechts und nach links.

»Tick-Tack«
Wir trainieren die Halswirbelsäule, arbeiten mit den Kopfgelenken und den Nerven der Halswirbelsäule. Wir drehen den Hals erst maximal nach rechts, dann maximal nach links, bis wir einen leichten Schmerz spüren. Nur der Hals bewegt sich.

»Korkenzieher«

Die Hände sind hoch über dem Kopf gefaltet. Wir zählen bis sieben, drehen uns dann nach rechts und ziehen dabei nach oben, als würden wir uns in etwas hineinschrauben. Dasselbe machen wir auf der anderen Seite.

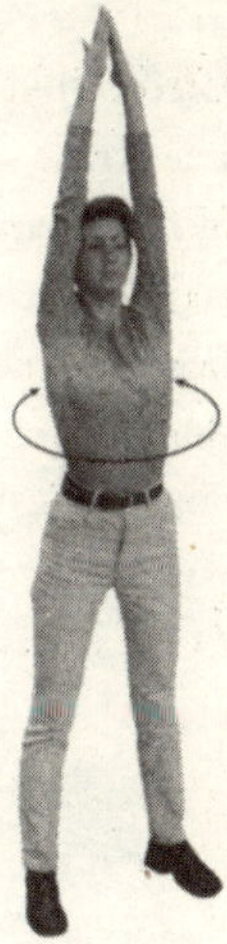

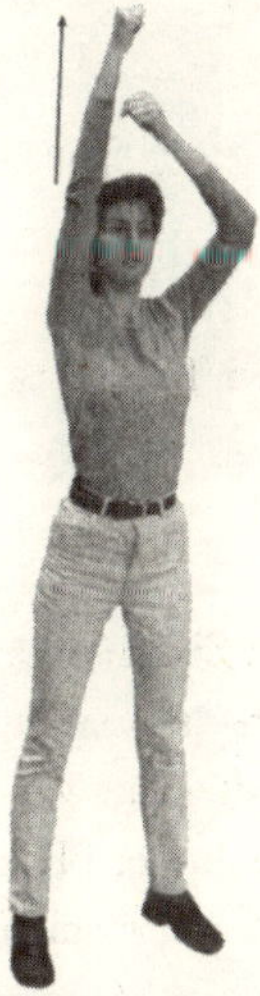

»Seil«

Wir strecken die Arme nach oben. Wir stellen uns vor, dass über uns ein Seil hängt, das wir zu erreichen versuchen. Erst mit der einen Hand, dann mit der anderen. Das Ganze 30 Mal.

»Reiter«

Wir stehen gerade und lassen die Arme hängen. Dann stellen wir uns vor, auf einem Pferd zu sitzen. Wir grätschen die Beine und gehen in Sitzhaltung – die Beine umfassen den Pferdekörper. Wir bleiben zumindest 20 Sekunden in dieser Position. Einatmen und Ausatmen durch die Leistengegend. Die Übung stärkt das Immunsystem.

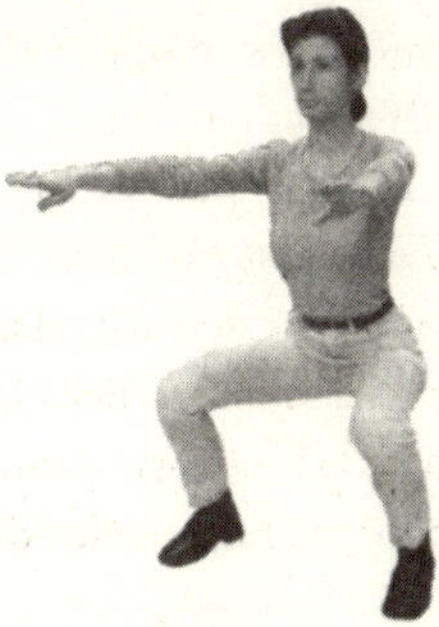

»Wir heben unseren kleinen Liebling«

Die Arme sind etwa in Schulterhöhe, die Handflächen nach oben gerichtet. Jetzt »heben« wir, ohne die Position der Hände zu ändern, unseren »kleinen Liebling« nach oben. Die ganze Übung machen wir in einem Atemzug.

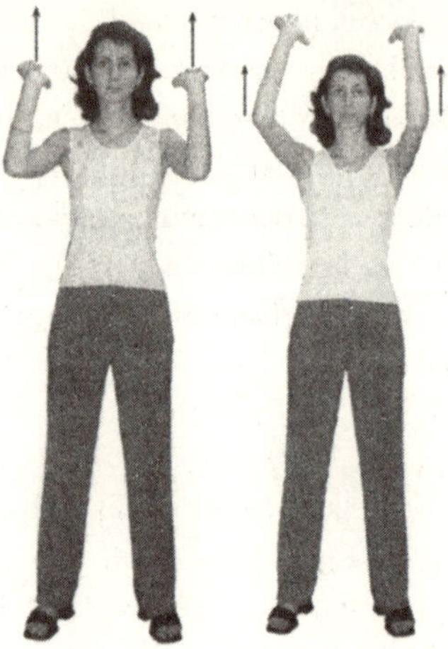

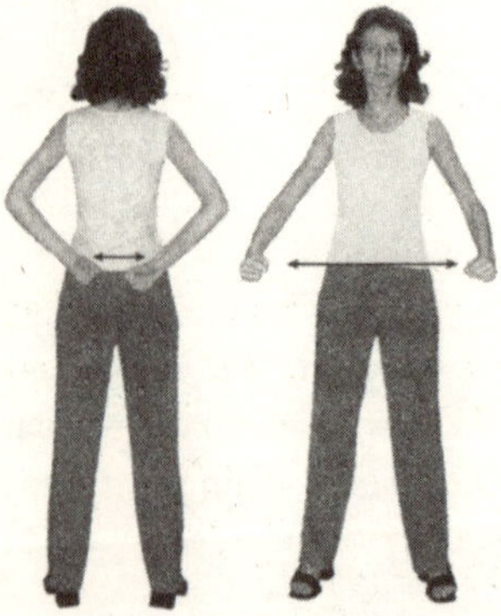

»Gummi«

Stellen Sie sich gerade hin, die Beine schulterbreit. Die Arme sind leicht in den Ellbogen angewinkelt hinter dem Rücken. Stellen Sie sich vor, hinter dem Rücken ein kleines Gummiband in den Händen zu halten. Ziehen Sie es auseinander, sodass die Hände hinter dem Rücken hervorkommen.

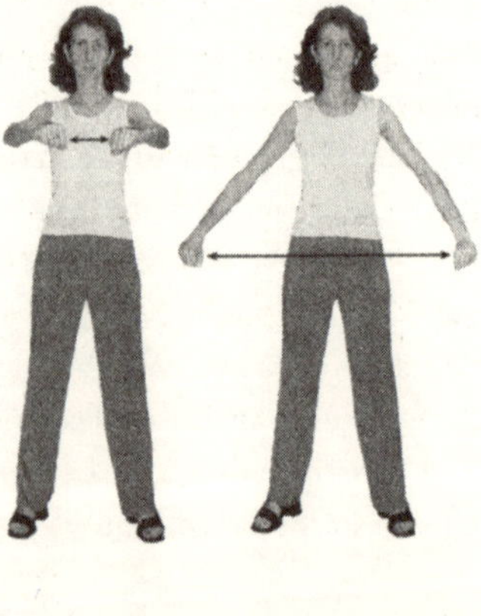

Dann nehmen Sie das Gummiband vor die Brust. Die Arme sind wieder in den Ellbogen angewinkelt. Dehnen Sie das Band, indem Sie die Hände zur Seite und nach unten bewegen.

Der linke Arm ist im Ellbogen angewinkelt, er hält das Gummiband. Mit der rechten Hand greifen Sie fest nach dem Band und beginnen, es mit beiden Händen zu dehnen: Die rechte zieht es zur rechten Hüfte, die linke ein Stück nach hinten. Der Oberkörper dreht sich dabei leicht nach links. Anschließend machen Sie das Gleiche mit der anderen Hand: Den rechten Arm angewinkelt, dehnen Sie das Band, indem die rechte Hand leicht nach hinten zieht und die linke zur linken Hüfte. Der Oberkörper dreht sich leicht nach rechts.

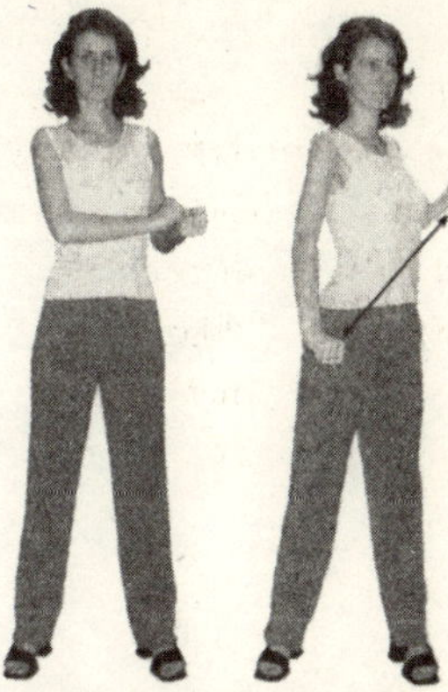

»Affe, der in den Wolken schwebt«
Wir stehen gerade, die Arme hängen locker herab. Dann strecken wir sie nach vorne, die Handflächen nach unten gerichtet. Das rechte Bein strecken wir nach hinten aus, auf gleiche Höhe wie die Arme, und beugen den Oberkörper, ohne das Knie zu beugen, ein Stück nach vorne, sodass sich im Idealfall eine Gerade aus gestreckten Armen und dem erhobenen Bein ergibt. Dann wechseln wir zum linken Bein.

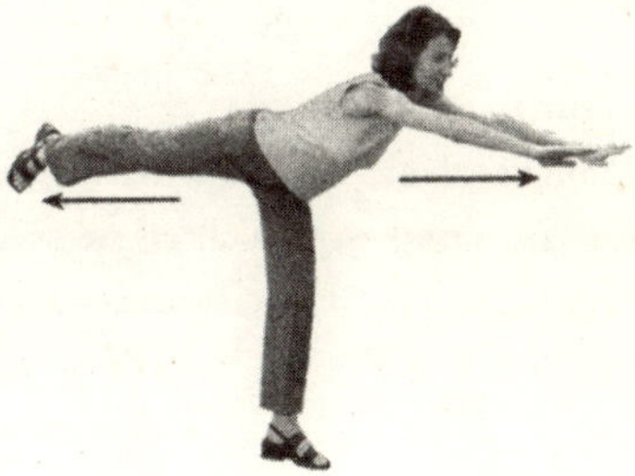

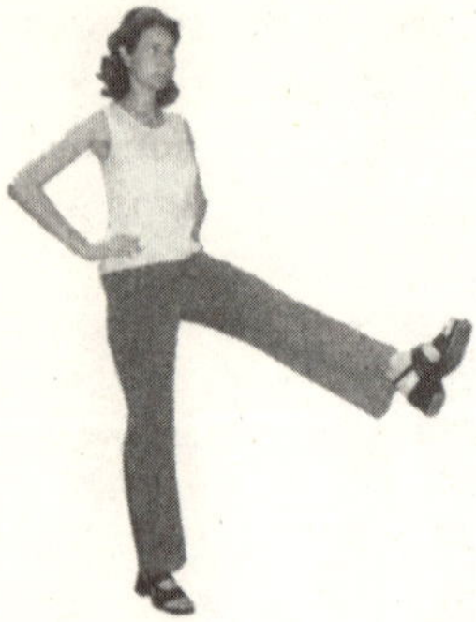

»Schlagbaum«
Spielen Sie für eine gewisse Zeit Bahnschranke: die Hände an die Taille, das linke Bein ist nach vorne angehoben (so hoch Sie können). Bleiben Sie so lange wie möglich in dieser Stellung.

Dehnen
Ein Bein ist im Knie gebeugt, das andere nach hinten gestreckt. Der Körper neigt sich so weit wie möglich nach vorne. Die ganze Aufmerksamkeit gilt dem Mittelfinger. Wir stellen uns vor, dass die Spitze des Mittelfingers sich so weit wie möglich nach vorne streckt.

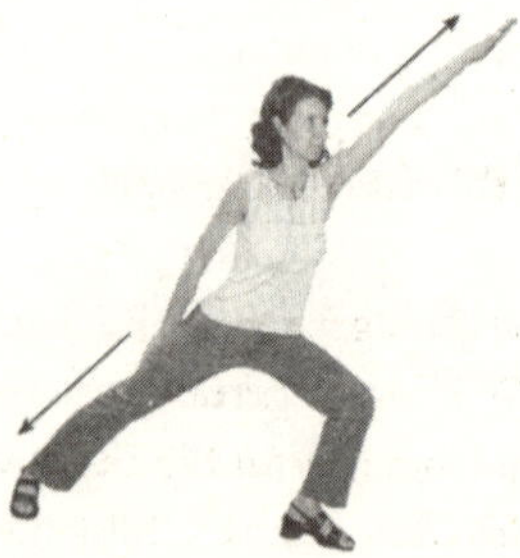

»Nachbar«
Manchmal klopfen Nachbarn in einem ungebetenen Augenblick bei uns an – und wir möchten sie unverzüglich loswerden. Das geht wie folgt: Das linke Bein ist im Knie gebeugt und steht vor dem nach hinten ausgestreckten rechten Bein. Die Arme sind im Ellbogen gebeugt, die Handflächen schauen nach vorne. Stellen Sie sich vor, dass die Hände sich auf die Brust des Nachbarn stützen, der das Gefühl für die richtige Besuchszeit verloren hat. Schie-

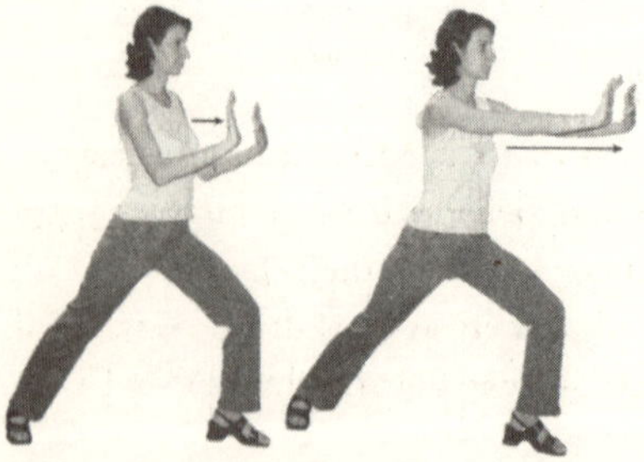

ben Sie ihn aus der Wohnung. Dann wechseln Sie die Beine und machen die Übung noch einmal.

»Reiter«

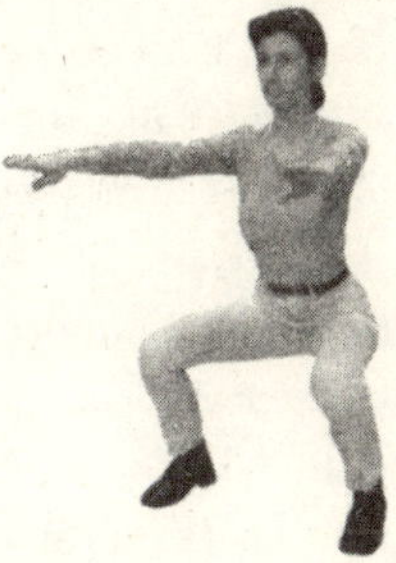

Wir stehen gerade und lassen die Arme hängen. Dann stellen wir uns vor, auf einem Pferd zu sitzen. Wir grätschen die Beine und gehen in Sitzhaltung – die Beine umfassen den Pferdekörper. Wir bleiben zumindest 20 Sekunden in dieser Position. Einatmen und Ausatmen durch die Leistengegend.

Zusätzliche Übungen

Jetzt folgen noch einige Übungen, die nicht in das erste und zweite Trainingspaket und auch nicht beim Krafttraining Eingang fanden. Diese Übungen sind in die jeweiligen Übungsblöcke zu integrieren, sobald man die einzelnen Blöcke beherrscht. Wie viele davon Sie machen sollen? Die Antwort gibt Ihnen Ihr eigener Organismus. Orientieren Sie sich an Ihrem Befinden, hören Sie auf Ihren Körper. Ihr Körper weiß besser als alle Ärzte, was Sie für die Erlangung Ihrer Gesundheit zu tun haben.

Obere Brustwirbelsäule

Heben und Senken der Schultern

Der Rücken ist gerade, den Kopf halten wir aufrecht und unbewegt. Wir lassen die Schultern hängen und ziehen die Arme mit einem gewissen Nachdruck nach unten. Dann heben wir die Schultern so hoch wie möglich. Auch hier arbeiten wir mit etwas Nachdruck. Nach fünf bis sechs Trainingseinheiten sehen Sie, wie die Amplitude der Bewegungen sich vergrößert.

Untere Brustwirbelsäule

Beugen nach vorne und nach hinten

Wir setzen uns auf einen Hocker (oder auf den Boden). Wir halten den Stuhl mit den Händen fest (oder stützen uns auf den Boden), der Rücken ist aufrecht. Beim Ausatmen beugen wir uns nach vorne, wobei wir im Idealfall mit der Nase den Boden berühren, beim Einatmen richten wir den Rücken auf. Für jede Bewegung brauchen wir etwa fünf bis sechs Sekunden, wobei wir zehn bis fünfzehn Bewegungen nach vorne machen. Beim Rückwärtsbeugen schiebt sich die Wirbelsäule nach vorne. Wir tun so, als wollten wir mit dem Nacken das Gesäß berühren. Auch das Rückwärtsbeugen führen wir zehn bis fünfzehn Mal aus.

Drehen der Wirbelsäule um die eigene Achse

Wir halten uns genau an die Beschreibung! Wir sitzen. Der Rücken ist gestreckt, den Kopf halten wir gerade. Kopf und Rücken befinden sich auf einer Linie. Wir drehen Kopf und Schultern nach rechts. Wenn es scheinbar nicht mehr weitergeht, federn wir nach, um noch ein paar Zentimeter zu gewinnen.

Jeder Versuch einer Drehung dauert etwa 20 Sekunden. Dabei federn wir zehn bis fünfzehn Mal nach, ein Mal pro Sekunde. Wir wiederholen die Übung, dann machen wir sie auf die andere Seite. Wir atmen ganz entspannt.

Lendenwirbelsäule

»Langläufer« (»Schlittschuhläufer«)

Wir stehen, die Hände sind hinten auf dem Kreuz. Der Rücken ist gerade, wir schauen nach vorne. Aus dieser Position beugen wir uns langsam nach vorne, wobei wir die Lendenwirbel so weit wie möglich auseinanderziehen. Wir machen die Übung fünf bis sechs Mal.

»Kleine Brücke«
Zuerst zieht der Kopf nach hinten, dann der Hals, dann der Rücken, die Wirbelsäule ist gerade. Wir beugen uns auf diese Weise immer tiefer. In die Anfangsstellung kehren wir in der umgekehrten Reihenfolge zurück. Erst kommt das Kreuz in Bewegung, der Rücken richtet sich auf, schließlich auch Hals und Kopf. Diese Übung machen wir im Stehen oder auf einem Hocker sitzend.

Durchbiegen im Stehen
Beine in Schulterbreite, die Fäuste in der Nierengegend. Wir versuchen, die Ellbogen zusammenzubringen. Wir beugen uns langsam nach hinten. Erst der Kopf, dann der Hals, dann allmählich der Rücken. Der Körper stellt eine Waage dar, wobei die Linie »angewinkelte Ellbogen – Fäuste« die Gleichgewichtsachse darstellt. Kopf und Rücken sind die eine Seite des Waagenbügels, Becken und Beine die andere Seite. Während wir uns mit dem ganzen Körper durchbiegen und die Luft nicht anhalten, ziehen wir den Nacken Richtung Fersen. Wenn wir merken, dass es nicht weiter geht, versuchen wir, durch zehn bis fünfzehn Mal Nachfedern noch ein paar Zentimeter zu gewinnen. Wir machen die Übung zwei Mal – ohne die Knie zu beugen!

Vorbeugen auf dem Boden sitzend
Wir versuchen, mit der Nase die Knie zu berühren. Die Arme liegen auf den Oberschenkeln, und wir beugen uns langsam nach vorne. Wenn es nicht mehr weitergeht, verstärken wir unsere Bemühungen durch Nachfedern, um den einen oder anderen Zentimeter mehr zu schaffen. Wir beugen uns je drei Mal zum rechten Knie, zum Boden zwischen den Knien und zum linken Knie. Ärgern Sie sich nicht, wenn das Ziel anfangs unerreichbar scheint. Wenn wir gelernt haben, die Knie ganz entspannt zu berühren, versuchen wir, mit unserem »Schnabel« auf den Boden zu picken.

Rückbeugen mit erhobenen Händen
Wir machen die Übung im Stehen. Beine in Schulterbreite, die Arme über dem Kopf, die Finger sind verschränkt. Wir atmen ganz entspannt. Wir trainieren die ganze Wirbelsäule, indem wir uns, ohne die Knie zu beugen, nach hinten beugen. Wenn es nicht mehr geht, intensivieren wir die Bewegung durch Nachfedern. Wir machen die Übung zwei Mal.

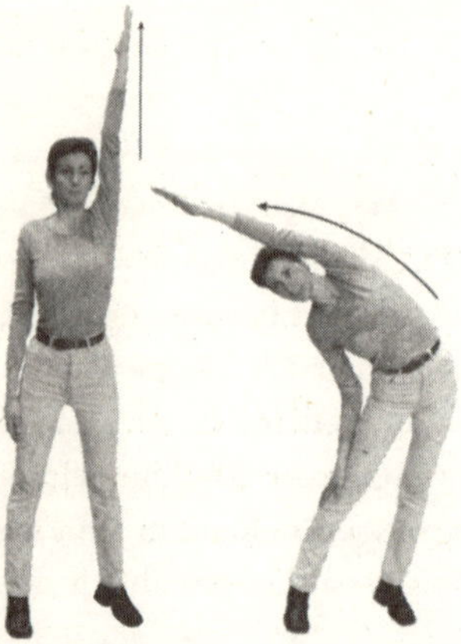

Seitbeugen
Heben Sie einen Arm nach oben – er verlängert gleichsam die Wirbelsäule. Der herabhängende Arm gleitet nach unten, die Hand versucht, die Ferse zu erreichen. Drücken Sie noch etwas nach, und dehnen Sie dabei die Wirbelsäule im Lendenbereich. Dasselbe machen Sie auf der anderen Seite.

Betrachten der Fersen
Nachdem wir uns über die linke Schulter leicht umgedreht und etwas gebeugt haben, versuchen wir, durch Nachfedern den Punkt zu erreichen, wo wir die Außenseite der rechten (!) Ferse sehen können. Die Beine bleiben dabei unbewegt. Dasselbe machen wir in die andere Richtung. Unsere ganze Aufmerksamkeit gilt der Wirbelsäule. Wir machen zwei Drehungen in jede Richtung, wobei wir jeweils fünfzehn Mal nachfedern. Wir atmen ruhig und ohne die Luft anzuhalten.

Beugen mit Schulterdrehen
Wir sitzen auf dem Boden, die Beine sind gegrätscht. Wir beugen uns nach vorne und versuchen, mit der rechten Schulter das rechte Knie zehn Mal zu erreichen. Dann mit der linken Schulter das linke Knie. Anschließend beugen wir uns gerade nach vorn – beide Schultern ziehen zum Boden. Wenn Sie sich zum Boden beugen, versuchen Sie, beide

Schultern maximal zu drehen. Nach einiger Zeit versuchen Sie, die Knie mit den Schulterblättern zu berühren. Aber übertreiben Sie es nicht.

Übung für den Darm (stehend)
Diese Übung massiert die Bauchhöhle und beseitigt Verstopfungen. Wir beugen uns nach vorne, die Knie sind gerade, wir strecken die Hände zum Boden (sieben bis neun Mal). Bei der letzten Beugung umfassen wir die Waden mit den Händen. Wir zählen bis sieben. Ein- und Ausatmen durch die Bauchhöhle.

Stärkung der Brust- und Bauchmuskeln
Die Übung wird im Liegen gemacht. Wir legen uns auf den Rücken, die Arme liegen an den Seiten. Wir heben die geschlossenen Beine etwa auf 10–15° und halten sie 30 Sekunden lang so. Wir lassen die Beine sinken und gönnen uns eine kleine Pause, bevor die Übung weitergeht: Wir heben Kopf und Schultern in einem Winkel von 10–15° und halten sie 30 Sekunden. Wir machen die Übung, bis wir müde sind.

Stärkung der Rückenmuskeln
Die Übung wird im Liegen gemacht. Wir legen uns auf den Bauch, die Hände sind nach vorne gestreckt. Wir heben die geschlossenen Beine etwa in einem Winkel von 10–15° an und halten sie so 30 Sekunden lang. Wir lassen die Beine sinken und machen eine kleine Pause. Dann heben wir Kopf, Schultern und Arme mit verschränkten Fingern in einem Winkel von 10–15° und halten uns ebenfalls 30 Sekunden in dieser Lage. Wir machen die Übung bis zum Gefühl einer leichten Müdigkeit.

Stärkung der Seitenmuskulatur
Wir liegen auf der Seite mit dem Kopf auf dem ausgestreckten Arm, der andere Arm liegt am Körper. Wir heben beide Beine etwa im Winkel von 10–15° und halten sie 30 Sekunden lang so. Wir lassen sie sinken und machen eine kleine Pause. Wir wiederholen die Übung auf der anderen Seite. Dann wieder von vorn, bis zu einer leichten Ermüdung.

Weitere Übungen

»Pflug«

Die Ausgangsstellung ist auf dem Rücken liegend. Die Arme liegen am Boden neben dem Körper. Wir heben die geschlossenen Beine bis zum rechten Winkel, wir vergrößern den Winkel, der sich zwischen den Beinen und dem Boden bildet. Im Idealfall kann man mit den Zehen den Boden hinter dem Kopf berühren. Wir »atmen« durch die obere Brustwirbelsäule: sieben Mal ein- und ausatmen, dabei sechs Mal kurz die Luft anhalten.

»Schlange«

Wir liegen auf dem Bauch, die Arme sind nach vorne ausgestreckt. Auf die Hände gestützt heben wir den Kopf, wobei wir den Rücken durchbiegen. Der Kopf ist leicht zurückgeworfen. Wir »atmen« durch die Bronchien: sieben Mal ein- und ausatmen, dabei sechs Mal kurz die Luft anhalten.

»Gans«

Die Übung wird auf dem Rücken liegend gemacht, und zwar in zwei Positionen: der »oberen« und der »unteren«.

»Obere Gans«: Das Becken ist unbewegt und entspannt, die obere Körperhälfte steht gleichsam auf den Ellbogen, wir ziehen uns mit den Armen nach vorne.

»Untere Gans«: Der Rumpf ist entspannt, der Beckenbereich und die Beine ziehen den Oberkörper mit »Gänseschritten« nach vorne.

»Fischlein« (eine Übung von Katsuzo Nishi)

Die Übung wird auf dem Rücken liegend ausgeführt. Wir wiegen unseren Körper hin und her: ein Fischkörper, der sich biegt und durch die Wassermassen bewegt. Die Übung dauert ein bis drei Minuten.

Zusätzliche Übungen zum Krafttraining (im Stehen)

1. Wir strecken die Arme vor uns aus. Die Handflächen weisen nach unten. Ohne die Lage zu verändern, spannen wir die Muskeln an, als wollten wir eine Last nach unten drücken. Während der ganzen Übung atmen wir aus.
2. Ausgangsstellung: Ein Arm ist erhoben, der andere Arm hängt nach unten. Wir spannen die Armmuskeln maximal an drücken anschließend langsam die erhobene (gestreckte) Hand nach unten und heben die hängende gleichzeitig nach oben. Während der ganzen Übung atmen wir aus.
3. Die Arme sind nach vorne gestreckt. Die Handflächen weisen nach oben auf eine nicht vorhandene, »gläserne« horizontale Wand über den Händen. Unter Anspannung drücken wir gegen die Wand. Während der ganzen Übung atmen wir aus.
4. Die Arme sind nach vorne gestreckt. Die Handflächen weisen nach unten, sie liegen auf einer nicht vorhandenen »gläsernen« Wand unterhalb der Hände. Mit Anspannung drücken wir uns von der Wand ab. Während der ganzen Übung atmen wir aus.

Besondere Empfehlungen

Führen Sie alle diese Übungen langsam aus. Vergessen Sie nicht, dass Sie die Kapillaren, die Muskeln und die Sehnen massieren, aber nicht zum Reißen bringen sollen.

Zum Abschied

Zu guter Letzt möchte ich Ihnen zwei Geschichten erzählen. Es ist immer leichter, sich eine Geschichte zu merken, als einen zu lernenden Text.

Die erste Geschichte nenne ich »Der Dummkopf und das Kamel«. Ein Dummkopf traf eines Tages ein Kamel und fragte es: »Woher hast du deinen hässlichen Buckel?« Das Kamel antwortete: »Deine Meinung rührt von einer falschen Bewertung her. Sieh meinen Buckel nicht als Mangel. Denn ich wurde aus einem bestimmten Grund und mit einem bestimmten Ziel so geschaffen. Der Bogen muss gebogen sein, und die Sehne straff.« – Während man sich ständig entwickelt und vervollkommnet, trifft man immer wieder auf solche Dummköpfe. Sie werden einen auslachen und zu Trägheit und Untätigkeit verleiten. Machen Sie es wie das Kamel, das sich seines Zieles bewusst war und die Mittel kannte, es zu erreichen. Nicht immer ist das, was dem Spießer seltsam und dumm erscheint, wirklich seltsam und dumm. Man kann Sie für was auch immer verurteilen: für die alltägliche freudige Stimmung, dafür, dass Sie sich anders verhalten, dass Sie mutiger und freier geworden sind; man kann Sie auch um Ihre Kraft und Jugend beneiden. Weichen Sie nicht vom Weg ab wegen einer fremden Meinung – Sie sind Ihr eigener Richter, pfeifen Sie auf Neider und Nörgler, wie ein kluges Kamel.

Vergessen Sie nicht die Bedeutung der freudigen Stimmung und die Kraft der Vorstellung. Diese zwei Instrumente können Sie aus jeder schwierigen Lage befreien. Wir suggerieren uns täglich alles Mögliche, wäre es da nicht besser, diesen Prozess zu kontrollieren und uns etwas Gutes zu suggerieren? Die erhabenen Gefühle helfen uns dabei – haben Sie keine Angst, sie zu erleben. Kreativität und Harmonie haben viele Menschen vor dem Tode bewahrt. Denken Sie daran, dass die Jugend ein Zustand der Seele ist, der von dem Anteil der Freude in unserem Leben unterstützt wird. Was kann Ihnen Freude bringen? Manchmal die unerwartetsten Dinge – hören Sie aufmerksam auf sich, verstehen Sie sich selbst. Kinder essen etwas Süßes gegen ihren Stress und regen sich nicht weiter auf. Kennen Sie die Geschichte von dem Mädchen, das mit einer unbekannten Krankheit dahinsiechte, bis man ihr einen Elefanten ins Haus brachte? Nichts freute sie, ihre Kräfte schwanden mit jedem Tag mehr. Aber das Bewusstsein suchte nach einem Weg zur Rettung. Da sah sie im Traum einmal etwas großes Graues. Zum ersten Mal seit langer Zeit erwachte sie in einer munteren Stimmung, und ihrem noch nicht getrübten Bewusstsein reichte die Kraft zu verstehen, was sie wollte, so absurd dieser Wunsch auch war: Sie wollte einen Elefanten sehen! Das Bild der Freude verband sich bei ihr mit dem Bild dieses riesigen Tiers. Das war der Schlüssel zur Genesung. Die Begegnung mit dem Elefanten erfüllte sie mit heilsamer Freude, ihr Leben veränderte sich, sie wurde gesund. Das alles mag von einem normalen Standpunkt aus ziemlich dumm klingen, aber nicht für uns. Wir haben nicht vor, an der Leine von Vorurteilen und Regeln zu gehen. Wir suchen unser Bild der Vollkommenheit, und sei es auch mit einem Elefanten verknüpft, mit der Antarktis, mit Seiltanz: Wir werden es verwirklichen und uns Tag für Tag mit Freude erfüllen. Seien Sie Sie selbst, haben Sie keine Angst, das Leben zu bewältigen und Freude aus den ständigen Veränderungen zu schöpfen.

Schlusswort

Es ist Zeit, Abschied zu nehmen. Was kann ich Ihnen noch sagen? Jetzt gehen Sie einen neuen Weg – den Weg der Meisterschaft. Sie haben nicht nur das System der Gesundheit kennengelernt und beschnuppert, was von Nutzen sein kann. Vielmehr wählen Sie bewusst die Richtung des Weges und die Instrumente zur Erfüllung Ihrer Aufgaben. Sie können nun selbst das Wichtigste aus unserem Gesundheitssystem weitergeben.

Die Begriffe Emotion, Vorstellungskraft, Gedanke, Gefühl bekamen einen neuen Klang für Sie. Sie haben gelernt, dass das mächtige Medikamente sind (natürlich in klugen Händen). Jedes Kapitel des Buches hat Sie gelehrt, Ihren Körper und Geist zu verstehen; Ihre Krankheiten und Missgeschicke nicht auf das böse Schicksal zu schieben, sondern die Herausforderung anzunehmen, Herr Ihrer Lage und Beherrscher Ihres Schicksals zu sein. Sie sind für alles verantwortlich, was mit Ihnen geschieht, und Sie können alles verändern. Jetzt haben Sie dazu alle erforderlichen Kenntnisse und Fähigkeiten.

Sie haben verstanden, dass die Wiederherstellung der Gesundheit ein sehr wichtiger, aber nur der erste Schritt auf unserem Weg ist. Der zweite ist die Verbesserung des Schicksals, die Programmierung der Zukunft. Mit Hilfe derselben Instrumente können Sie die Aufgabe meistern, Sie stehen schon am Anfang ihrer Lösung.

Haben Sie keine Angst vor Misserfolgen – ihrer gibt es viele auf dem Weg dessen, der sich nach vorne bewegt. Nur der, der auf der Couch liegt von früh bis spät, kann sich brüsten, keine Fehler zu machen. Aber er ist dennoch der Verlierer. Sie aber werden handeln, ausprobieren, Fehler machen und Fehler korrigieren. Denken Sie daran: Der Könner findet immer heraus, was er im Leben lernen kann.

Ich warte mit Ungeduld auf die Fortsetzung unseres Gesprächs, obwohl Sie vorläufig genug Material zum Nachdenken und Arbeiten haben. Erinnern Sie sich an die Prinzipien des Systems – sie helfen, in einer schweren Minute die richtige Entscheidung zu treffen. Auf ein frohes Schaffen und viel Vergnügen! Viel Erfolg und gute Gesundheit!

Unsere Leseempfehlung

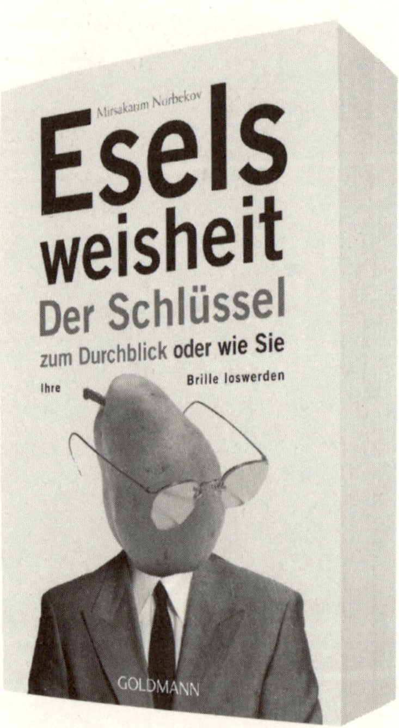

352 Seiten
Auch als Hörbuch und E-Book erhältlich

Erst wenn sich der Leser im ersten Teil über Norbekovs Provokationen geärgert oder amüsiert hat und entsprechend „durchgeschüttelt" ist, lässt ihn der Autor die erste Übung für die Augen machen, und erreicht damit auf alle Fälle eines: Auch jemand, der sich nicht ernstlich mit dem Gedanken trägt, seine Brille loszuwerden, hat schon gewonnen.

Eine extrem unterhaltsame Darstellung der russischen Gesundheitsphilosophie.